U0203270

武广增 /主编

周 权 洪 宝 /副主编

实用口腔正畸临床技术图谱

Pragmatic Orthodontic
Clinical Technology
of Illustration

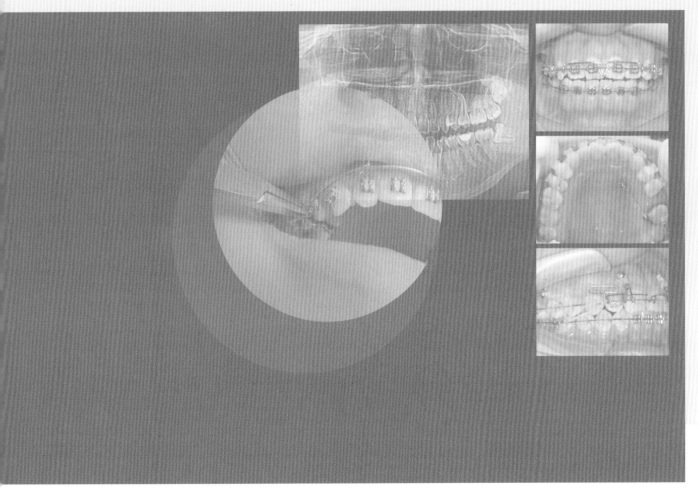

北方联合出版传媒（集团）股份有限公司

辽宁科学技术出版社

沈 阳

图文编辑

彭　闯　伏建斌　郑哲甲　邓海涛　杜玉洁　高亮亮　胡军宝　纪守琪
刘兴环　柳　俊　邱　朔　屈建民　刘　维　曹　强　宋　华　许　飞
倪大鹏　涂有水　孙显锋　金晓虎　马　佳　刘　颖　李　宁　佟　放
张　寻　孙明亮　王鼎钊　王　刚

图书在版编目（CIP）数据

实用口腔正畸临床技术图谱 / 武广增主编. —沈阳：辽宁
科学技术出版社，2015.1（2023.2重印）
　ISBN 978-7-5381-8908-7

　Ⅰ．①实…　Ⅱ.①武…　Ⅲ.①口腔正畸学－图谱　Ⅳ.
①R783.5-64

　中国版本图书馆CIP数据核字（2014）第261843号

出版发行：辽宁科学技术出版社
　　　　　（地址：沈阳市和平区十一纬路25号　邮编：110003）
印 刷 者：辽宁新华印务有限公司
经 销 者：各地新华书店
幅面尺寸：210mm×285mm
印　　张：23
插　　页：4
字　　数：460千字
出版时间：2015年1月第1版
印刷时间：2023年2月第9次印刷
责任编辑：陈　刚　殷　欣
封面设计：杜　江
版式设计：袁　舒
责任校对：李　霞

书　　号：ISBN 978-7-5381-8908-7
定　　价：198.00元

投稿热线：024-23280336
邮购热线：024-23284502
E-mail:cyclonechen@126.com
http://www.lnkj.com.cn

Editorial committee 编委会名单

Preface 前言

　　近几年来，随着现代科学技术的进步，高新科学技术以及新材料的普及应用，正畸临床矫治技术的快速发展，笔者于2006年编写出版的《实用口腔正畸临床应用技术图谱》一书中的内容，临床上有了新的进展和突破，比如正畸种植钉支抗技术的普及与开展，使许多原来临床矫治感到困惑、比较棘手的病例，一些传统理念不能通过正畸矫治的、有一定难度的复杂骨性错𬌗畸形病例，现在通过使用新的矫治技术手段都能够获得成功。以前认为不可逆的一些矫治失败病例，现在可以通过种植钉支抗技术进行二次矫治。笔者研发的磨牙推进器技术也在更新换代，有了质的提升。传统的颌内支抗如Nance托、联合腭托、横腭杆等装置也逐渐由种植钉取代。技术的发展，不仅体现在医生操作程序简化，患者口内装置的减少，舒适度增加，支抗的作用及矫治效果也获得极大的提升。种植钉磨牙推进器推前、推后技术的研发及普及推广使用，使成千上万的患者得到实惠。

　　许多临床矫治技术有了明显的改进和质的变化，许多新颖的、实用的小发明、小装置和专利技术不断涌现（比如连环"老鼠夹"、撑子、梅花弓、蛤蟆弓、"小蜜蜂"等），受到我身边进修医生、正畸培训班新老学员、基层医生以及 kq88正畸网友的普遍垂青和喜爱，他们希望我将目前正畸临床上实用的矫治新技术、新的手段、原来书中没有编入的或很少涉及的正畸知识、临床矫治经验汇集成册，便于他们学习和指导临床工作，造福于患者。

　　有鉴于此，笔者将近几年来正畸实战技术培训班讲课资料、带教进修医生的讲课稿、正畸临床实用矫治经验及基本操作技术，包括自己新近研发的一些专利技术、小发明、小装置，教科书较少论及的治疗手段、矫治步骤、技工制作以及进修医生在学习期间特别感兴趣的临床知识、特别需要注意的问题以及解决办法，加以整理，以图谱的形式汇集成册。

　　本书有一些实用矫治技巧和专利技术是笔者尚未披露的心得与体会，其矫治手段奇特，疗效明显，希望会给读者耳目一新之感，并能从中获益和激发灵感。

　　本书还收集了笔者几位学生的一些实用临床矫治方法、技巧以及正畸技工改良装置的制作。

　　笔者两名在上海工作的学生陈红、凌姿医生参加了该书的校对工作，特致以谢意。

　　由于笔者水平有限，本书可能存在不妥之处，恳请广大读者批评指正。

　　笔者热切地希望广大同仁一起来探讨、交流、切磋技术，携手奋进，共同繁荣，振兴我国的口腔正畸事业。

武广增

2014年4月16日于武汉

Contents 目录

Contents 目录

Contents 目录

Chapter 1 第一章

种植钉支抗技术

1. 不锈钢种植钉螺丝刀、连接杆及常用微螺钉（图1-1-1、图1-1-2）。
2. 钛合金种植钉螺丝刀、连接杆及常用微螺钉（图1-1-3、图1-1-4）。
3. 配备带弯机头的种植钉螺丝刀、连接杆及常用微螺钉（图1-1-5、图1-1-6）。

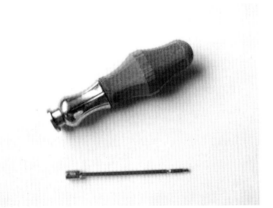

图1-1-1

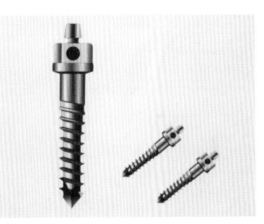

图1-1-2

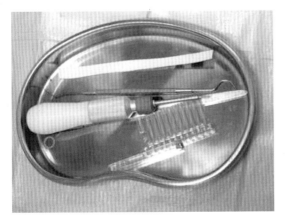

图1-1-3

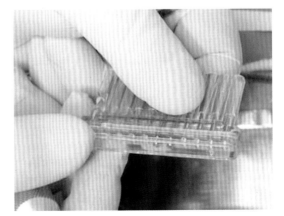

图1-1-4

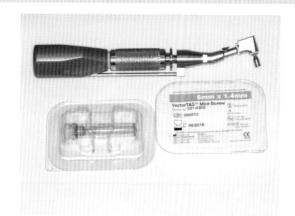
图1-1-5

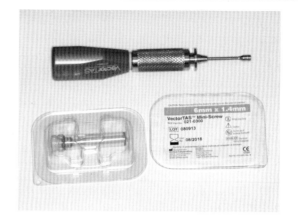
图1-1-6

颊棚区种植钉植入步骤

【植入步骤】

1. 颊棚区植入部位常规消毒（图1-2-1、图1-2-2）。

2. 植入部位局部麻醉（图1-2-3）。

3. 在下颌第一磨牙与第二磨牙之间的颊侧近牙根处，用11号手术刀切开软组织一个小口，约2mm大小（图1-2-4、图1-2-5）。

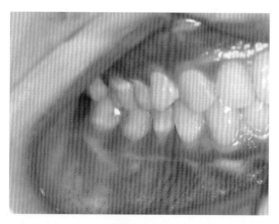
图1-2-1

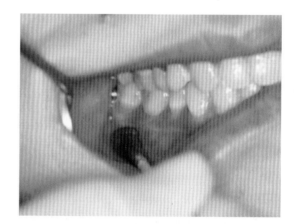
图1-2-2

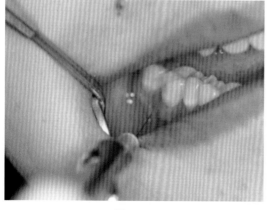
图1-2-3

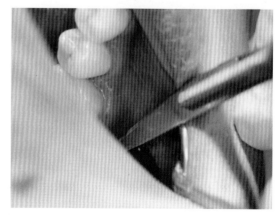
图1-2-4

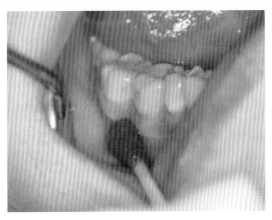

图1-2-5

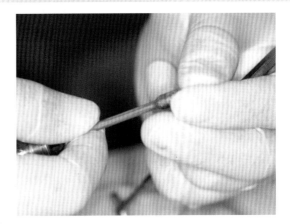

图1-2-6

4. 将预备好的不锈钢骨钉置入螺丝刀连接杆的套筒内（图1-2-6～图1-2-8）。

5. 在附着龈切口处，手持螺丝刀垂直骨面旋入骨钉1～1.5mm（图1-2-9）。

6. 然后改变角度，与磨牙牙根接近平行方向钻入骨内。注意骨钉的长轴尽量与磨牙的长轴平行（图1-2-10～图1-2-13）。

7. 种植钉植入颊棚区的状况（图1-2-14）。

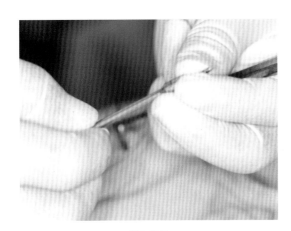

图1-2-7

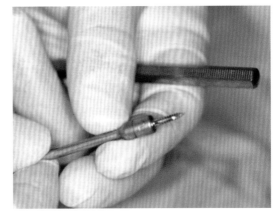

图1-2-8

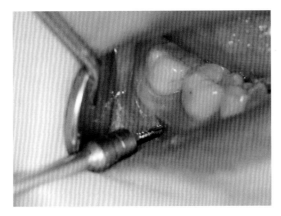

图1-2-9

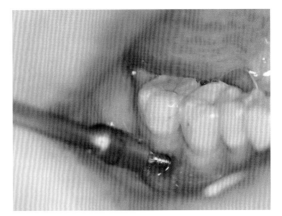

图1-2-10

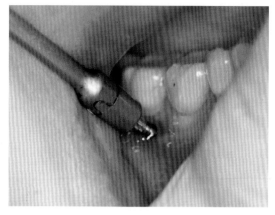

图1-2-11

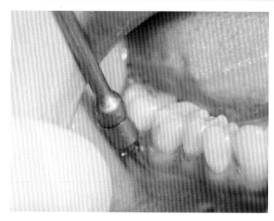

图1-2-12

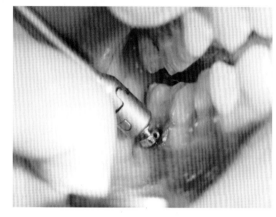

图1-2-13

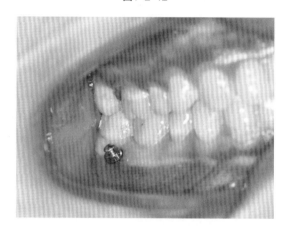

图1-2-14

【复习有关文献资料】

下颌外斜线区（颊棚区）：

解剖结构：位于下颌第一、第二磨牙颊侧下颌体外侧的骨突起。此处皮质骨非常致密，为植入骨钉的理想部位。由于下颌神经管位于下颌骨磨牙靠近舌侧的下方，因此在颊侧外斜线区，几乎没有重要神经血管经过，该处是非常安全的植体区（图1-2-15、图1-2-16）。

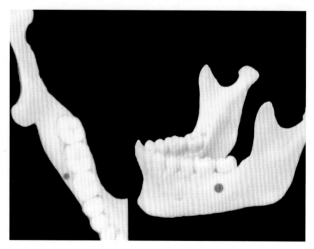

图1-2-15

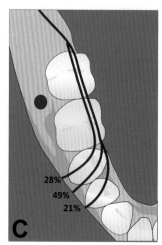

图1-2-16

下颌外斜线区骨钉植入过程示意图（图1-2-17）。

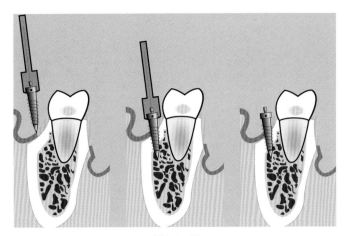

图1-2-17

颅骨标本下颌外斜线区植入骨钉（图1-2-18）。

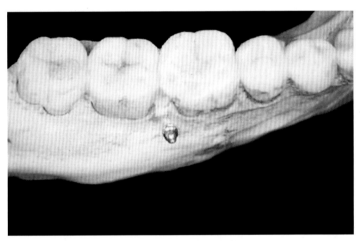

图1-2-18

【骨钉种类】

2mm×10mm不锈钢骨钉或2mm×12mm不锈钢骨钉。

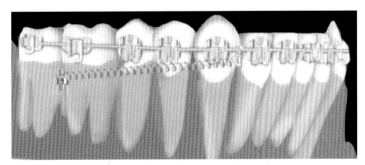

图1-2-19

【临床应用经验】

1. 非拔牙病例，可作为正畸支抗将整个下颌牙列朝远中移动，常用于安氏Ⅲ类错𬌗病例。

2. 拔牙病例，需要增强后牙支抗，内收下颌前牙，关闭拔牙间隙者，通常用于双颌前突病例。

颊棚区种植钉作为正畸支抗，将能够使整个下颌牙列朝远中移动，常用于矫治安氏Ⅲ类错𬌗畸形病例（图1-2-19~图1-2-21）。

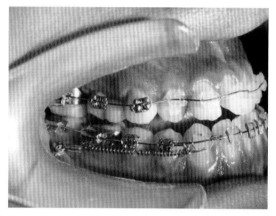
图1-2-20

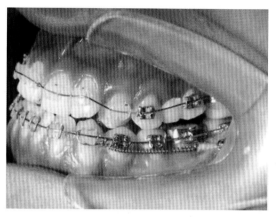
图1-2-21

第三节 **上颌颧突种植钉植入步骤**

【植钉步骤】

1. 在上颌第一磨牙近中颊根附近的膜龈联合上方常规消毒、局部麻醉（图1-3-1）。

2. 用11号手术刀切开软组织一个约2mm大小的小口（图1-3-2）。

3. 在临床使用2mm×10mm不锈钢骨钉，首先在上颌第一磨牙近中颊根附近的膜龈联合上方将螺钉垂直骨面钻入1~1.5mm（图1-3-3、图1-3-4）。

4. 然后改变螺钉钻入方向，使之与上颌𬌗平面成55°~70°角，再将螺钉钻入颧下嵴的骨性区域（图1-3-5~图1-3-7）。

5. 种植钉植入颧下嵴骨内的状况（图1-3-8）。

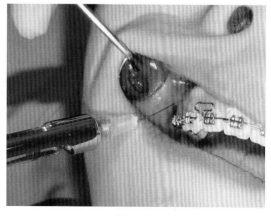
图1-3-1

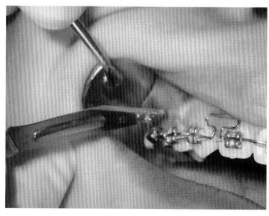
图1-3-2

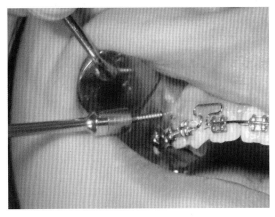

图1-3-3

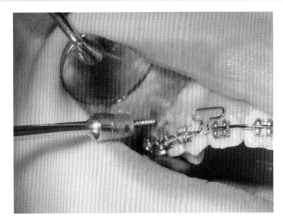

图1-3-4

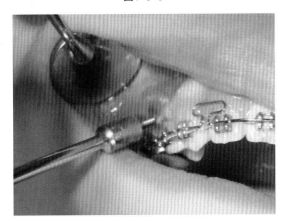

图1-3-5

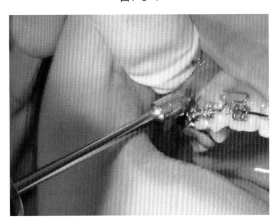

图1-3-6

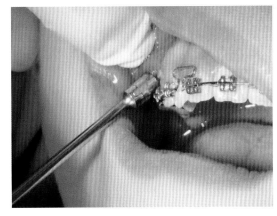

图1-3-7

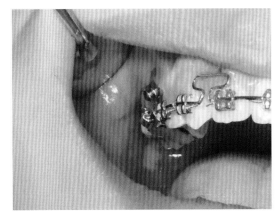

图1-3-8

【复习有关文献资料】

上颌颧下嵴：上颌颧下嵴是位于上颌骨颧突的一个皮质骨区域，是一个可以触及的骨嵴，顺沿上颌牙槽突和颧突之间的弯曲形态。在青少年，它位于上颌第二前磨牙和第一磨牙之间，而在成人则位于上颌第一磨牙上方。

近年来，从锥体束CT的影像和干颅骨标本的研究中，观察到上颌第二磨牙近中颊根区域的颊侧骨质比上颌第一磨牙近中颊根区域的颊侧骨质要厚得多（图1-3-9、图1-3-10）。

颅骨标本的研究可以观察到，上颌第二磨牙近中颊根区域的颊侧骨质比上颌第一磨牙近中颊根区域的颊侧骨质要厚得多。

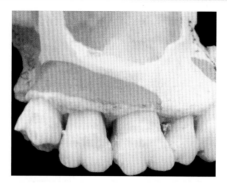

图1-3-9

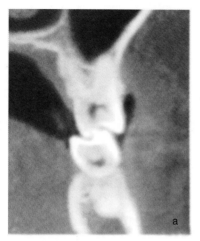
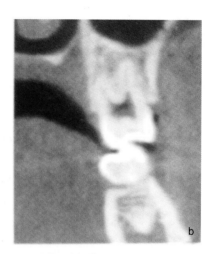

a. 上颌第一磨牙锥体束CT影像   b. 上颌第二磨牙锥体束CT影像

图1-3-10

上颌第二磨牙近中颊根区域的颊侧骨质比上颌第一磨牙近中颊根区域的颊侧骨质要厚的示意图（图1-3-11）。

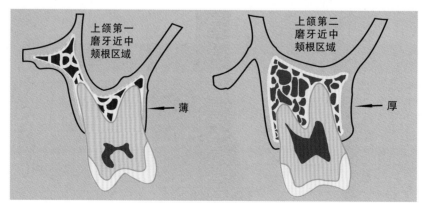

图1-3-11

因此，现在选择该部位植入骨钉。

植入方法：在临床使用2mm×10mm不锈钢骨钉，首先在上颌第二磨牙近中颊根附近的膜龈联合上方将螺钉垂直骨面钻入1~1.5mm，然后改变螺钉钻入方向，使之与上颌𬌗平面成55°~70°角，再将螺钉钻入颧下嵴的骨性区域。

由于不锈钢骨钉具有良好的刚度和锐度，因此，不需使用预钻打孔进行助攻，直接旋入骨头即可。

【骨钉植入颧下嵴的骨性区域示意图】（图1-3-12、图1-3-13）

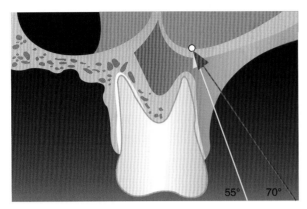

图1-3-12

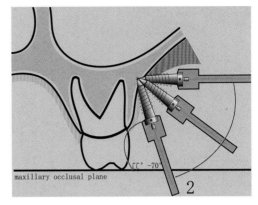

图1-3-13

对于矫治设计需要远中移动整个牙列的正畸支抗而言，在颧下嵴区植入骨钉的方法要明显优于牙根之间植入的支抗微螺钉。

支抗微螺钉常规植入附着龈区而非黏膜区。

禁忌证：包括患者年龄过小，以及上颌窦底位于上颌磨牙牙根之间者。使用284~340g*的力远中移动整个上颌牙列，施力过大会造成微螺钉脱落。

骨钉种类：多选用2mm×10mm不锈钢骨钉，钉过长则可能穿通上颌窦，少数病例也可采用2mm×12mm骨钉。

【使用目的】

（1）用于非拔牙矫治病例，将整个牙列朝远中移动，常用于Ⅱ类病例；

（2）用于拔牙病例，最大限度内收前牙关闭拔牙间隙，最常用于双牙弓前突的病例；

（3）单侧使用可以矫正上前牙中线偏斜的病例；

（4）可配合舌侧骨钉将伸长的上颌磨牙压低。矫治开始。骨钉植入后可以即刻加力，上颌骨骨质不如下颌骨骨质致密，施力勿超过250g，每次均宜测量力量大小，注意勿施力过大，否则容易导致骨钉松动脱落。

【颅骨标本颧牙槽嵴处植入骨钉1】（图1-3-14、图1-3-15）

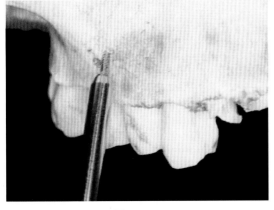

图1-3-14

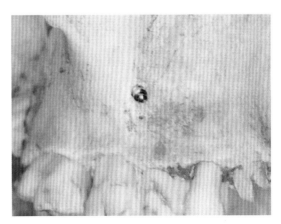

图1-3-15

注：*1N=101.97g

【颅骨标本颧牙槽嵴处植入骨钉2】（图1-3-16）

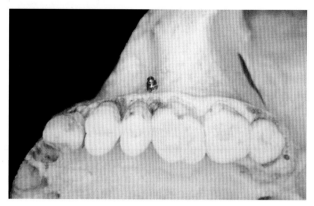

图1-3-16

【上颌颧牙槽嵴骨钉植入过程示意图】（图1-3-17～图1-3-20）

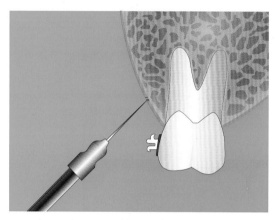

图1-3-17

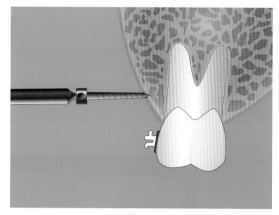

图1-3-18

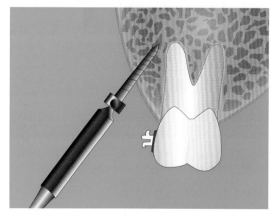

图1-3-19

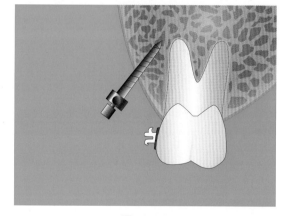

图1-3-20

【临床应用经验】

1. 使用安放在上颌颧下嵴区的微螺钉，可以作为磨牙推进器支抗推磨牙向后矫治Ⅱ类错𬌗，亦可作为磨牙推进器支抗推前磨牙向近中移动矫治骨性Ⅲ类错𬌗，对于适宜病例也可以作为强支抗将整个上颌牙列远中移动矫正Ⅱ类错𬌗。

2. 对有些轻微的Ⅱ类错𬌗成年病例可以考虑使用微螺钉，将上颌牙列远中移动而采用不拔牙治疗。

3. 通常情况下，利用微螺钉将上颌牙列远中移动，将Ⅱ类错𬌗矫治成Ⅰ类，只需约6个月的时间。

在上颌颧下嵴区安放微螺钉是一种在牙根之外安放微螺钉的方法．位于牙根外侧，与在牙根之间安放微螺钉不同，螺钉的尺寸不再限于1.2～1.5mm，而是使用2mm×10mm或2mm×12mm的不锈钢螺钉来实现双侧皮质骨结合，避免了牙根损伤，螺钉也几乎不会出现折断。与在牙根之间安放的微螺钉一样，上颌颧下嵴区安放微螺钉也是一种非常好的支抗。对远中移动整个上颌牙列来说，上颌颧下嵴区安放微螺钉要大大优于牙根之间的微螺钉。

笔者应用种植钉磨牙推进器技术，通常使用2mm×10mm的不锈钢螺钉，只在钉子入口软组织处做一小切口，不需助攻，直接钻入骨内。安放在上颌第二磨牙近中颊根上方要优于上颌第一磨牙上方。种植钉植入部位最好安放在附着龈区而非黏膜区。

禁忌证：包括患者年龄过小以及患者的上颌窦底过低。

主要作用：作为种植钉磨牙推进器技术支抗，推后矫治Ⅱ类错𬌗，推前矫治骨性Ⅲ类错𬌗。单侧推前矫治偏颌畸形；颊向压低上颌磨牙矫治开𬌗；适宜病例亦可作为强支抗牵引上颌牙列向远中移动矫治Ⅱ类错𬌗。

上颌颧下嵴区的微螺钉（简称颧突钉）支抗牵引上颌牙列向远中示意图（图1-3-21）。

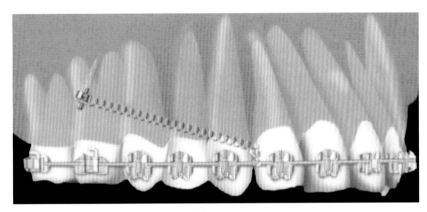

图1-3-21

临床安氏Ⅱ类成人深覆盖、深覆𬌗患者，采用颧突钉支抗技术牵引上颌牙列向远中矫治案例对比图片（图1-3-22~图1-3-27）。

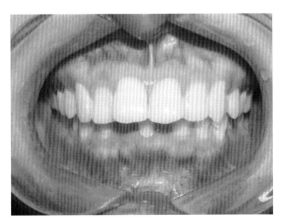

图1-3-22

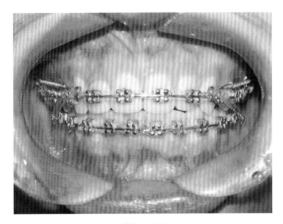

图1-3-23

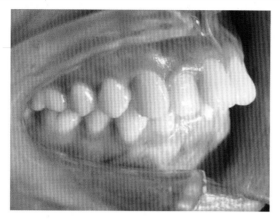

图1-3-24

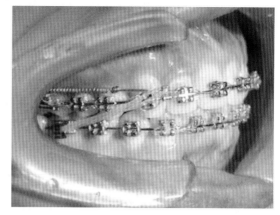

图1-3-25

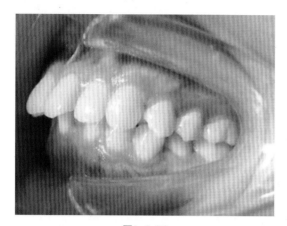

图1-3-26

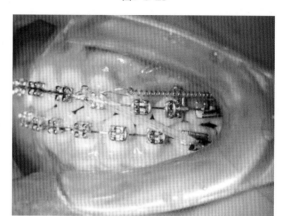

图1-3-27

第四节　上颌切牙根间钉植入步骤

方式一：上颌中切牙与侧切牙之间植入种植钉。

【植钉步骤】

1. 植入部位常规消毒，局部麻醉（图1-4-1、图1-4-2）。

2. 用11号手术刀切开软组织一个约2mm大小的小口（图1-4-3）。

3. 将预备好的种植钉置入螺丝刀连接杆的套筒内（图1-4-4）。

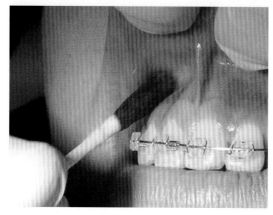

图1-4-1

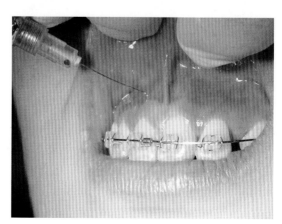

图1-4-2

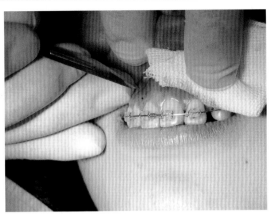

图1-4-3

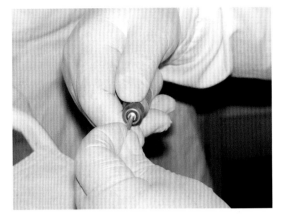

图1-4-4

4. 使用1.4mm×8mm种植钉，在上颌中切牙与侧切牙牙根中间膜龈联合上方将微螺钉垂直骨面钻入（图1-4-5~图1-4-7）。

5. 上颌切牙根间种植钉植入后状况（图1-4-8）。

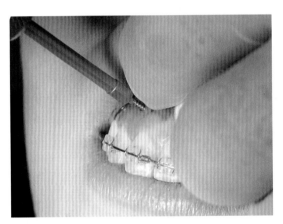

图1-4-5

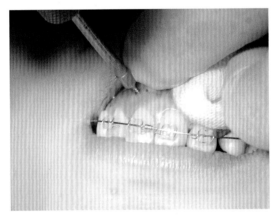

图1-4-6

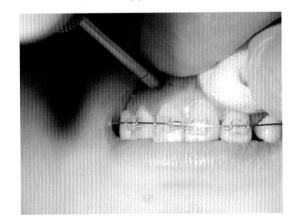

图1-4-7

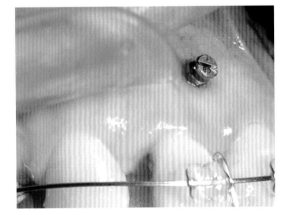

图1-4-8

方式二：上颌中切牙之间植入种植钉。

【植钉步骤】

1. 植钉部位常规消毒，局部麻醉（图1-4-9、图1-4-10）。

2. 用11号手术刀切开软组织一个约2mm大小的小口（图1-4-11）。

3. 将预备好的种植钉置入螺丝刀连接杆的套筒内（图1-4-12）。

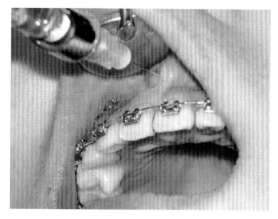

图1-4-9

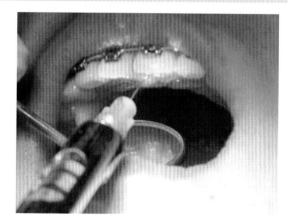

图1-4-10

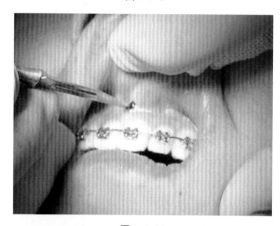

图1-4-11

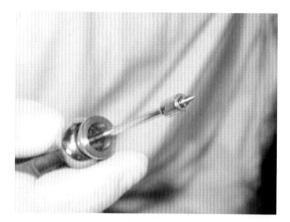

图1-4-12

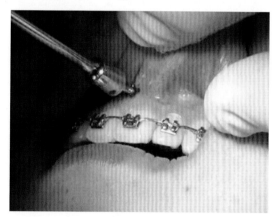

图1-4-13

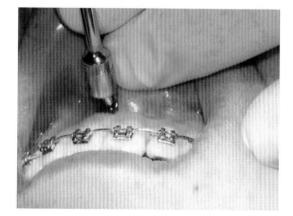

图1-4-14

4. 使用2mm×8mm种植钉，在上颌中切牙牙根中间膜龈联合上方，将微螺钉垂直骨面钻入（图1-4-13~图1-4-16）。

5. 上颌中切牙牙根之间种植钉植入后状况（图1-4-17~图1-4-19）。

6. 头颅定位X线侧位片显示上颌中切牙牙根之间种植钉植入后状况（图1-4-20）。

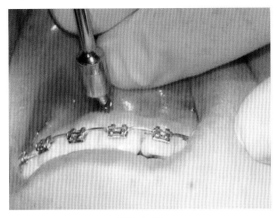

图1-4-15

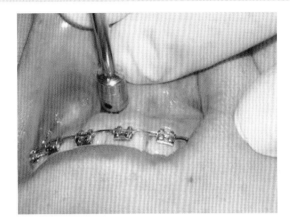

图1-4-16

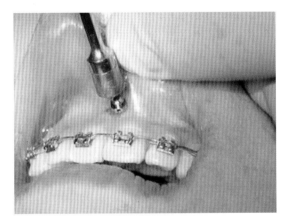

图1-4-17

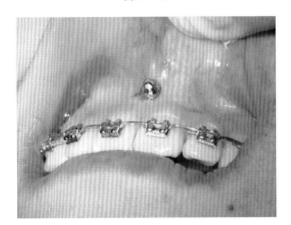

图1-4-18

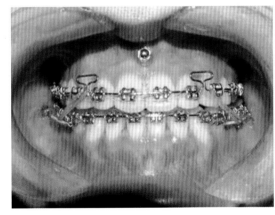

图1-4-19

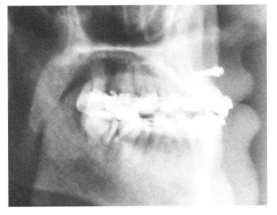

图1-4-20

【临床应用经验】

上颌中切牙的唇舌侧均局部麻醉后，为避免刺激唇系带，骨钉头尽量靠近唇侧牙龈；若唇系带太低，则可先切除后再植入骨钉。

【施力方法】

使用链状橡皮圈小于200g力量，先套住骨钉上的"香菇头"，绕过切牙间矫正弓丝，再回套在骨钉头的下方（图1-4-21、图1-4-22）。

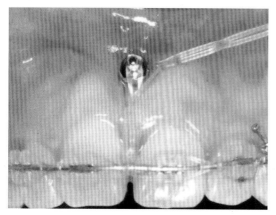
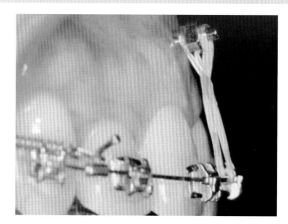

图1-4-21   图1-4-22

【骨钉种类】

2mm×7mm不锈钢骨钉，2mm×8mm不锈钢骨钉。

【使用目的】

1. 欲将上颌前牙朝远中移动时，可以预防前牙伸长而出现的深覆𬌗。

2. 治疗露龈微笑。

3. 治疗深覆𬌗。

<table><tr><td>第五节</td><td>拆除下颌颊棚区种植钉步骤</td></tr></table>

【拆钉步骤】

1. 常规消毒植钉区（图1-5-1、图1-5-2）。

2. 用螺丝刀连接杆套筒对准颊棚区种植钉钉帽（图1-5-3、图1-5-4）。

3. 连接杆套筒套紧种植钉钉帽状况（图1-5-5）。

4. 套紧钉帽后，反向旋转螺丝刀，即可将种植钉拧松逐渐退出骨组织（图1-5-6、图1-5-7）。

5. 种植钉已经拆除（图1-5-8）。

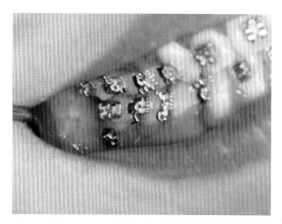
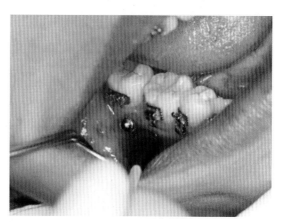

图1-5-1   图1-5-2

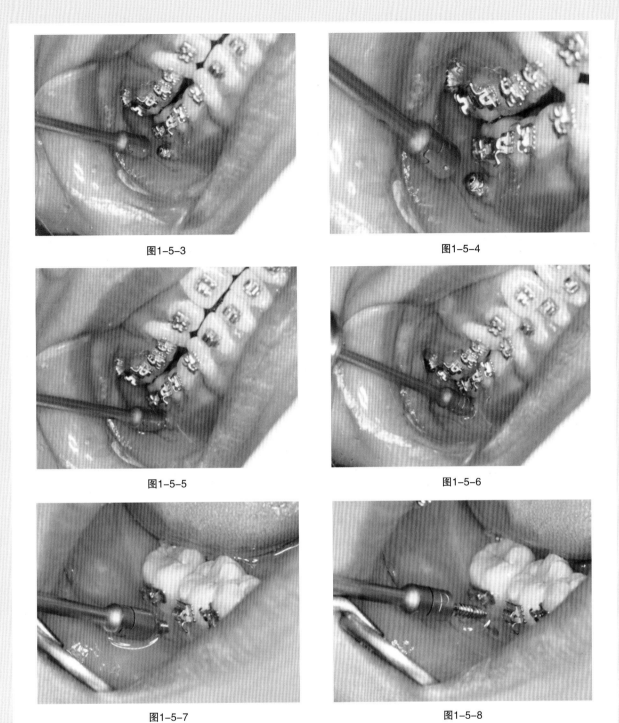

图1-5-3

图1-5-4

图1-5-5

图1-5-6

图1-5-7

图1-5-8

【临床应用经验】

当骨钉已完成正畸支抗任务后，除非发生种植体周围炎，一般可留着观察数月后，必要时可以随时启用，免得需要应用时，又得再次植入。

拆除骨钉时，常规消毒后，直接用植钉工具套住钉帽，反向旋转即可轻松取出。因骨头无感觉神经，故不必用麻药。若骨钉周围有软组织覆盖，则需用少量麻药将软组织进行处理后将骨钉取出。

【临床应用经验】

这是一例非常规拔牙矫治病例，该患者下颌采用种植钉支抗（下颌尖牙与第一前磨牙牙根之间植入种植钉，一般使用1.4mm×6mm或1.5mm×8mm规格种植钉），拉下颌磨牙近中移动关闭拔牙间隙。该患者尖牙舌面粘接了舌侧扣，医生在患者舌侧尖牙与下颌第二磨牙之间挂橡皮链，颊侧前牙段种植钉与下颌第二磨牙之间挂橡皮链，实施双轨弹力牵引近中移动下颌磨牙策略（图1-6-1~图1-6-6）。

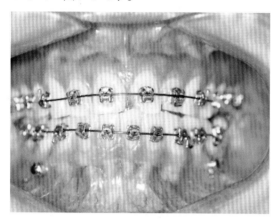

图1-6-1

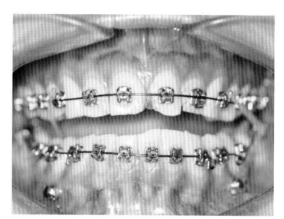

图1-6-2

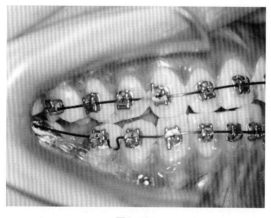

图1-6-3

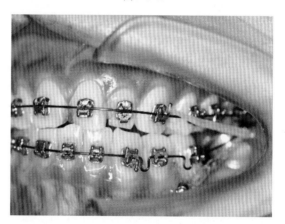

图1-6-4

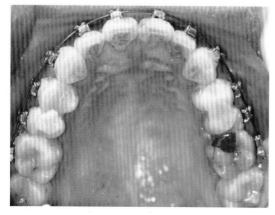

图1-6-5

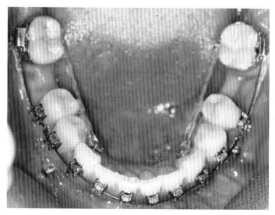

图1-6-6

第七节	腭侧钉拉上颌磨牙近中移动

【临床应用经验】

　　这是一个成年女性患者，左侧上颌第一磨牙缺失。采用种植钉支抗技术在左侧腭侧尖牙与第一前磨牙之间植入2mm×10mm种植钉，通过种植钉挂弹力橡皮链牵引第二磨牙近中移动关闭拔牙间隙，注意该患者颊侧同时挂了橡皮链实施双轨弹力牵引移动后牙近中移动关闭拔牙间隙（图1-7-1~图1-7-4）。

　　后期治疗，为了避免咬合干扰，在两侧下颌磨牙做了粘接式𬌗垫。

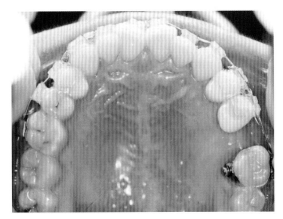

图1-7-1

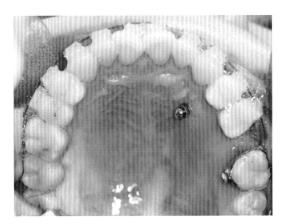

图1-7-2

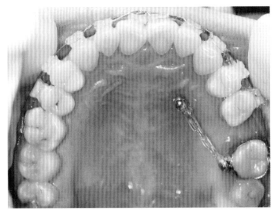

图1-7-3

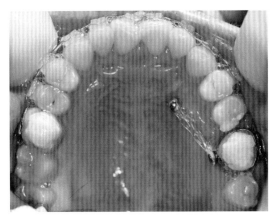

图1-7-4

【临床应用经验】

　　这是一个成年女性骨性反𬌗患者（图1-8-1～图1-8-4），下颌拔除了2颗第三磨牙（腾出磨牙远移空间）；在矫治上颌前牙反𬌗的同时，下颌颊棚区植入2mm×10mm种植钉拉整体下颌牙列远中移动矫治Ⅲ类错𬌗，获得成功（图1-8-5～图1-8-8）。

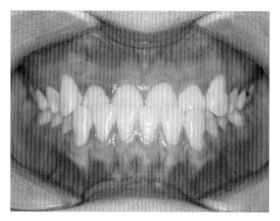

图1-8-1

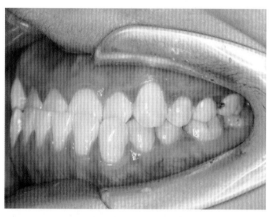

图1-8-2

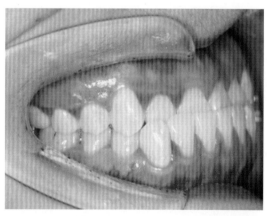

图1-8-3

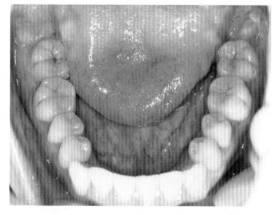

图1-8-4

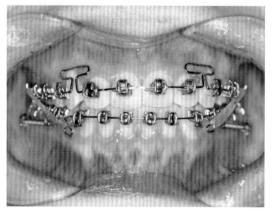

图1-8-5

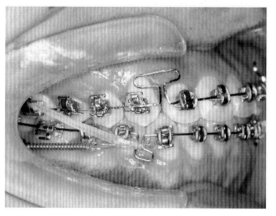

图1-8-6

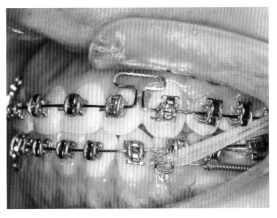

图1-8-7

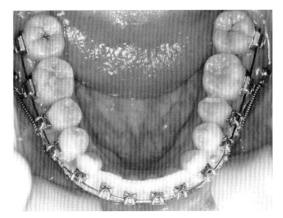

图1-8-8

第九节 种植钉治疗深覆𬌗

例1　种植钉治疗深覆𬌗

【临床应用经验】

这是一个成年女性患者，前牙深覆𬌗，采用上颌中切牙与侧切牙牙根之间种植钉技术压低上前牙矫治深覆𬌗。注该患者左侧采用侧切牙与尖牙之间植入种植钉（因上颌中切牙与侧切牙牙根之间骨质菲薄，植钉失败，故更换植钉部位）。使用轻力牵引，橡皮链挂在种植钉与正畸主弓丝之间，采用橡皮链在主弓丝上打结单根挂在种植钉上的方法。

植钉前该患者前牙深覆𬌗状况（图1-9-1、图1-9-2）；植钉矫治阶段该患者前牙覆𬌗情况，很明显咬合已经打开了，下切牙已经露出了2/3（图1-9-3、图1-9-4）。

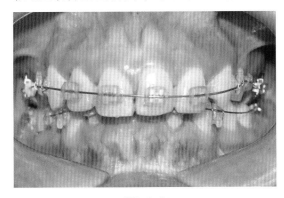

图1-9-1

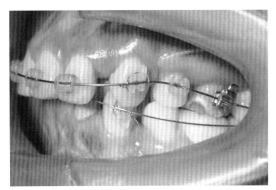

图1-9-2

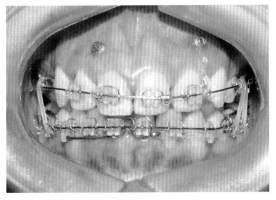

图1-9-3

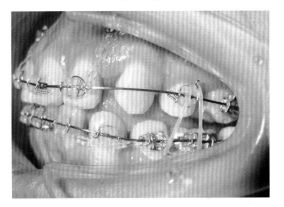

图1-9-4

例2　种植钉压低上切牙

【临床应用经验】

这是一个成年女性深覆𬌗患者，采用复合方法矫治。下颌使用蛤蟆弓压低下前牙升高后牙，上颌使用种植钉支抗技术弹力牵引压低上前牙。笔者在该患者上颌中切牙与侧切牙牙根之间植入种植钉，使用橡皮链先挂在中切牙托槽上，然后上拉挂在根尖处种植钉上，再朝下越过方丝T形曲挂在尖牙托槽上，这样可以借助T形曲隔住橡皮链避免压迫牙龈软组织（图1-9-5～图1-9-8）。

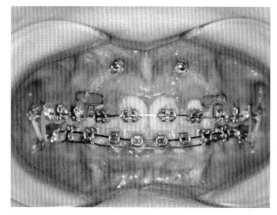

图1-9-5

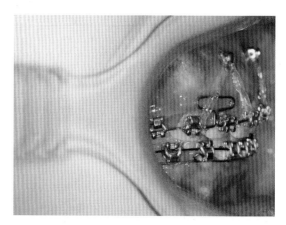

图1-9-6

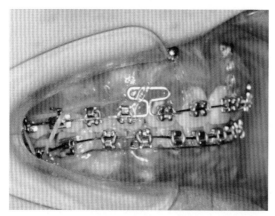

图1-9-7

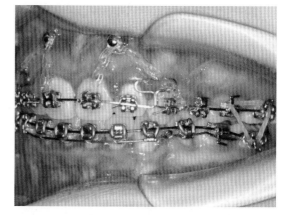

图1-9-8

第十节　腭钉压低上颌磨牙

【临床应用经验】

这是一个成年女性复杂开𬌗畸形患者，下颌双侧磨牙大部分缺失及严重龋坏，543|原牙体制备做过烤瓷桥修复。显然不能使用MEAW技术矫治开𬌗。笔者采用种植钉技术压低上颌后牙矫治开𬌗。上颌腭中缝旁植入种植钉（简称腭钉），颊侧植入颧突钉；该患者765|567舌侧使用了方丝托槽片段弓，腭侧种植钉挂橡皮链两端固定在片段弓主弓丝上，颊侧颧突钉配合改良前牙压低辅弓挂橡皮链协同施力压低上颌两侧后牙，获得良好矫治效果（图1-10-1～1-10-5）。

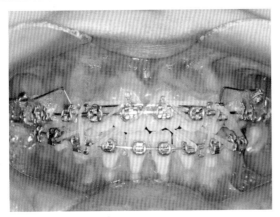

图1-10-1

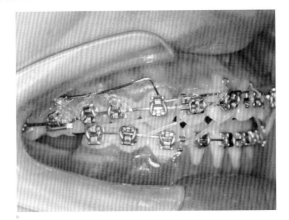

图1-10-2

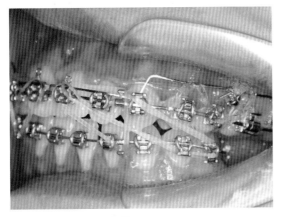

图1-10-3

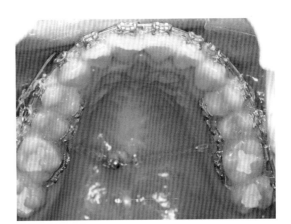

图1-10-4

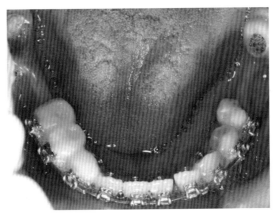

图1-10-5

Chapter 2 第二章
改良支抗装置及临床应用

第一节 Nance托附牵引钩装置矫治上中切牙倒置阻生

【临床应用经验】

这是一个替牙期患者利用改良Nance托作为支抗装置，牵引中切牙倒置阻生矫治成功案例（图2-1-1～图2-1-9）。我们从图2-1-5中可以清晰地看到，改良Nance托的前方伸出了一个牵引钩。术者利用Nance托前方的牵引钩作为支点，挂橡皮链牵引倒置中切牙转体朝殆向移动获得成功。

对于替牙期的患者来说，由于处于乳恒牙交替阶段，利用牙齿作为支抗来牵引矫治倒置的上颌中切牙，显然支抗力量不足。支抗的合理设计对这个病例来说是一个至关重要的因素。而采用附有牵引钩的改良Nance托作为支抗装置是一个明智的举措。

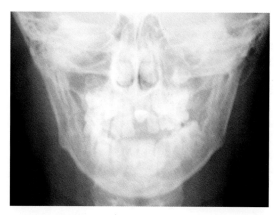

图2-1-1

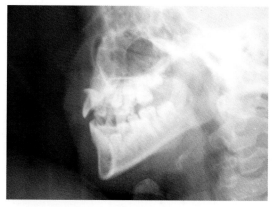

图2-1-2

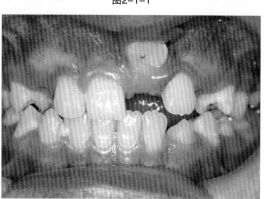

图2-1-3

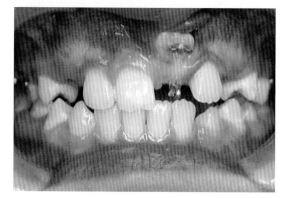

图2-1-4

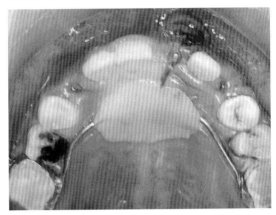

图2-1-5

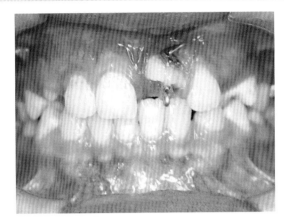

图2-1-6

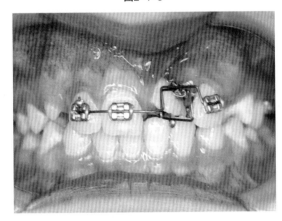

图2-1-7

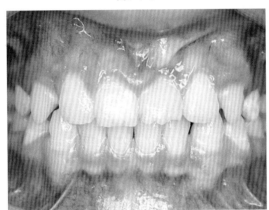

图2-1-8

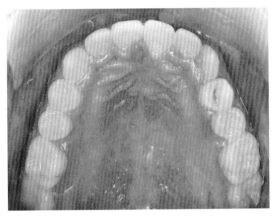

图2-1-9

第二节　腭杆与斜导（平导）装置的嫁接

【临床应用经验】

1. 矫治器辅助装置的焊接：将患者口里原有的横腭杆取下，用直径1mm的不锈钢丝弯制导板连接支架，钢丝与横腭杆连接部位采用先点焊、后银焊的方法焊接牢固。然后放回工作模型上涂塑胶制作斜导。该装置基本的特点是将两者的功能合二为一。固定式斜导压低下前牙并导下颌向前，腭杆联合应用可以加强后牙支抗。但在后期治疗中，临床医生可以根据矫治进程需要，方便地将斜导部分拆除而保留腭杆的功能。

2. 腭杆与斜导（平导）装置嫁接的作用：该装置常用于矫治过程中深覆𬌗状况仍然没有解决，影响后续矫治进程，急需打开咬合的病例。腭杆与斜导（平导）装置的嫁接是一种加强矫治疗效的有力补充手段。

临床矫治过程中由于种种原因，原有的治疗方案与该患者目前的治疗状况不相适应，需要变更矫治计划，比如牙列拥挤的临界病例，原来设计不拔牙矫治；但在诊断性治疗5个月后，患者牙弓突度增加，影响面型美观。这时，就要及时修改治疗计划，采取拔牙矫治。腭杆与斜导（平导）装置的嫁接也是同样的道理，原来设计横腭杆支抗，经过一个阶段治疗，患者的覆𬌗加深，医生可以很方便地利用原来的腭杆焊接支架涂胶制作平导装置；如果患者需要解决深覆𬌗的同时解决磨牙的远中关系，则可焊接支架涂胶制作斜导装置。

点评：在正畸治疗中，支抗的控制是很重要的环节，很多初学正畸的医生在正畸治疗过程中不易控制后牙的支抗，往往发生支抗的丢失，造成后牙的近中移动，导致拔牙间隙没有被前牙很好地利用。图2-2-1是一例临界病例，属于安氏Ⅱ类1分类，设计为双侧推磨牙向后，开创后牙区间隙，此时要控制好后牙推出的间隙，必须要用到横腭杆加强后牙支抗，前牙区要打开咬合，同时要加强前牙硬腭区域对后牙的支抗（即要用到Nance托），此时把Nance托改良成变异的前牙平导（斜导），既加强了后牙支抗方便远中移动前牙，改善覆盖和前突的问题，又能压低下前牙打开咬合，方便粘接下前牙托槽，尽快进入矫治体系，节约时间，提高效率，并能改善前牙的覆𬌗关系；该装置亦可作为推磨牙向远中移动之后，出现后牙支抗不稳定，采用横腭杆加斜导成为强支抗组合装置，将反作用力传至硬腭，保持 6|6 不近中移动，让前牙后移减小覆盖，同时斜导导下颌向前，压低下前牙，后期可磨改斜导为平导，利 3|3 远中移动。

图2-2-2是一个联合腭托带前牙区的小斜导，导下颌向前改善磨牙远中关系，同时横腭杆能很好地控制后牙支抗，前牙小斜导又有Nance托的作用，更加强了后牙的支抗，这样方便后期上前牙的内收，改善上前牙的覆盖，达到改善患者侧貌的效果。腭杆与斜导（平导）装置的嫁接，加强了支抗，改善深覆𬌗，同时也是一种非依赖型装置，能保证戴用时间和矫正效果。

临床上制作的横腭杆中的Ω曲的曲部分最好是朝向远中，这样后期不至于会压迫软硬腭引起患者不适。横腭杆嫁接斜导后，既加入了前腭部的支抗，使支抗增强变成了强支抗，斜导同时又做了压低下前牙和导下颌向前打开咬合的工作，同时进行矫治可大大缩短疗程。

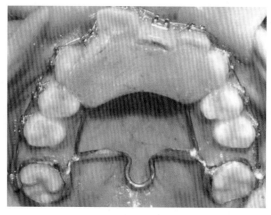

图2-2-1

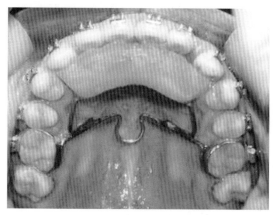

图2-2-2

附牵引钩改良Nance托装置矫治中切牙

一、就诊状况

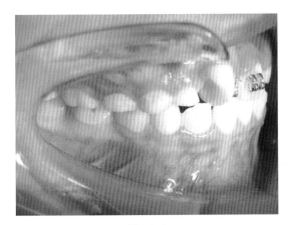

图2-3-1

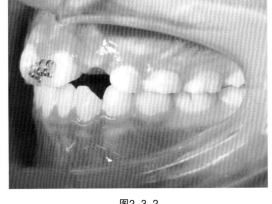

图2-3-2

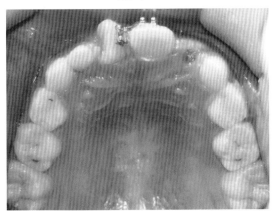

图2-3-3

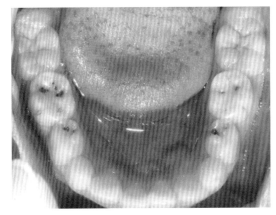

图2-3-4

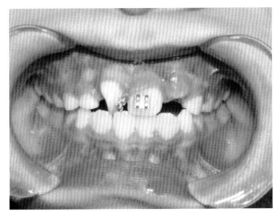

图2-3-5

这是外院转来的一个正在接受正畸治疗的病例，首诊医生做了几个月，因为没有矫治效果而转院。这组图片是接诊时拍摄的牙列照片（图2-3-1～图2-3-5）。

二、矫治阶段

我们接手诊治后，根据患儿𬌗畸形特点，重新进行了矫治设计（图2-3-6~图2-3-11）。

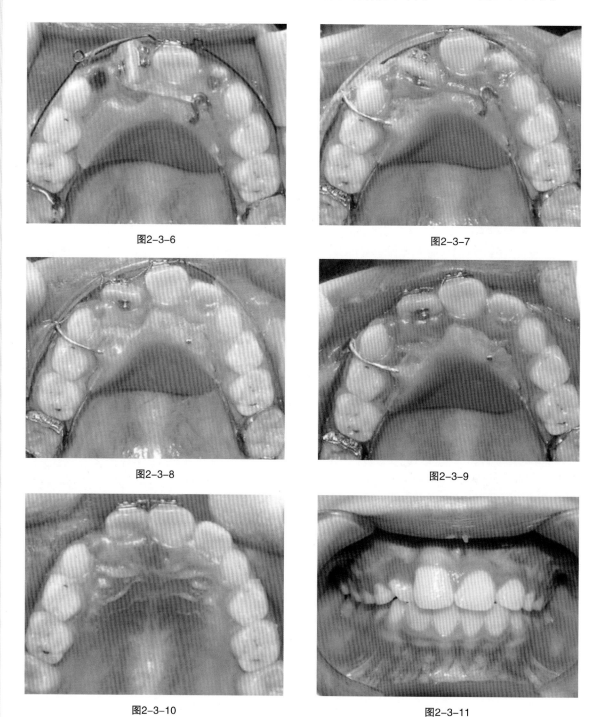

图2-3-6

图2-3-7

图2-3-8

图2-3-9

图2-3-10

图2-3-11

【临床应用经验】

1. 先拔除了右侧乳侧切牙为扭转中切牙提供间隙，用两颗第一磨牙带环上焊接腭托加上小牵引钩，乳尖牙的远中也用了牵引钩，1|舌侧粘舌钮，澳丝上弯制小圈曲，用力偶牵引技术使扭转牙逐渐矫正。矫治达到一定程度后，磨除舌侧牵引钩，用悬吊的方式将1|结扎在主弓丝上排入牙

列，去除腭托，用片段弓丝结扎固定两中切牙，最让人惊奇的就是在经过90°的旋转后，矫治牙并没有发生松动，而是取得了非常好的效果。

2. 需要强调的是，该患儿处于乳、恒牙替换期，乳牙稳定性较差，不便于粘接托槽、上固定矫治器。如何提供稳固的支抗是矫治成功的重要环节。笔者在该病例使用了附牵引钩改良Nance托装置，即在腭托上设置了一个稳固的人工支点，这一点为力偶牵引技术在矫治扭转牙的应用起到了很大的作用。

3. 在矫治过程中，该患儿的主弓丝上用了组织保护管以防止对软组织的伤害，患儿也感觉比较舒适。该管材料是用小儿科头皮针输液塑料管剪成小段而成。

第四节　巧用固定式小斜导

【临床应用经验】

1. 斜导铺塑胶制作的范围一般从上颌牙弓一侧尖牙远中延伸到另一侧尖牙的远中，但按这样标准制作的斜导装置却不便于尖牙的远中移动（尖牙舌轴嵴以下颈缘被塑胶包裹）；而深覆𬌗的矫治又是临床上一个比较棘手、比较耗费时间的过程。

2. 将常规制作的固定式斜导妨碍尖牙远移的塑胶部分去掉，改制成2到2范围铺塑胶的小斜导，此装置既可以辅助打开咬合，又不妨碍尖牙的远移。此Ⅱ类深覆𬌗成人病例就是使用改进后的小斜导进行矫治的。

3. 我们可以清晰地看到该患者的上尖牙基本上与侧切牙是相毗邻的（图2-4-1），其装配的固定式小斜导范围只到两边侧切牙的远中，不可能影响到尖牙的远中移动（图2-4-2）。在图2-4-2中我们还可以看到两侧尖牙托槽的近中主弓丝上套着一个经压缩的镍钛螺旋推簧，唇侧主弓丝的2到2之间还装配着一个可调节式滑动杆，这是利用前牙整体支抗远移尖牙。

4. 我们可以看到两侧尖牙已经向远中移动了约4mm距离，在镍钛螺旋推簧的近中还可以见到两个小圆管，这是一个不需拆卸主弓丝，就能够很方便地给推簧加力的简便装置（图2-4-3~图2-4-6）。熟悉的朋友一看就知道这是笔者常用的矫治手段。下次复诊，该患者的上尖牙毫无疑问会继续向远中平稳移动1.0~1.5mm。

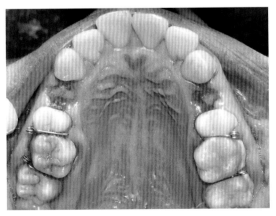 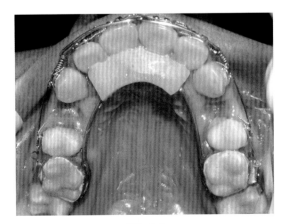

图2-4-1　　　　　　　　　　　　　　　　图2-4-2

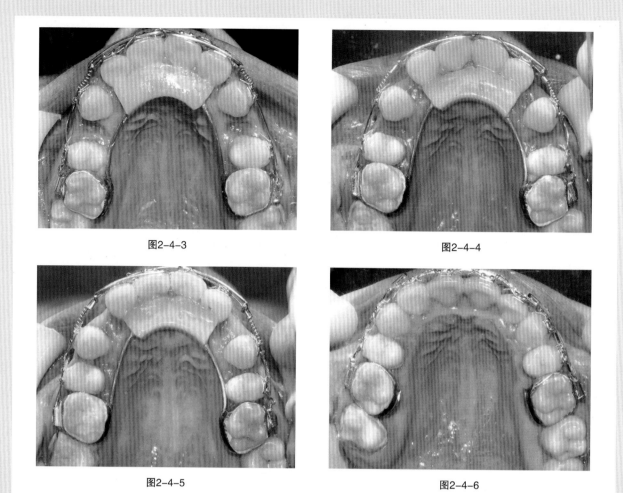

图2-4-3 図2-4-4

图2-4-5 図2-4-6

Chapter 3 第三章

粗丝扩展辅弓弯制及临床应用

粗丝扩展辅弓弯制及应用

【弯制步骤】

1. 取一根直径1.0mm牙用不锈钢丝，在牙模上根据牙弓大小取其长度。一般情况下，钢丝两末端应在第二磨牙远中缘处（图3-1-1）。

2. 钢丝放在牙模上矫治器托槽的龈方，在上颌两中切牙之间画线做标记（图3-1-2）。

3. 梯形钳夹住标记处钢丝，以圆喙为支撑点，向下弯折钢丝（图3-1-3、图3-1-4）。

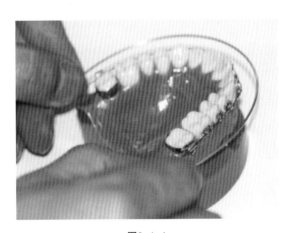

图3-1-1

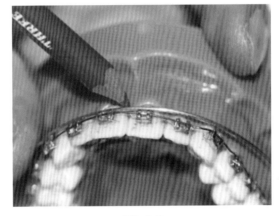

图3-1-2

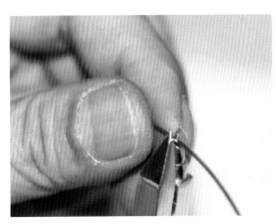

图3-1-3

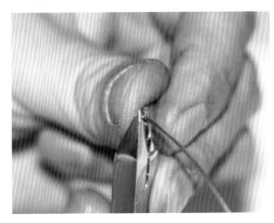

图3-1-4

4. 弯折U形曲，在曲的两臂等高处弯折90°，使U形曲两侧底边钢丝在一条直线上（图3-1-5~图3-1-7）。

5. 将U形曲竖突从龈方插入<u>1|1</u>托槽正畸主弓丝下方（图3-1-8）。

6. 用双手捏住钢丝弯制牙弓弧度（图3-1-9）。

7. 将钢丝放置牙模上，在上颌第一与第二磨牙之间画线做标记（图3-1-10）。

8. 依据标记线，用斜口钳截断过长钢丝（图3-1-11）。

9. 用梯形钳弯折扩展辅弓两侧末端，使之便于插入磨牙带环口外弓管（图3-1-12、图3-1-13）。

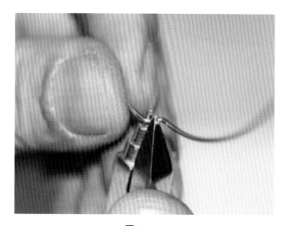

图3-1-5

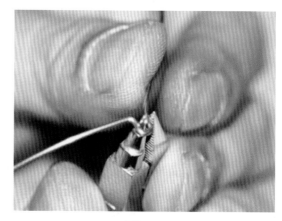

图3-1-6

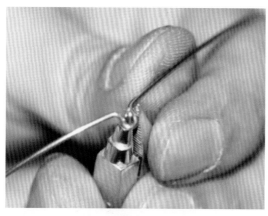

图3-1-7

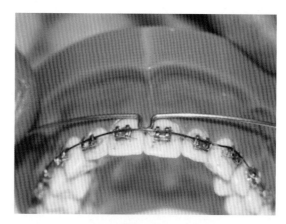

图3-1-8

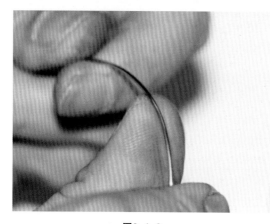

图3-1-9

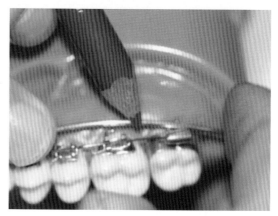

图3-1-10

10. 弯制完毕的粗丝扩展辅弓（图3-1-14、图3-1-15）。

11. 如果没有使用上颌磨牙双颊管带环者，则可以在上颌第一与第二磨牙之间弯折挂钩（图3-1-16）。

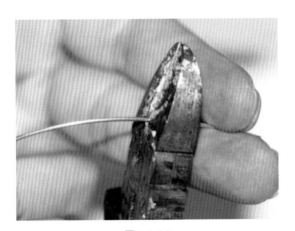

图3-1-11

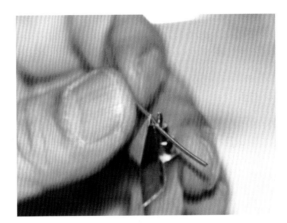

图3-1-12

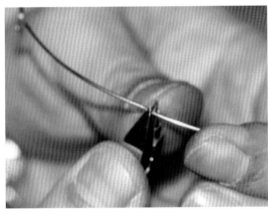

图3-1-13

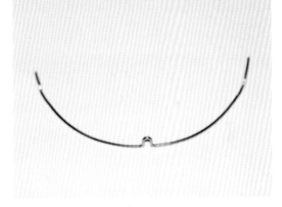

图3-1-14

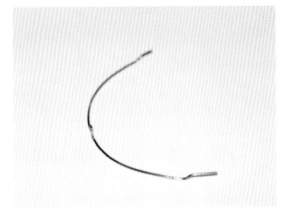

图3-1-15

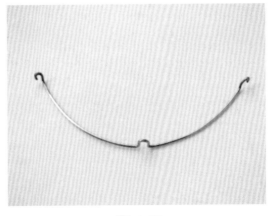

图3-1-16

例1

【临床应用经验】

该患者是个全牙弓骨性反𬌗患者，采用非手术方法正畸治疗。该患者扩展上颌牙弓使用粗丝扩展辅弓调整上下牙弓宽度不调，建立了正常覆𬌗、覆盖关系。在治疗后期使用了横梁扩弓保持器（见本书有关章节）（图3-2-1~图3-2-3）。

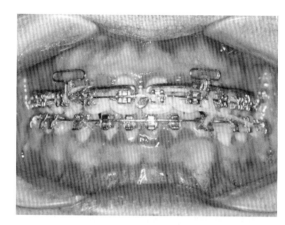

图3-2-1

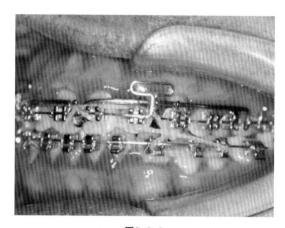

图3-2-2

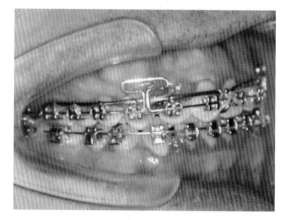

图3-2-3

例2

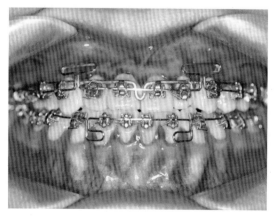

图3-2-4

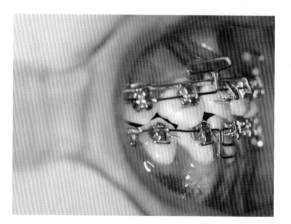

图3-2-5

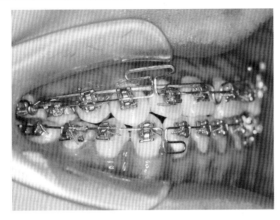
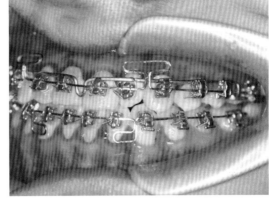

图3-2-6　　　　　　　　　　　　　　　　　　　　　图3-2-7

【临床应用经验】

　　该患者是个腭裂修复术后的一个严重骨性反𬌗患者，除了矢状向问题以外，还有上下牙弓宽度不调的问题。采用非手术方法正畸治疗期间，使用粗丝扩展辅弓扩展上颌牙弓，调整上下牙弓宽度不调，图片是该患者扩弓期间拍摄的（图3-2-4～图3-2-7）。

Chapter 4 第四章

固定式舌弓临床应用技术

【临床应用经验】

这两个病例下颌采用固定式舌弓的支抗设计主要是为了近中移动第二前磨牙，避免出现前牙内收过度，待第二前磨牙近中移动到位后，将第二前磨牙与前牙连续"8"字结扎，形成一个整体，然后拆除舌弓，近中移动磨牙，建立磨牙中性关系（图4-1-1、图4-1-2）。

图4-1-2可见下颌前牙使用了牵引辅弓（扁担弓），橡皮链挂在第二前磨牙托槽与扁担弓之间，牵引第二前磨牙向近中移动。

固定式舌弓能够加强磨牙支抗，防止磨牙近中移动，同时粗丝舌弓前段紧紧抵住下颌前牙舌隆突以上牙面，使之不能后退，也增加了前牙支抗力量。

这样设计的优点可以维持良好的下颌牙弓长度，避免下切牙舌倾或内收过度，从而维持患者良好的侧貌面型。

临床上常常用于直面型的减数患者或先天缺失下颌第一前磨牙，正畸设计不允许下前牙舌倾或内收的患者。

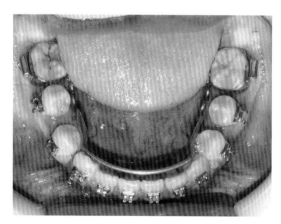

图4-1-1

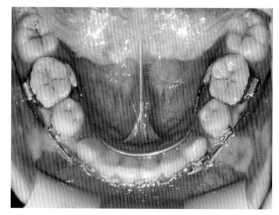

图4-1-2

　固定舌弓焊接小钩矫治扭转牙

例1　上颌舌弓附牵引钩矫治扭转牙

矫治前牙殆像（图4-2-1、图4-2-2）。

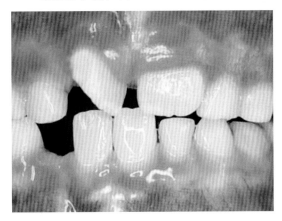

图4-2-1

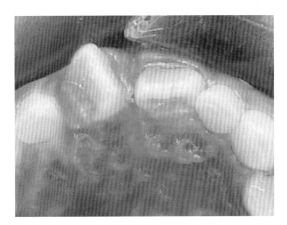

图4-2-2

装配人工支点矫治扭转牙（图4-2-3、图4-2-4）。

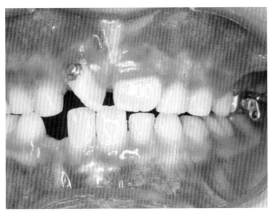

图4-2-3

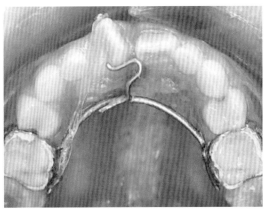

图4-2-4

治疗阶段牙殆像（图4-2-5～图4-2-8）。

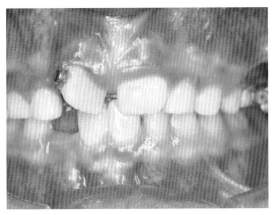

图4-2-5

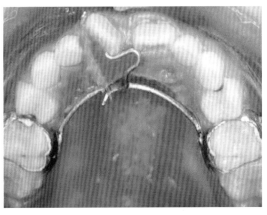

图4-2-6

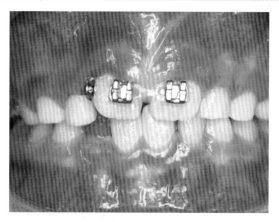

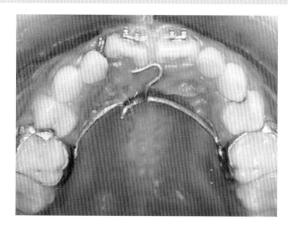

图4-2-7　　　　　　　　　　　　　　　　图4-2-8

目前该患者还在接受正畸治疗，从图4-2-4、图4-2-8的治疗照片中我们可以看到采用人工支点矫治扭转的上中切牙已经获得明显效果。

这是洪宝医生经治案例，他勤于钻研，善于学习，他看到我们写的kq88正畸博客文章中的"人工支点矫治埋伏阻生齿"的案例受到启发，对常见的扭转上切牙采用改良腭杆建立人工支点（转动轴心），利用弹力链圈实施反旋转方向牵引力矫治扭转牙获得可喜的疗效。

【临床应用经验】

1. 乳磨牙也能做支抗基牙。该患者上颌第一磨牙萌出不全，临床牙冠短小，故选择了乳磨牙做支抗，这样带环就能粘贴，不易脱落，同时减小了腭侧钢丝焊接的长度，相应钢丝的强度也加大了。但要注意，松动摇摆、即将脱落的乳磨牙不能用。

2. 扭转牙腭侧人工支点设计也很讲究，扭转牙近中腭侧扭转，人工支点设计时钢丝有个上行的坡度，在牵引中产生扭正的同时向唇侧外展，图4-2-8可清楚地看到 1 的近中邻面已接近 1 近中邻面， 1 以借助人工支点上行的坡度加上牵引的力滑向目的地。粘上托槽做近中翼牵引，关闭间隙。下一次复诊将拆除该患者 1 的腭侧人工支点。

例2　上颌舌弓附牵引钩矫治扭转牙

【临床应用经验】

1. 这是一例替牙期错𬌗畸形患者，左上中切牙唇向低位阻生（图4-2-9、图4-2-10），前牙列有适宜空间可供舌向移动错位的中切牙。

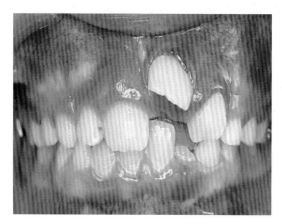

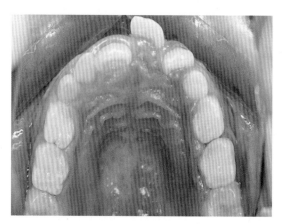

图4-2-9　　　　　　　　　　　　　　　　图4-2-10

2. 采用第二乳磨牙做固定舌弓基牙，直径1.2mm粗不锈钢丝制作舌弓（图4-2-11），在错位中切牙相对应部位焊接了舌侧牵引钩。错位中切牙唇面粘接了方丝弓托槽，利用舌弓做支抗挂橡皮链牵引唇向低位阻生中切牙舌向移动（图4-2-12~图4-2-14）。

3. 通过弹力牵引逐渐将唇向错位中切牙移到接近正常牙位（图4-2-15）。

4. 1|12粘接方丝弓托槽，组成片段弓，使用0.014in镍钛圆丝排牙（图4-2-16）。

5. 前牙片段弓镍钛圆丝排齐牙列状况（图4-2-17）。

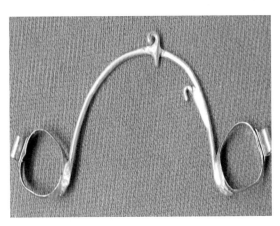

图4-2-11

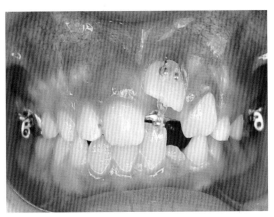

图4-2-12

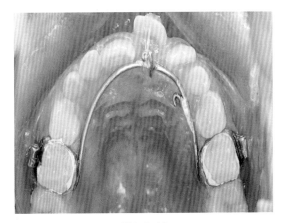

图4-2-13

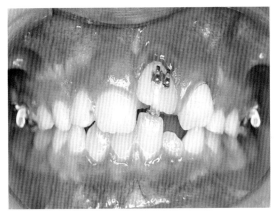

图4-2-14

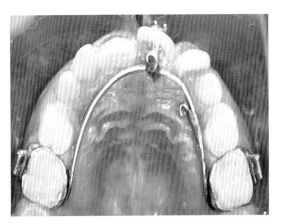

图4-2-15

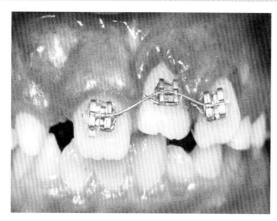
图4-2-16

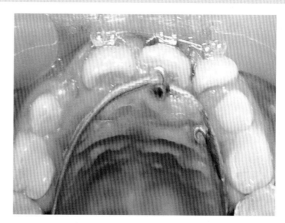
图4-2-17

【总结】

这是广东潮州洪宝医生采用固定式舌弓焊接牵引钩矫治上中切牙唇倾低位阻生齿案例。利用舌弓上的牵引钩作为支点越过中切牙切缘向腭侧牵引移动，这样设计的支抗既能有效牵引错位的中切牙向腭侧正常牙位移动，又不影响邻牙。待其牵引移动基本到位后，采用片段弓技术排齐前牙。

Chapter 5 第五章

前牙牵引辅弓制作及应用

第一节 上颌前牙牵引辅弓弯制及应用

【弯制步骤】

1. 选用一段直径0.8mm牙用不锈钢丝，在上颌牙模的前牙段比对、设计（图5-1-1、图5-1-2）。

2. 用记号笔在中切牙与侧切牙邻接处画线做标记（图5-1-3、图5-1-4）。

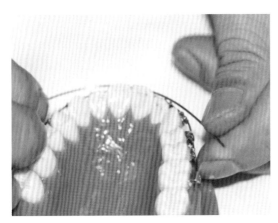

图5-1-1

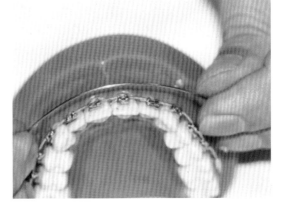

图5-1-2

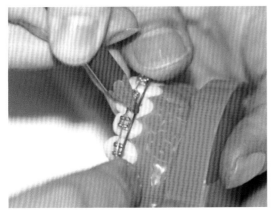

图5-1-3

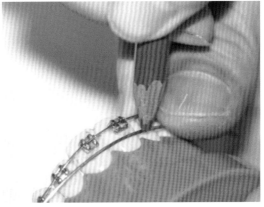

图5-1-4

3. 不锈钢丝上做了标记的状况（图5-1-5）。

4. 右手持技工梯形钳钳喙夹住钢丝一端标记线远中边缘处（图5-1-6）。

5. 以钳子方喙为支点，左手捏住钢丝向下推压弯折，弯折90°（图5-1-7、图5-1-8）。

6. 转动钳子，以圆喙为支撑点弯折U形曲，注意其两臂需保持平行状态（图5-1-9、图5-1-10）。

7. 然后以方喙为支点，夹持U形曲底端，预留0.8mm空间（图5-1-11、图5-1-12）。

8. 以钳子方喙为支撑点，向远中端弯折90°，注意使U形曲底部两水平段钢丝保持在一条直线上（图5-1-13）。

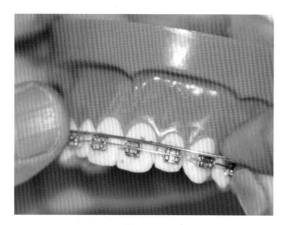

图5-1-5

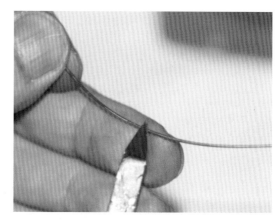

图5-1-6

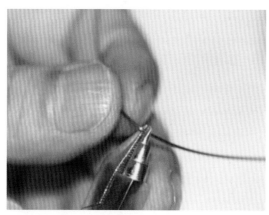

图5-1-7

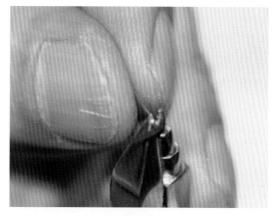

图5-1-8

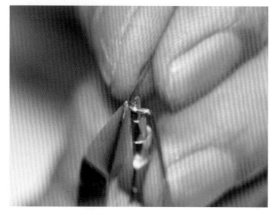

图5-1-9

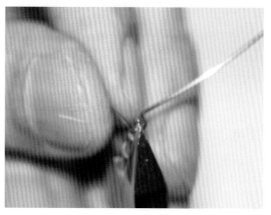

图5-1-10

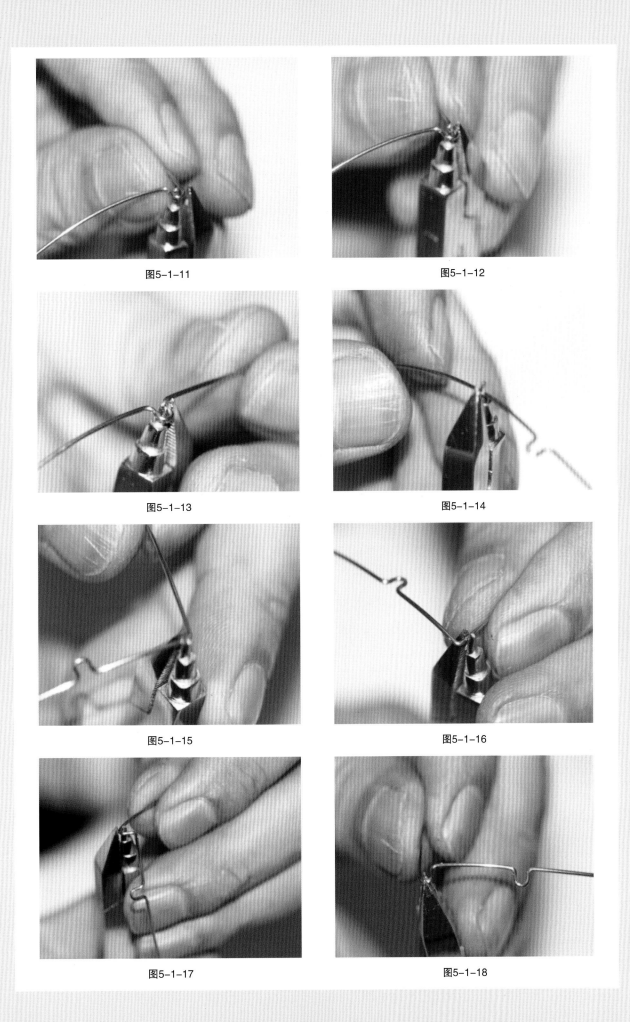

图5-1-11

图5-1-12

图5-1-13

图5-1-14

图5-1-15

图5-1-16

图5-1-17

图5-1-18

9. 钳子夹住另一个标记点，弯折90°（图5-1-14、图5-1-15）。

10. 参照第一个U形曲的高度，以钳子圆喙为支撑点弯折钢丝（图5-1-16、图5-1-17）。

11. 弯折U形曲，注意其两臂保持在平行状态（图5-1-18）。

12. 以梯形钳钳子的方喙为支撑点，夹持钢丝向远中端弯折90°，注意使U形曲底部两水平段钢丝保持在一条直线上（图5-1-19~图5-1-21）。

13. 把弯折好两个U形曲的钢丝放在牙模上，U形曲卡在中切牙与侧切牙之间的正畸主弓丝下方（图5-1-22）。

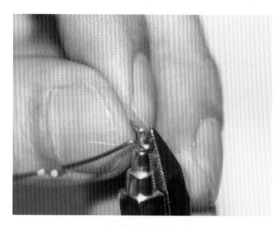

图5-1-19

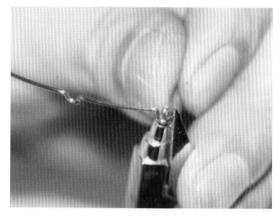

图5-1-20

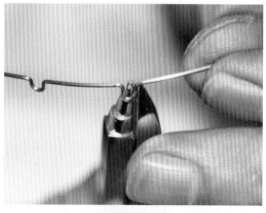

图5-1-21

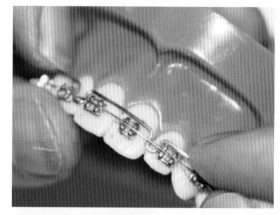

图5-1-22

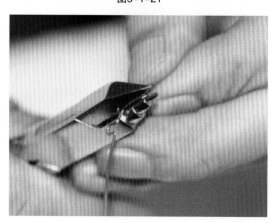

图5-1-23

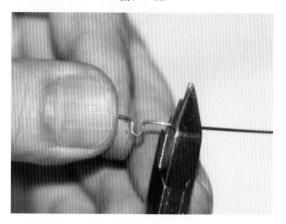

图5-1-24

14. 取下钢丝，用钳子弯折两端弧度，使之与牙弓前牙段弧度一致（图5-1-23、图5-1-24）。

15. 弯折好的与牙弓前牙段弧度一致的钢丝（图5-1-25）。

16. 然后再次放到牙模相应牙位上，分别在两侧尖牙托槽远中画线做标记（图5-1-26、图5-1-27）。

17. 在钢丝标记线远中5mm处，用斜口钳截断钢丝（图5-1-28、图5-1-29）。

18. 持针钳夹住该钢丝中段，用正畸焊枪烧红标记处远段钢丝退火处理（图5-1-30、图5-1-31）。

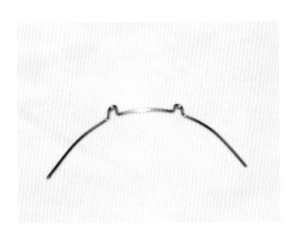

图5-1-25

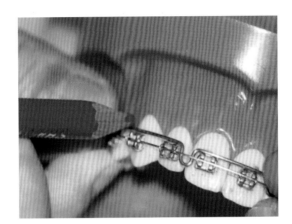

图5-1-26

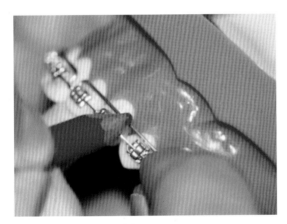

图5-1-27

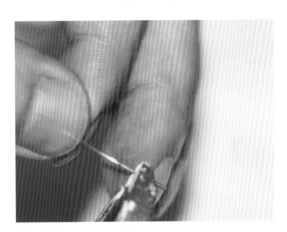

图5-1-28

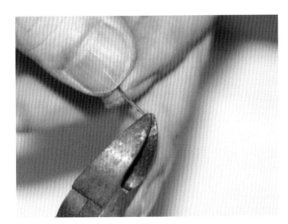

图5-1-29

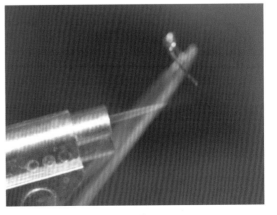

图5-1-30

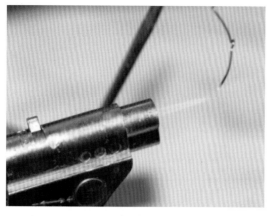

图5-1-31

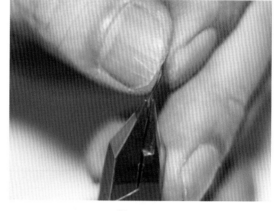

图5-1-32

19. 用正畸细丝钳夹住已经烧软的标记钢丝远中游离端，圆喙朝内（图5-1-32）。

20. 右手持钳夹住钢丝末段，左手推压钢丝向外弯折（图5-1-33、图5-1-34）。

21. 继续以圆喙为支撑点弯制钢丝，逐渐形成一个底边为一条直线未封口的圆形小圈（图5-1-35~图5-1-38）。

22. 然后转动钳子，夹住钢丝末端圆圈，反向弯折，开口朝外形成牵引钩（图5-1-39~图5-1-41）。

23. 弯制完毕的前方牵引钩辅弓装置（图5-1-42）。

24. 将前方牵引辅弓放置于牙模上，两个U形竖突卡在中切牙与侧切牙之间的正畸主弓丝下方，用0.25mm结扎丝将其结扎固定在相应托槽上（图5-1-43、图5-1-44）。

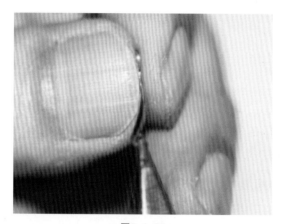

图5-1-33

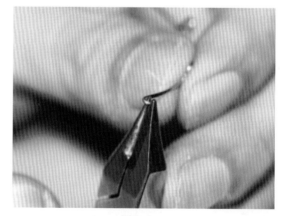

图5-1-34

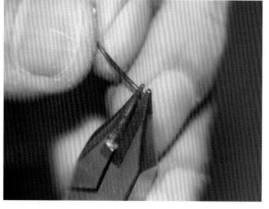

图5-1-35

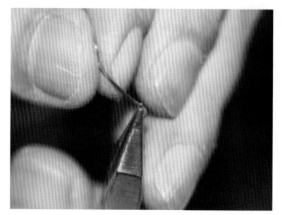

图5-1-36

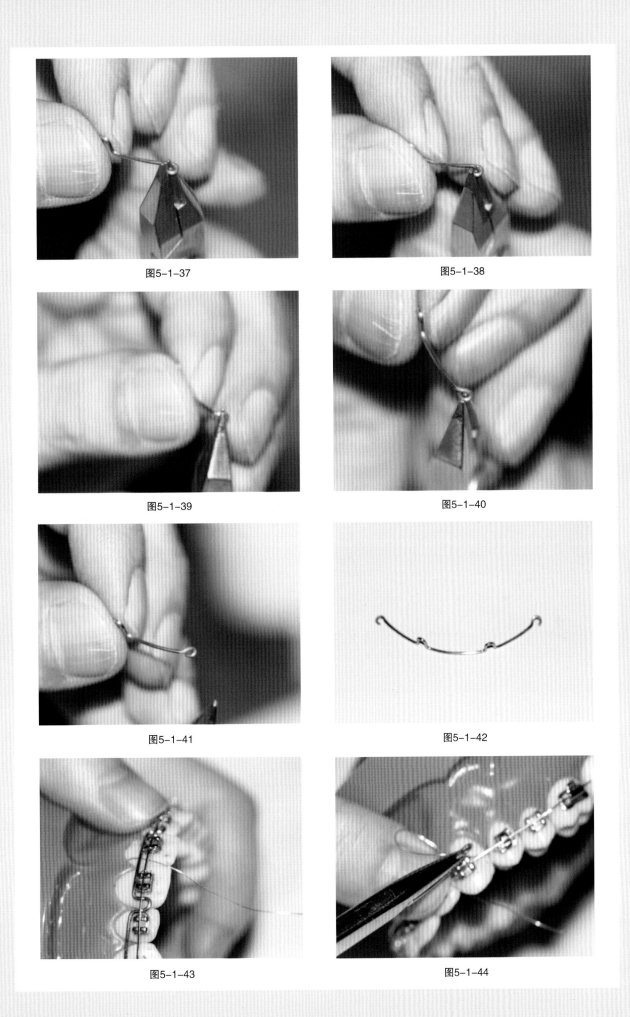

图5-1-37

图5-1-38

图5-1-39

图5-1-40

图5-1-41

图5-1-42

图5-1-43

图5-1-44

25. 用0.25mm结扎丝固定尖牙处牵引辅弓钢丝（图5-1-45、图5-1-46）。

26. 打结固定后，预留3mm长结扎丝剪断，并将其末端置入主弓丝下方（图5-1-47）。

27. 第一磨牙颊面管牵引钩挂橡皮链（图5-1-48）。

28. 向近中牵拉橡皮链至前方牵引辅弓处（图5-1-49）。

29. 将橡皮链的皮圈环挂在辅弓牵引钩处，然后用金冠剪剪断（图5-1-50、图5-1-51）。

30. 前方牵引辅弓挂上橡皮链的状况（图5-1-52、图5-1-53）。

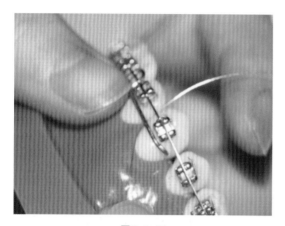

图5-1-45

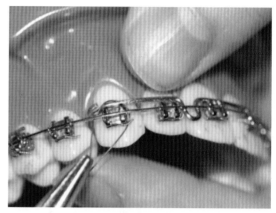

图5-1-46

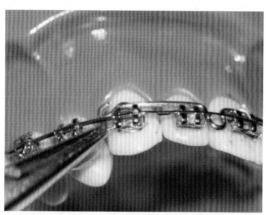

图5-1-47

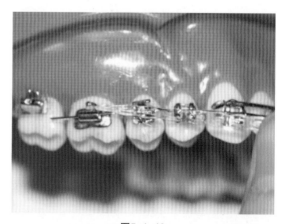

图5-1-48

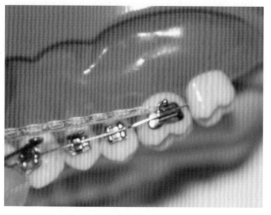

图5-1-49

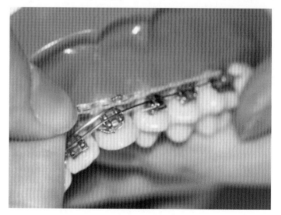

图5-1-50

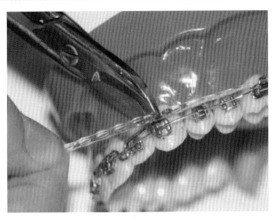
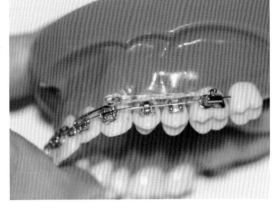

图5-1-51　　　　　　　　　　　　　　　　　　图5-1-52

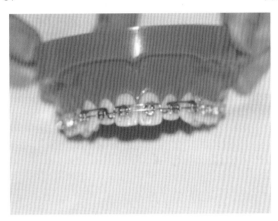

图5-1-53

【前牙牵引辅弓制作及应用特点】

前牙牵引辅弓是采用直径0.8mm的不锈钢丝弯制而成，可利用托槽翼及正畸弓丝将其固定，能增加前牙支抗，近中移动后牙，可广泛用于颌间牵引、颌内牵引。

1. 临床上牵引辅弓的效果往往让人感觉很方便和实用，关键是要看用在什么地方，这就要临床正畸医生在矫治过程中灵活掌握、巧妙应用了。

2. 辅弓的弯制一般选用0.8mm的不锈钢丝进行制作，常规选材后直接在口腔中比对，然后用技工钳夹持弯出各种适用的形状即可。注意：要贴合牙弓走向，不能有过大的不利的矫治力，不能压迫牙龈等软组织，弓丝末端要进行特别的处理使其不能刺伤口唇等，还要方便口腔医务者或者患者自行挂取牵引的弹性结构。

3. 此种牵引辅弓一般应用在前牙区，是为了稳定前牙区的支抗，通过近中支抗导后牙近中移动改善上下牙的咬合关系，此时辅弓发挥"扁担"效应，能较好地稳定和保护前牙支抗，发挥辅弓的特别效果。

　　牵引辅弓是笔者在正畸临床上常用的一种自制辅弓，其装置与固定矫治器配套使用。牵引辅弓采用直径0.8mm不锈钢丝弯制而成（图5-2-1、图5-2-2）。利用结扎丝将其固位在矫治器的托槽翼及主弓丝上。其体积较粗扩展辅弓小巧，但支抗力值大，具有"扁担功能"效应，能增加前牙支抗、近中移动后牙。其不锈钢丝材质弯制的牵引钩较现有的结扎丝钩、钳夹固定牵引钩或托槽翼焊接牵引钩均粗大、坚固。正畸医生可以依据矫治设计需要变动牵引钩的大小、高低。可以广泛应用与颌内牵引、颌间牵引。

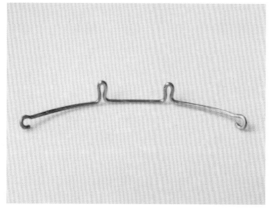

图5-2-1

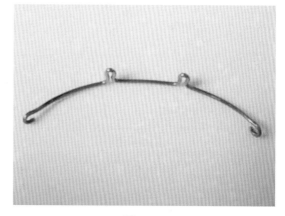

图5-2-2

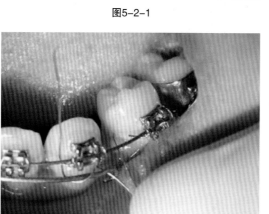

图5-2-3

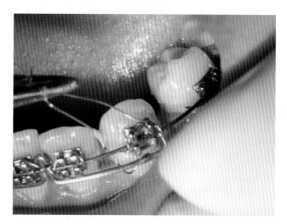

图5-2-4

【操作步骤】

　　1. 前牙牵引辅弓放置于相应牙弓部位龈方，采用0.25mm结扎丝先将其牵引钩端结扎固定在下颌尖牙托槽上，注意结扎丝套住辅弓粗钢丝，从正畸主弓丝下方内侧穿过（图5-2-3），用持针钳夹住结扎丝两末端提起拉紧打结（图5-2-4～图5-2-6）。

　　2. 在中切牙托槽部位用结扎丝套住辅弓粗钢丝打结加强固位，并将结扎丝末端塞入主弓丝下方。前牙牵引辅弓结扎固定后的状况（图5-2-7、图5-2-8）。

　　3. 用橡皮链分别挂在磨牙带环颊面管牵引钩与前牙牵引辅弓的牵引钩上，实施弹力牵引关闭拔牙间隙（图5-2-9、图5-2-10）。

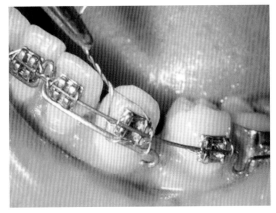

图5-2-5

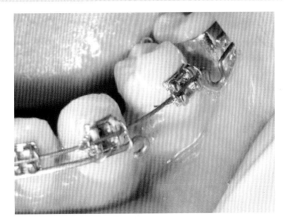

图5-2-6

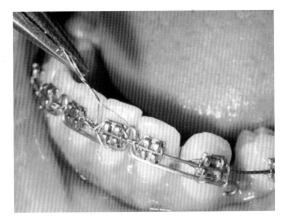

图5-2-7

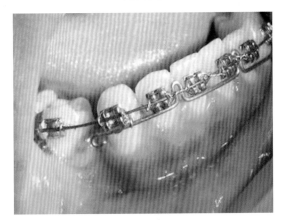

图5-2-8

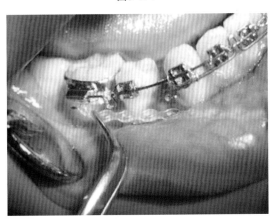

图5-2-9

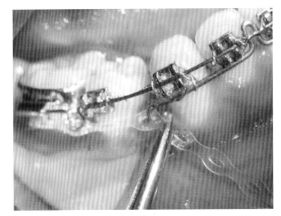

图5-2-10

4. 用1/4in橡皮圈挂Ⅲ类颌间牵引，一端挂在上颌磨牙颊管牵引钩上，另一端挂在下颌前牙牵引辅弓的小钩上（图5-2-11）。

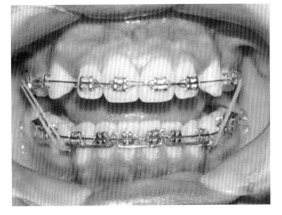

图5-2-11

例1

【临床应用经验】

    这是一个上颌牙弓采用前牙牵引辅弓矫治案例，正畸设计不希望上前牙过度内收，上颌拔牙间隙适当分配给后牙。该患者上后牙与牵引辅弓之间挂了双股橡皮圈做水平牵引，通过扁担弓增加上前牙支抗值，颌间使用了Ⅱ类弹力牵引，加大下颌后牙近中移动比例关闭拔牙间隙调整磨牙关系（图5-3-1～图5-3-6）。

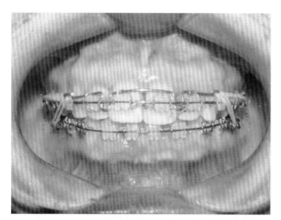

图5-3-1

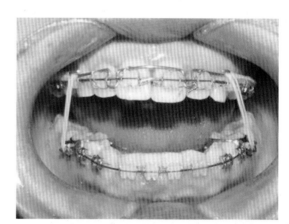

图5-3-2

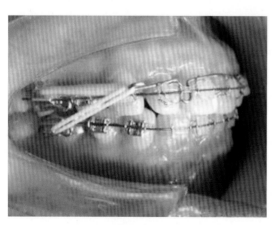

图5-3-3

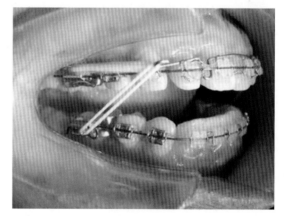

图5-3-4

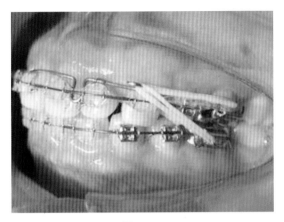
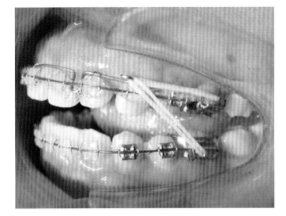

图5-3-5　　　　　　　　　　　　　　　　图5-3-6

例2

【临床应用经验】

这个病例有点儿特别，该患者上颌使用了扁担弓加强上前牙支抗防止过度内收前牙，下颌使用了粗钢丝制作的压低下前牙辅弓（图5-3-7～图5-3-10）。Ⅱ类牵引调整磨牙、尖牙关系的同时压低下前牙打开咬合。

该患者为了下颌压低辅弓，在切牙段设置了一个向下的水平阶梯曲，通过0.25mm结扎丝将其结扎固定在正畸主弓丝上，与Ⅱ类牵引的力系配合，产生一个向下的压入力量。

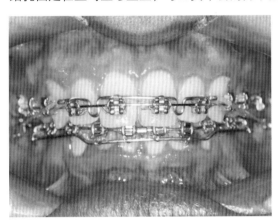
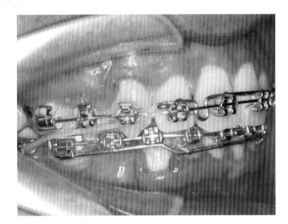

图5-3-7　　　　　　　　　　　　　　　　图5-3-8

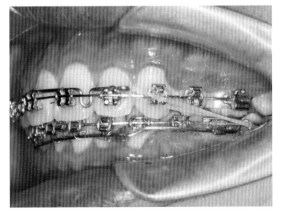
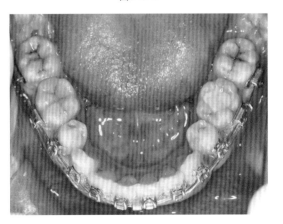

图5-3-9　　　　　　　　　　　　　　　　图5-3-10

Chapter 6 第六章

种植钉磨牙推进器推前技术

第一节
磨牙推进器推前矫治器装配步骤（牙模演示）

【操作步骤】

1. 第一磨牙近中颧突处植入2mm×10mm不锈钢骨钉，作为磨牙推进器的支抗作用力点（图6-1-1）。

2. 上颌第一磨牙装配磨牙带环，其后面附有远中引导杆，前面有磨牙推进器延伸臂，延伸臂上有推进器配套颊面管；第一前磨牙个别带环颊侧焊接有前牙控根移动引导杆，舌侧焊接有舌侧扣（图6-1-2）。

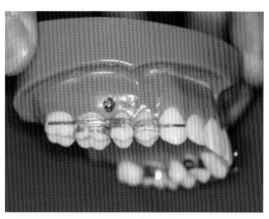

图6-1-1

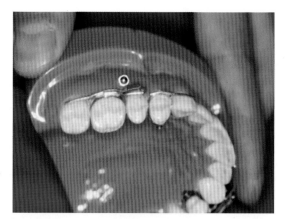

图6-1-2

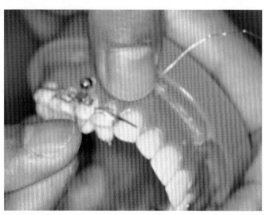

图6-1-3

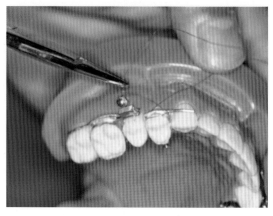

图6-1-4

3. 用一截0.25mm结扎丝，穿过第一前磨牙带环控根移动引导杆远中末端及近中杆下方，朝远中杆末端处缠绕一圈交叉打结，结扎丝末端平行放置于近中前牙区备用（图6-1-3~图6-1-6）。

4. 用0.25mm结扎丝穿过种植钉帽下面的小孔，缠绕种植钉颈部交叉打结直至第一磨牙带环与远中引导杆交接处包绕进去。持针钳拧紧结扎丝，留结扎丝末端约5mm处剪断（图6-1-7~图6-1-12）。

5. 将磨牙推进器插入颊面管，使之靠近牙颈部并与殆平面平行（图6-1-13、图6-1-14）。

6. 然后将备用的一根结扎丝穿过推进器前端牵引圈（图6-1-15、图6-1-16）。

7. 用持针钳夹住穿过牵引圈的结扎丝（图6-1-17）。

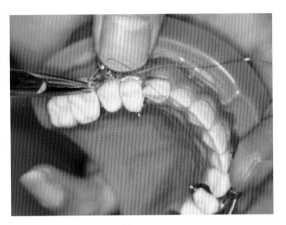

图6-1-5

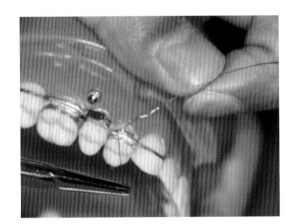

图6-1-6

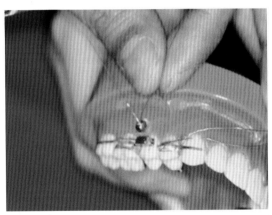

图6-1-7

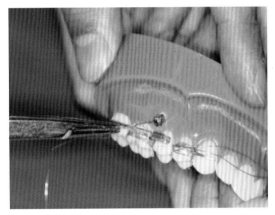

图6-1-8

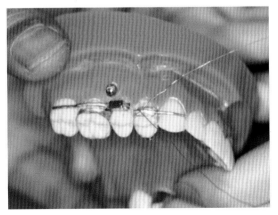

图6-1-9

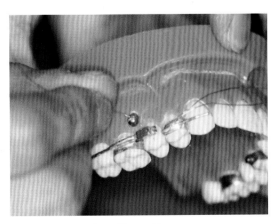

图6-1-10

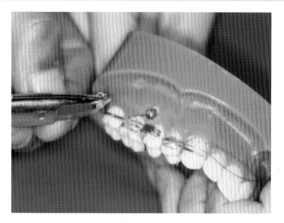

图6-1-11

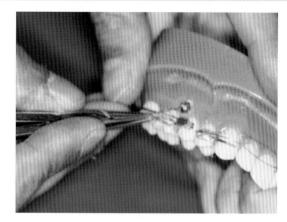

图6-1-12

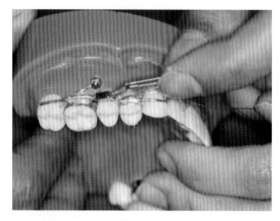

图6-1-13

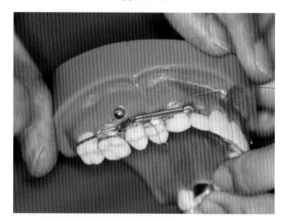

图6-1-14

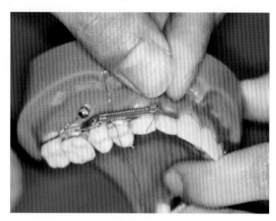

图6-1-15

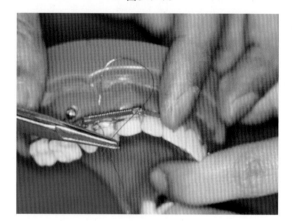

图6-1-16

8. 拉紧结扎丝朝远中压缩推簧，一般情况下，压缩推簧至原长的1/2或2/3即可（图6-1-18、图6-1-19）。

9. 打结拧紧结扎丝，靠近牵引圈预留3mm处剪断（图6-1-20）。

10. 将结扎丝末端塞入推进器滑板内侧（图6-1-21）。

11. 装配完毕的磨牙推进器推前装置（图6-1-22）。

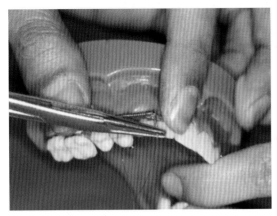

图6-1-17

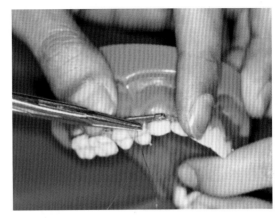

图6-1-18

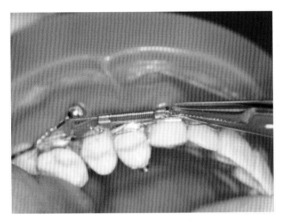

图6-1-19

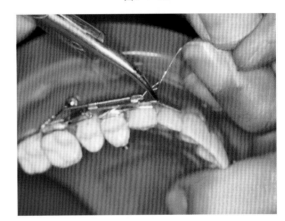

图6-1-20

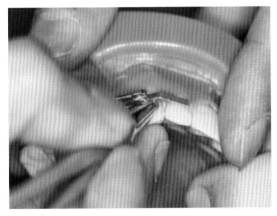

图6-1-21

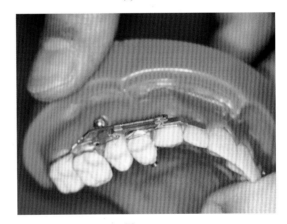

图6-1-22

第二节　种植钉支抗推前磨牙向近中移动技术（临床案例）

【临床应用经验】

1. 原始上颌牙弓（图6-2-1）。

2. 装配磨牙推进器推前装置（图6-2-2）。

3. 该患者这次复诊，除了磨牙推进器常规加力外，笔者还在第一前磨牙带环舌侧焊接了舌侧扣，实施了颌间牵引，辅助推前的矫治进程（图6-2-3）。

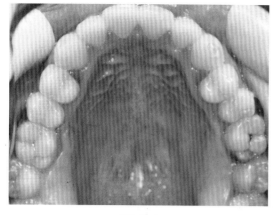

图6-2-1

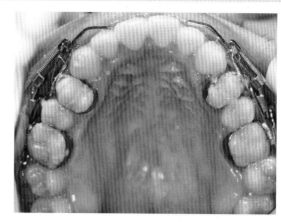

图6-2-2

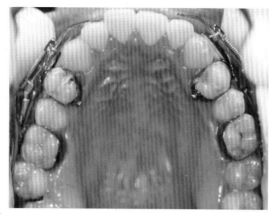

图6-2-3

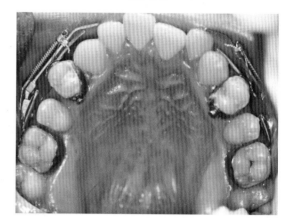

图6-2-4

4. 磨牙推进器推前矫治进程，可见第一、第二前磨牙之间出现较大间隙，前牙段出现拥挤。

注意：磨牙推进器推前达到切牙对刃，即切对切关系即停止施力，进入到下一步的治疗（图6-2-4、图6-2-5）。

5. 拆除磨牙推进器，重新选择磨牙带环做固定式义齿间隙保持器，上颌牙列粘接托槽使用0.014in镍钛圆丝定位管技术排牙（图6-2-6）。

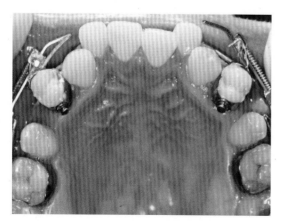

图6-2-5

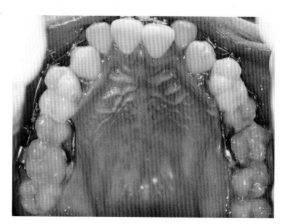

图6-2-6

【磨牙推进器推前矫治覆盖变化】

1. 原始前牙覆盖状况（图6-2-7）。

2. 初装磨牙推进器推前装置，下颌牙列上固定矫治器使用随形弓结扎（图6-2-8）。

3. 磨牙推进器推前矫治过程，注意上颌第一前磨牙舌侧扣与下前牙随形弓竖突及尖牙托槽进行了Ⅲ类颌间牵引（图6-2-9~图6-2-12）。

4. 前牙达到切对切后，即拆除磨牙推进器，使用固定式义齿间隙保持器，上颌牙列粘接托槽使用0.014in或0.012in镍钛圆丝定位管技术排牙（或者镍钛丝使用树脂球定位）（图6-2-13）。

5. 上颌牙列逐渐排齐，建立前牙覆盖关系（图6-2-14）。

6. 该患者矫治前与Ⅱ期矫治阶段左、右侧位牙𬌗像对比（图6-2-15~图6-2-18）。

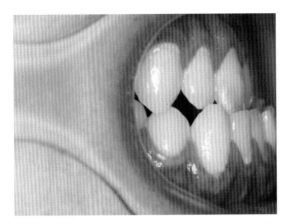

图6-2-7

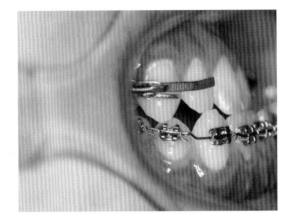

图6-2-8

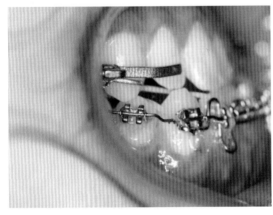

图6-2-9

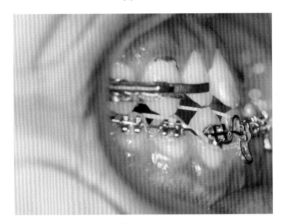

图6-2-10

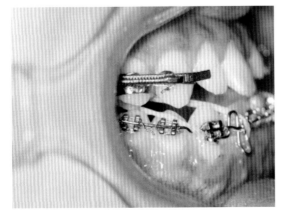

图6-2-11

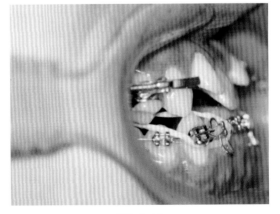

图6-2-12

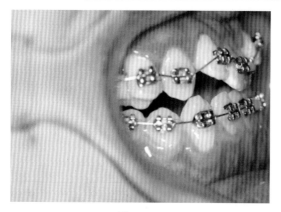

图6-2-13

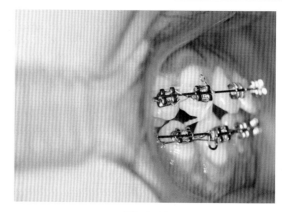

图6-2-14

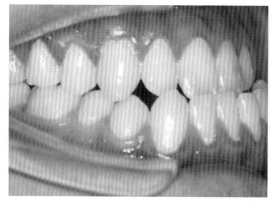

图6-2-15

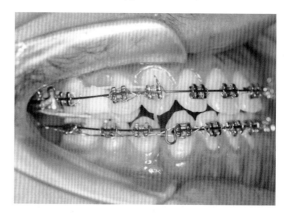

图6-2-16

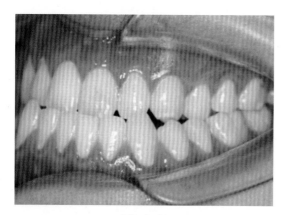

图6-2-17

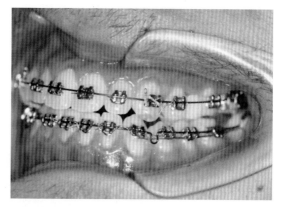

图6-2-18

第三节　单侧磨牙推进器推前矫治反𬌗案例

例1

【临床应用经验】

1. 原始上颌牙弓状况（图6-3-1）。

2. 单侧初装磨牙推进器推前装置（图6-3-2）。

3. 磨牙推进器推前矫治进程，可见第一、第二前磨牙之间出现较大间隙（图6-3-3~图6-3-5）。

4. 拆除磨牙推进器，重新选择磨牙带环做固定式义齿间隙保持器（图6-3-6）。

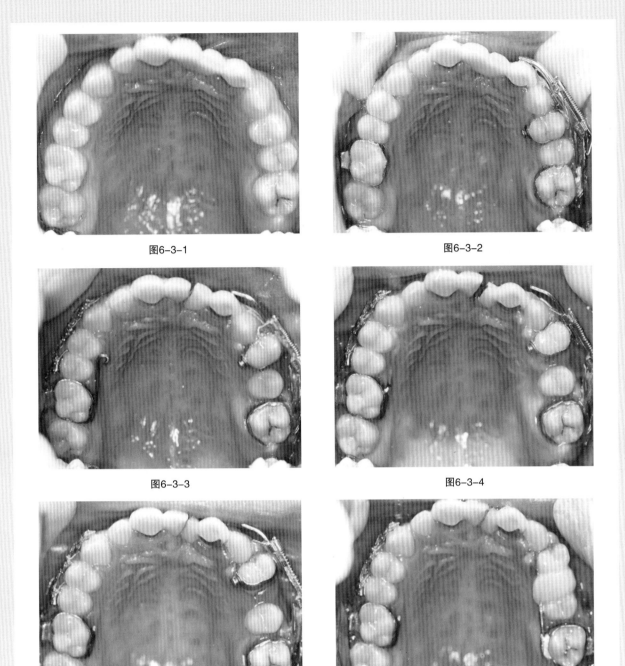

图6-3-1

图6-3-2

图6-3-3

图6-3-4

图6-3-5

图6-3-6

例2

【临床应用经验】

1. 原始口腔牙𬌗像正面观（图6-3-7）。

2. 单侧初装磨牙推进器推前装置，下颌牙列粘接托槽使用随形弓结扎（图6-3-8）。

3. 磨牙推进器推前矫治进程，可见上颌第一前磨牙与下颌前牙进行了Ⅲ类颌间弹力牵引（图6-3-9）。

4. 上前牙唇向移动并与下前牙建立了覆𬌗、覆盖关系（图6-3-10）。

5. 拆除磨牙推进器，上颌牙列粘接托槽使用0.014in镍钛圆丝树脂球排牙（图6-3-11）。

6. 当前牙反𬌗纠正，并建立覆𬌗、覆盖关系后，下颌开始使用0.014in镍钛丝树脂球排牙（图6-3-12）。

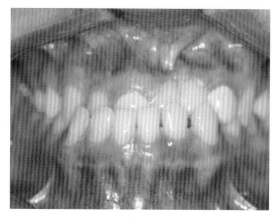

图6-3-7

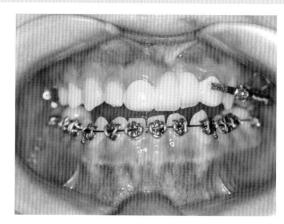

图6-3-8

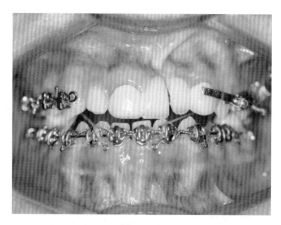

图6-3-9

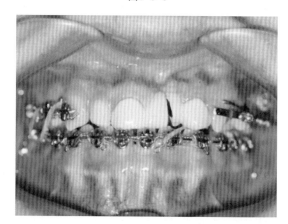

图6-3-10

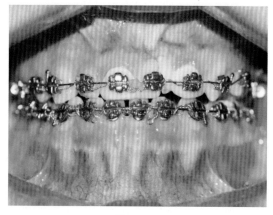

图6-3-11

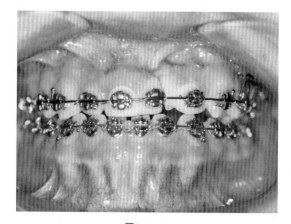

图6-3-12

第四节　介绍一种粘接式磨牙推进器装置方法

简介：该磨牙推进器方法可省略带环，不需要分牙，比较舒适。一次就诊就可以把推进器安装好并加力，减少患者就诊次数，方便。需要用到的器械：磨牙推进器套装、种植钉、托槽、粘接剂及金属界面粘接处理剂。

【基本操作步骤】

1. 打磨推进器颊面管底部，使其粗糙利于粘接（后期产品改成金属网底会更好）（图

6-4-1）。

2. 处理金属粘接界面（涂布均匀后轻吹）。

3. 涂液体粘接剂，轻吹后光固化，牙面用磷酸酸蚀后涂布液体粘接剂光固化，准备粘接。

粘接树脂1∶1调拌涂布于颊面管（图6-4-2），就位光固化粘接后上推进器（推前病例需要种植钉与后牙结扎），推簧压缩后与第一前磨牙结扎（图6-4-3~图6-4-6）。

磨牙推进器推前矫治1个半月，前磨牙段朝近中移动，前牙出现拥挤，双侧4、5之间已出现间隙（图6-4-7、图6-4-8）。

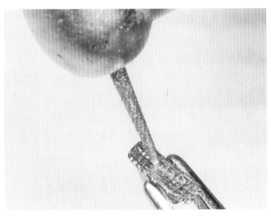
图6-4-1

图6-4-2

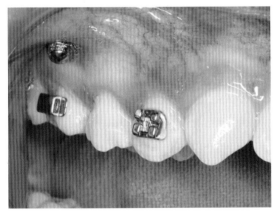
图6-4-3

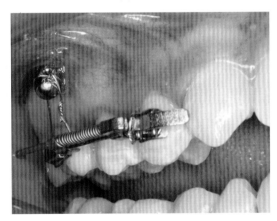
图6-4-4

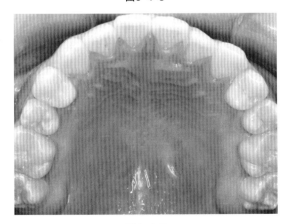
图6-4-5

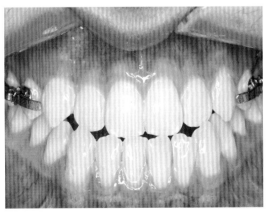
图6-4-6

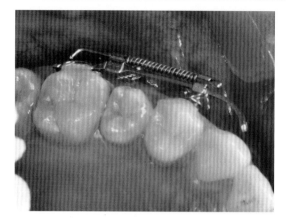

图6-4-7

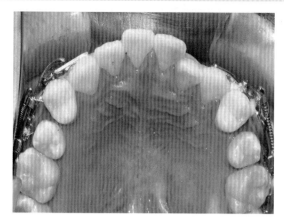

图6-4-8

Chapter 7 第七章

种植钉磨牙推进器推后技术

　　磨牙推进器原名推磨牙向后矫治器（2001年获国家专利【专利号：ZL99256789.0】），系笔者设计的一种矫治装置，广泛应用于口腔正畸临床，最初用于治疗安氏Ⅱ类错𬌗畸形不拔牙矫治病例，是一种非依赖性矫治器。

　　采用该矫治器可使上颌磨牙平稳地向远中移动，利用其开拓出来的间隙，调整磨牙关系，解除牙列拥挤、内收前突的牙弓等，达到不拔牙矫治错𬌗畸形的目的，使患者获得和谐的容貌、稳定的咬合关系以及排列整齐的牙齿。推磨牙向后矫治器既可用于推双侧磨牙向远中移动，又可推单侧磨牙向远中移动；既可用于恒牙初期的儿童患者，也可用于成人患者；既可推2颗磨牙向后，也可推4颗磨牙向后（指双侧），是一种高效能、新型的实用型推磨牙向后矫治装置。该项成果通过鉴定并获2001年度武汉市科技进步奖三等奖。近年来笔者对其功能进行了重大改进，通过改变其支抗设计，将置于前腭部的Nance托变更为磨牙区的后腭弓，使支抗装置安放的位置前后颠倒过来，支抗作用力点前后方位发生了巨大改变，磨牙推进器的固位仍然依附于磨牙带环上（但其颊面管的位置向近中扩展了一个前磨牙牙位，即磨牙带环近中的颊侧面上附加了延伸固位臂），牵引结扎丝仍然按原来推磨牙向远中治疗者的操作方式压缩推进器上的推簧，通过压缩弹簧的回张力释放的矫治力系统移动牙齿，把原来推磨牙向后的负移动改造为推前磨牙向近中矫治所需要的主要移动。用其推前磨牙段向近中移动延长前段牙弓，矫治安氏骨性Ⅲ类错𬌗畸形（2006年11月新的矫治装置设计"推前牙向近中移动矫治器"已获国家专利【专利号：200520098491.4】，磨牙推进器是其中主要功能部件之一）。这样一来，磨牙推进器应用范围扩大，就像火车头在铁轨上行驶，既可顺着轨道朝前方开，也可沿着轨道倒着向后方退；磨牙推进器不但可向后推磨牙远移扩展后牙弓，还可向前推前磨牙段向近中移动扩展前牙弓，因其依附磨牙带环上的推进器颊面管就位，故更改现在的名称为磨牙推进器。

【磨牙推进器组图】（图7-1-1～图7-1-4）

推磨牙向后矫治器主要由联合腭托装置、推进器（推磨牙向后力源装置）、配套带环组成

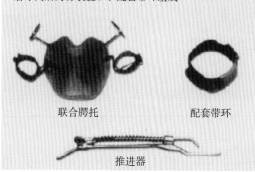

联合腭托　　　　　配套带环

推进器

图7-1-1

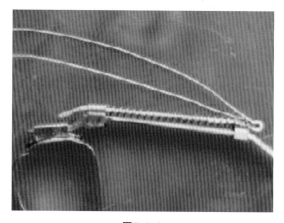

图7-1-2

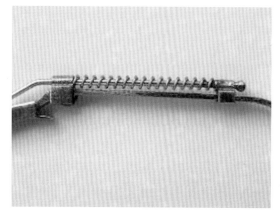

图7-1-3

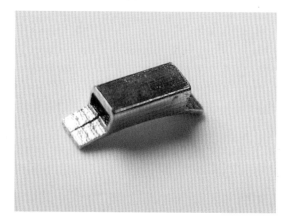

图7-1-4

【联合腭托应用示例】

对称腭托用于双侧推磨牙向后（图7-1-5、图7-1-6）。

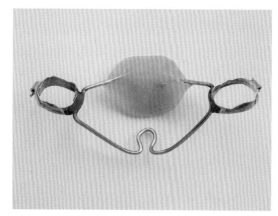

图7-1-5

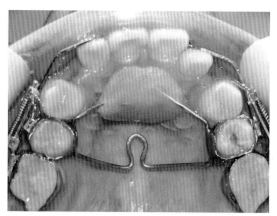

图7-1-6

不对称腭托用于单侧推磨牙向后（图7-1-7、图7-1-8）。

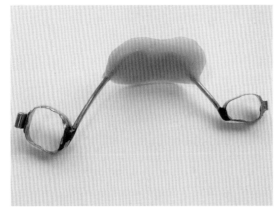

图7-1-7

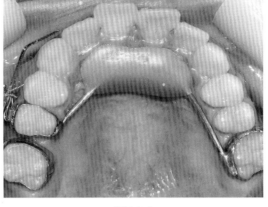

图7-1-8

随着科学技术的进步，种植钉支抗技术在正畸临床上的普及与日益开展，我们又将磨牙推进器的支抗装置进行了重大革新，采用种植钉作为磨牙推进器的支抗装置，于是产生了第三代种植钉磨牙推进器矫治技术。其中又可分为种植钉磨牙推进器推前技术（矫治Ⅲ类骨性错𬌗畸形与偏颌畸形），种植钉磨牙推进器推后技术（矫治Ⅱ类错𬌗畸形正畸不当失败病例以及二次复杂错𬌗畸形病例），本章主要讨论种植钉磨牙推进器推后技术。

第二节　种植钉磨牙推进器推后技术

先让我们看一个二次矫治病例，这是一个女性成人患者，来我院就诊时年龄23岁。

看看她的牙齿覆盖变化情况（图7-2-1～图7-2-14）：

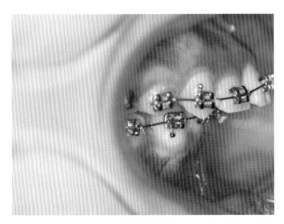

图7-2-1

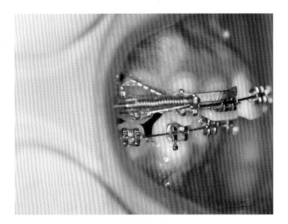

图7-2-2

这是我院接诊遇到的一个二次（已经拔除了4颗第一前磨牙）正畸病例，女性成人错𬌗畸形患者。经测量，她的前牙深覆盖达到12mm，患者不愿接受正颌外科手术治疗。该患者使用磨牙推进器推后矫治进展的照片（图7-2-3），很显然，前牙深覆盖获得了极大改善。

传统的推磨牙向后矫治技术理念，使用颌内支抗（Nance托、联合腭托等），对于深覆盖的患者是不赞成使用的，甚至是禁忌使用的。因为推磨牙向后的反作用力会使原本已经覆盖过大的前牙更加前突，使前牙覆盖状况更加糟糕。

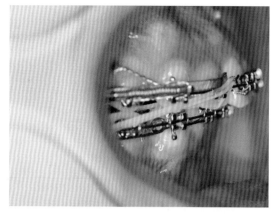

图7-2-3

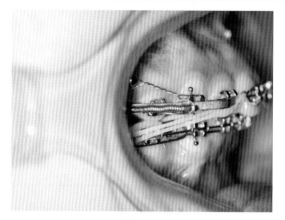

图7-2-4

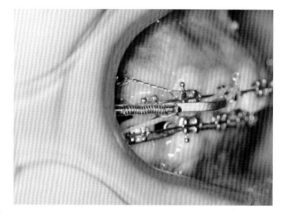

图7-2-5

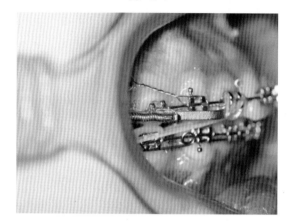

图7-2-6

　　然而这个病例如此严重的深覆盖采用推磨牙向后技术治疗，不但前牙覆盖没有增加，我们看到的事实是前牙覆盖随着矫治的进程在逐渐地减小，这就是种植钉磨牙推进器技术的神奇之处。

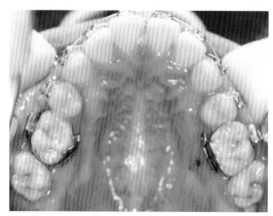

图7-2-7

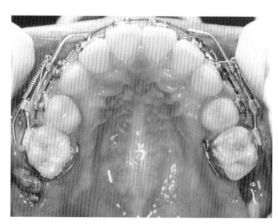

图7-2-8

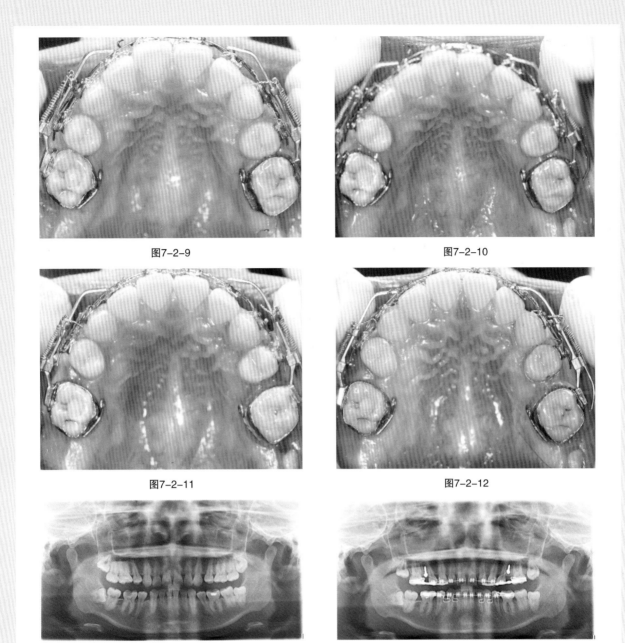

图7-2-9   图7-2-10

图7-2-11   图7-2-12

图7-2-13   图7-2-14

【该患者拆除磨牙推进器后的二期治疗】（图7-2-15 ~ 图7-2-20）

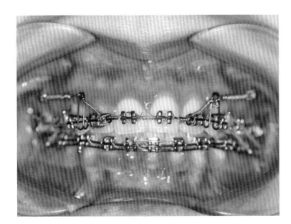

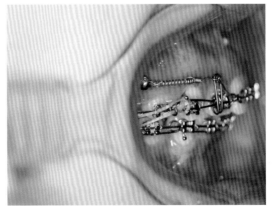

图7-2-15   图7-2-16

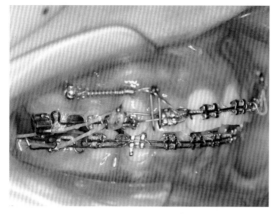

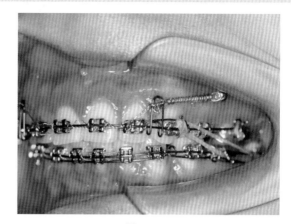

图7-2-17　　　　　　　　　　　　　　　　图7-2-18

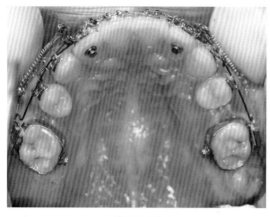

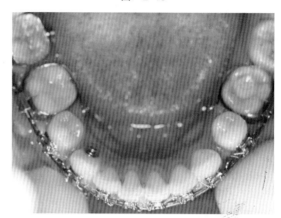

图7-2-19　　　　　　　　　　　　　　　　图7-2-20

　　目前该患者的正畸治疗尚在进行中，很明显，她的深覆盖、深覆𬌗经过阶段治疗已经获得很大程度的改善。

【临床应用经验】

　　该患者二期治疗正畸主弓丝采用0.018in澳丝弯制，紧抵磨牙颊面管设置了停止曲，防止磨牙近中移动。颧突种植钉挂镍钛拉簧至侧切牙牵引钩（"小蜜蜂"附件），拉上前牙远中移动。这种朝远中方向的矫治力量也有防止磨牙近中回弹的功效。下颌使用0.018in澳丝弯制，正畸主弓丝加蛤蟆弓打开咬合；两侧67与上颌尖牙托槽牵引钩之间挂1/4in橡皮圈做Ⅱ类颌间弹力牵引，这些措施的综合应用在于使推磨牙向后获得的间隙，主要为内收上颌前突的牙弓所利用，从而获得前牙覆盖减小、深覆𬌗咬合打开，磨牙关系由远中变为中性关系，取得较好的矫治效果。

【推磨牙向远中移动二期治疗基本步骤】

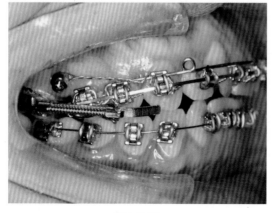

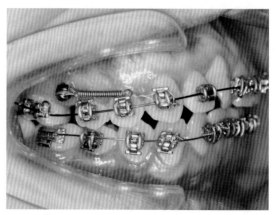

图7-2-21　　　　　　　　　　　　　　　　图7-2-22

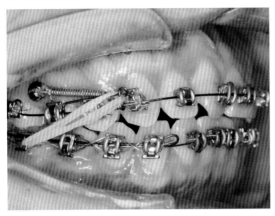

图7-2-23

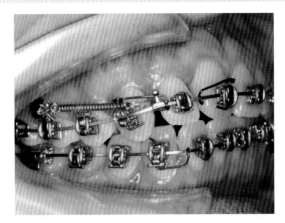

图7-2-24

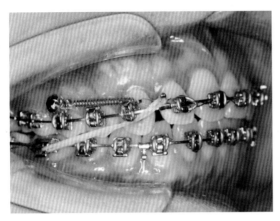

图7-2-25

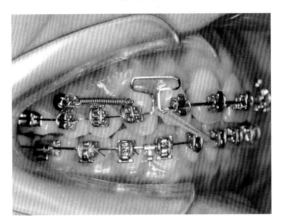

图7-2-26

　　这是一个使用活动翼托槽、种植钉支抗推磨牙向后矫治病例。

　　1. 种植钉磨牙推进器推后达到预期目标（图7-2-21）。

　　2. 该患者使用0.018in澳丝弯制正畸主弓丝，在上颌第一磨牙颊面管前弯制停止曲（紧抵颊管），防止磨牙近中移动，种植钉挂镍钛螺旋拉簧至尖牙托槽，拉尖牙远中移动（图7-2-22）。

　　3. 在种植钉拉尖牙远移同时使用滑动架，挂橡皮圈Ⅱ类颌间牵引拉前磨牙远中移动（图7-2-23）。

　　4. 上颌第一、第二前磨牙远移到位后，上下颌更换扁丝在侧切牙远中置钳夹固定式牵引钩，挂镍钛螺旋拉簧至颧突处种植钉，内收前牙弓（图7-2-24）。

　　5. 上下颌更换0.017in×0.025in不锈钢方丝，侧切牙远中置钳夹固定式牵引钩，挂3/16in橡皮圈Ⅱ类牵引（图7-2-25）。

　　6. 前磨牙、尖牙已经远移到位（尖牙达到中性关系），更换不锈钢方丝在上颌侧切牙远中弯制T形曲，挂橡皮圈调整中线（图7-2-26）。

　　【二期治疗临床经验】

　　种植钉磨牙推进器推后技术的二期治疗也不同于传统支抗磨牙推进器技术，不需要即刻使用Nance托维持磨牙远移间隙。笔者采用较粗澳丝紧抵磨牙颊面管设置停止曲，防止已经远移的磨牙近中移动。另外颧突钉挂镍钛螺旋拉簧至尖牙托槽，实施拉尖牙远中移动，其拉尖牙远移的力量也有阻止磨牙近中回复的力量。使用滑动架同时拉前磨牙远中移动可以缩短疗程，是个好办法。

【操作步骤】

1. 在颧突种植钉的钉帽的小孔中穿入一根0.25mm的结扎丝（图7-3-1、图7-3-2）。

2. 结扎丝绕钉帽颈部一圈后打结（图7-3-3、图7-3-4）。

3. 双股结扎丝打结至尖牙托槽远中约2mm处停，结扎丝末端穿过正畸主弓丝下方围绕尖牙托槽翼沟拧紧打结（图7-3-5~图7-3-9）。

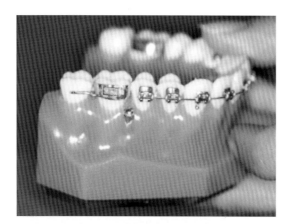

图7-3-1

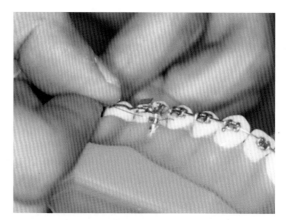

图7-3-2

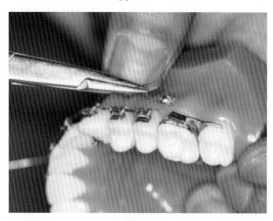

图7-3-3

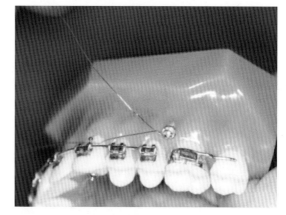

图7-3-4

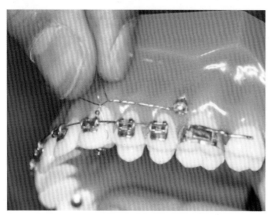

图7-3-5

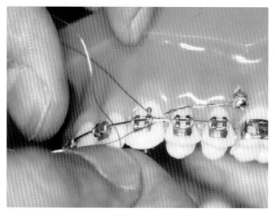

图7-3-6

4. 结扎丝继续打结至侧切牙托槽约2mm处停止（图7-3-10）。

5. 结扎丝末端穿过正畸主弓丝下方围绕侧切牙托槽翼沟，用持针钳夹住结扎丝拧紧打结（图7-3-11、图7-3-12）。

6. 剪断多余结扎丝，将其末端塞入主弓丝下方（图7-3-13、图7-3-14）。

7. 用一根0.25mm结扎丝穿过主弓丝围绕第二前磨牙托槽朝远中打结，并返折向近中（图7-3-15~图7-3-17）。

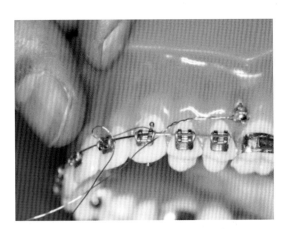

图7-3-7

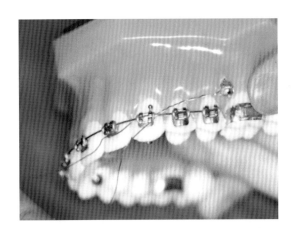

图7-3-8

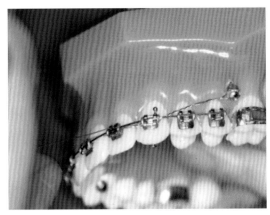

图7-3-9

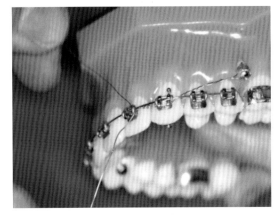

图7-3-10

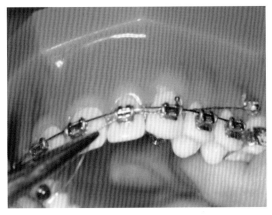

图7-3-11

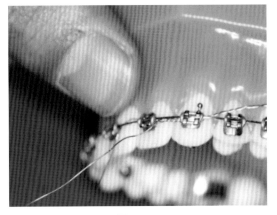

图7-3-12

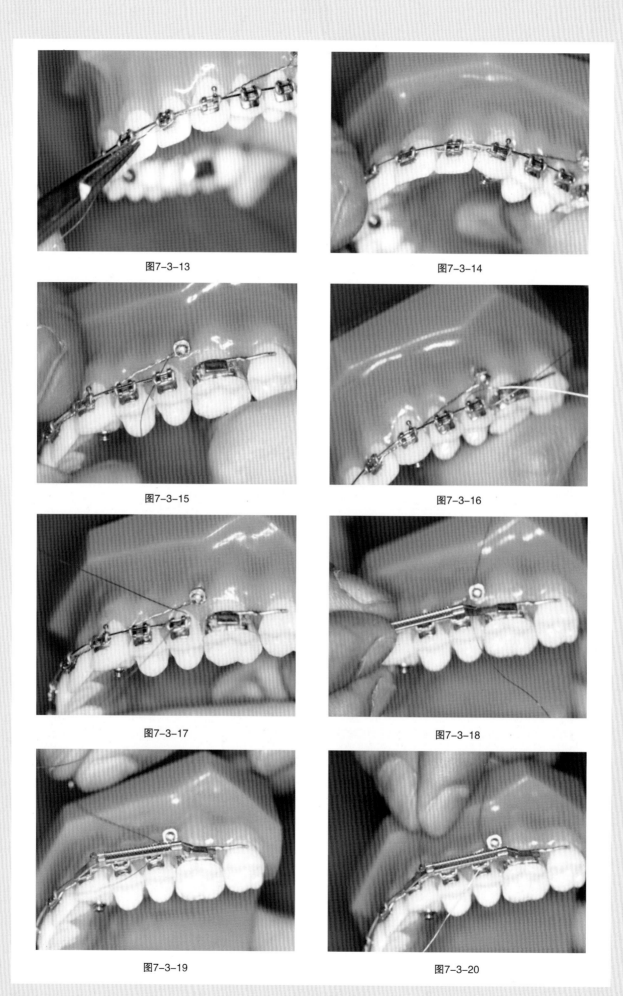

图7-3-13

图7-3-14

图7-3-15

图7-3-16

图7-3-17

图7-3-18

图7-3-19

图7-3-20

8. 磨牙带环上的专用颊面管插上磨牙推进器（图7-3-18、图7-3-19）。

9. 结扎丝从推进器近中穿过牵引圈（图7-3-20、图7-3-21）。

10. 然后用持针钳将两根结扎丝夹住，左手压缩推进器弹簧，右手持钳拧紧打结（图7-3-22）。

11. 一般情况下，压缩推进器弹簧的1/2即可，若实施推第一、第二磨牙向后的病例，则压缩推簧力量大一些，比如压缩弹簧原长的2/3（图7-3-23）。

12. 预留结扎丝3mm处剪断，将其末端塞入推进器滑板下方（图7-3-24、图7-3-25）。

13. 装配完毕的种植钉磨牙推进器推后装置状况（图7-3-26）。

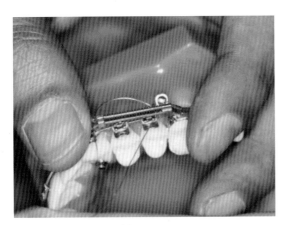

图7-3-21

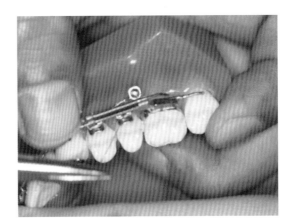

图7-3-22

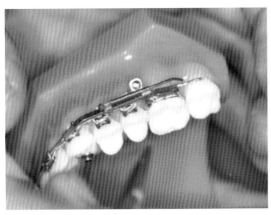

图7-3-23

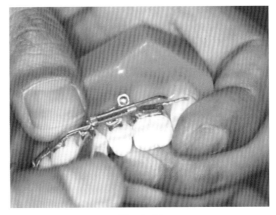

图7-3-24

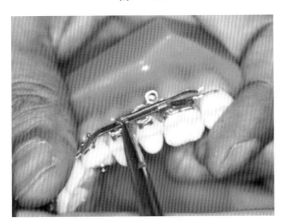

图7-3-25

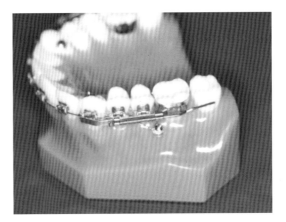

图7-3-26

一、矫治前（2012-03-11）（图7-4-1~图7-4-12）

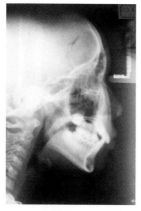

图7-4-1

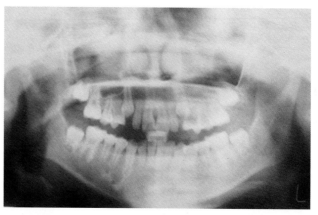

图7-4-2

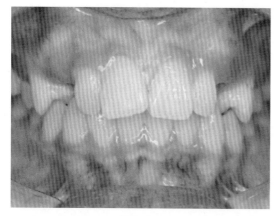

图7-4-3

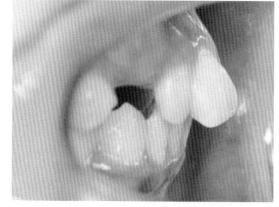

图7-4-4

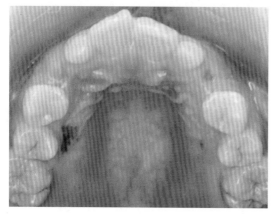

图7-4-5

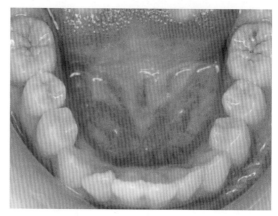

图7-4-6

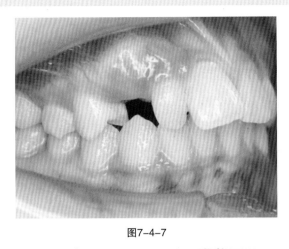

图7-4-7

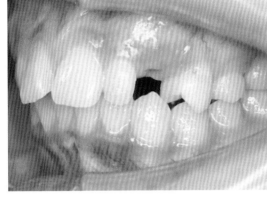

图7-4-8

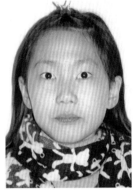

图7-4-9

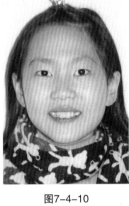

图7-4-10

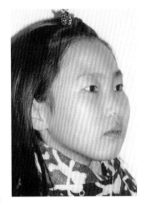

图7-4-11

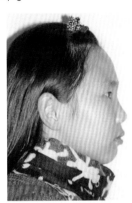

图7-4-12

二、安放种植钉磨牙推进器推后装置（2012-03-17）（图7-4-13～图7-4-17）

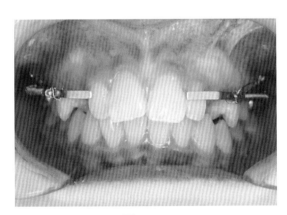

图7-4-13

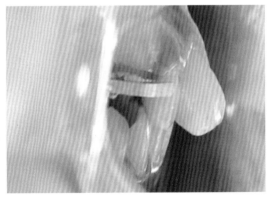

图7-4-14

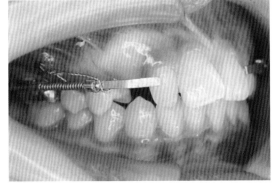

图7-4-15

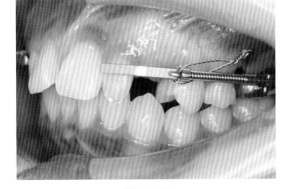

图7-4-16

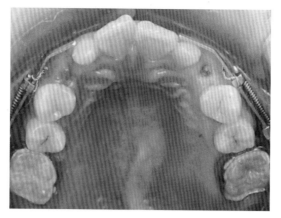

图7-4-17

三、磨牙推进器矫治阶段1（2012-07-07）（图7-4-18～图7-4-24）

图7-4-18　　　　　　　图7-4-19　　　　　　　图7-4-20　　　　　　　图7-4-21

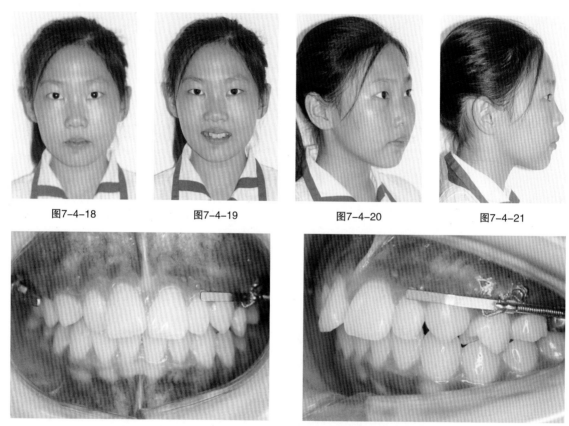

图7-4-22　　　　　　　　　　　　　　　　図7-4-23

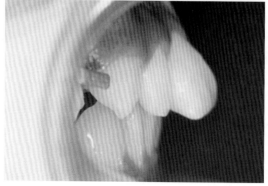

图7-4-24

四、磨牙推进器矫治阶段2（2012-09-30）（图7-4-25～图7-4-30）

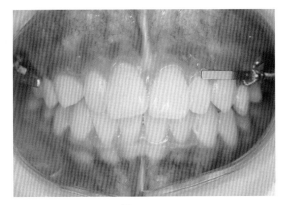

图7-4-25

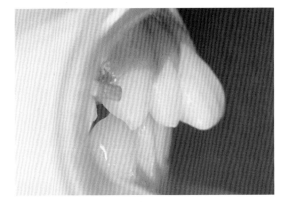

图7-4-26

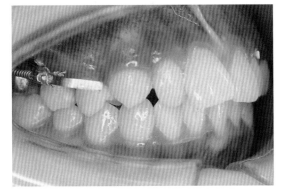

图7-4-27

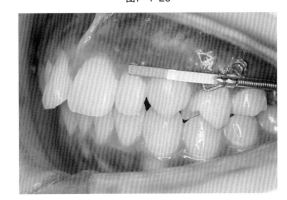

图7-4-28

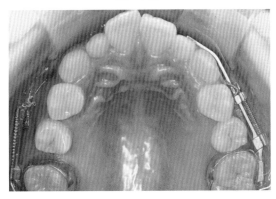

图7-4-29

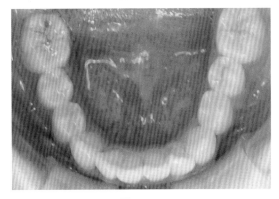

图7-4-30

五、2期活动翼矫治阶段（2012-11-17）（图7-4-31～图7-4-40）

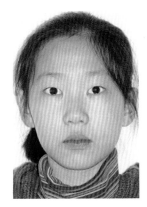

图7-4-31

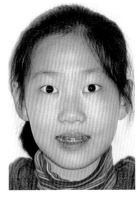

图7-4-32

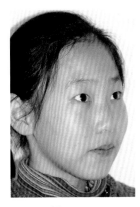

图7-4-33

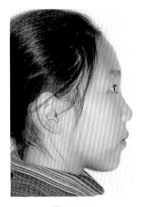

图7-4-34

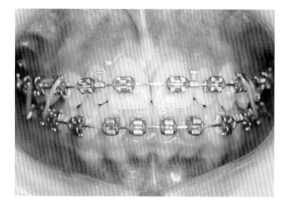

图7-4-35

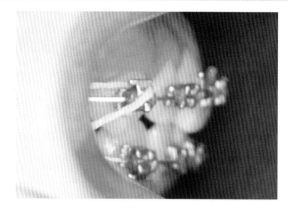

图7-4-36

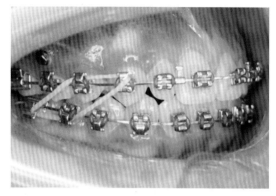

图7-4-37

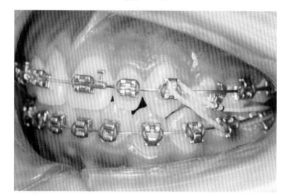

图7-4-38

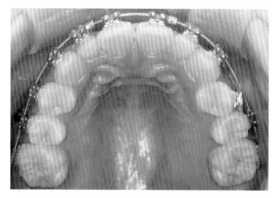

图7-4-39

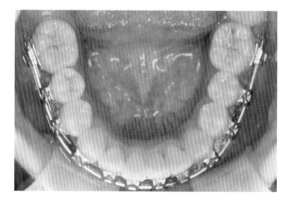

图7-4-40

六、矫治结束（2013-01-29）（图7-4-41～图7-4-53）

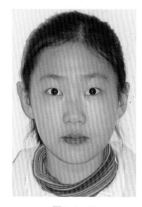

图7-4-41

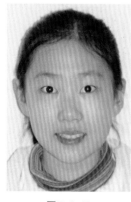

图7-4-42

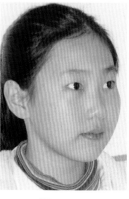

图7-4-43

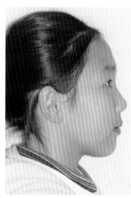

图7-4-44

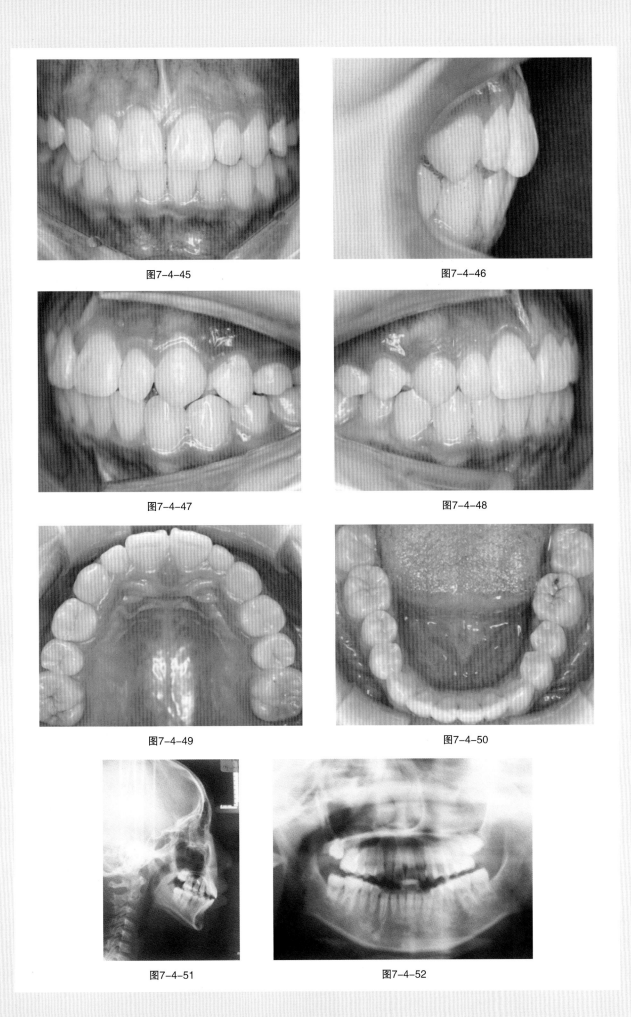

图7-4-45

图7-4-46

图7-4-47

图7-4-48

图7-4-49

图7-4-50

图7-4-51

图7-4-52

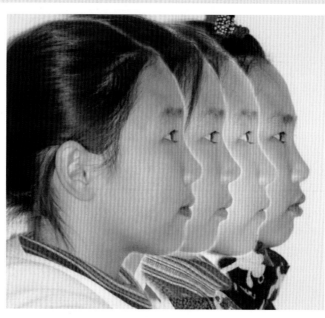

图7-4-53

患者：李某，女性，12岁。

检查：直面型，上下嘴唇较厚，上牙弓前突，6|6，尖对尖，Ⅱ类关系；3|3阻生，2|2过小牙，间隙小，个别牙扭转。

诊断：安氏Ⅱ类1分类错𬌗，上颌3|3阻生。

【矫治设计】

1. 不拔牙矫治，活动翼矫治器。

2. 种植钉支抗推磨牙向远中，拓展间隙。

3. 3|3开展间隙，助萌纳入牙弓。

4. 内收上前牙，建立前牙正常覆𬌗、覆盖关系。

5. 调整上下颌后牙咬合关系。

6. 口内固定保持3个月，转为活动保持。

【矫治进程】

矫治2个多月，3|3正常萌出，6|6近中看不到间隙，但3|3已有间隙萌出，上颌左右侧推进器加力。

矫治5个月，粘上下颌活动翼托槽，2个月换0.022in×0.017in不锈钢丝做四边形Ⅱ类颌间弹力牵引，使用3/16in橡皮圈，调整上下颌咬合关系。

矫治8个月，口内固定保持两个多月稳定，后牙咬合关系正常，前牙覆𬌗、覆盖正常，前牙轴倾度正常，软组织外貌前突改善明显。

【临床应用经验】

应用种植钉磨牙推进器推后技术，矫治安氏Ⅱ类错𬌗，方便、快捷、效率高、减少疗程。在替牙期使用推磨牙向远中是最佳时期，特别是第二磨牙尚未萌出，或萌出未建𬌗，第三磨牙缺失的患者，推磨牙向后阻力小，容易获得成功。

Chapter 8 第八章

烤瓷全冠钢冠托槽粘接技术

烤瓷牙表面粘接托槽步骤

一、烤瓷全冠牙模粘接托槽操作步骤

【操作步骤】

1. 使用金刚砂车针打磨烤瓷牙唇面，注意其范围稍稍大于粘接托槽即可（图8-1-1）。

2. 打磨后的烤瓷牙唇面的地方，显现出比较粗糙的牙面状况（图8-1-2）。

3. 使用氢氟酸凝胶酸蚀烤瓷牙经打磨过的唇面90s（图8-1-3、图8-1-4）。

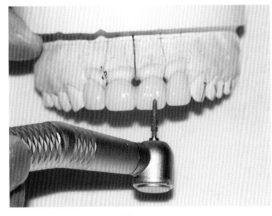

图8-1-1

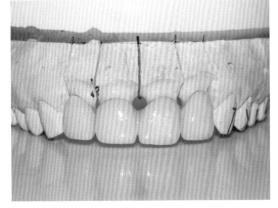

图8-1-2

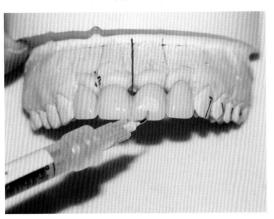

图8-1-3

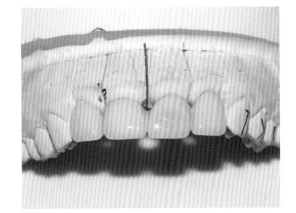

图8-1-4

4. 氢氟酸凝胶（图8-1-5）。

5. 由于氢氟酸有强腐蚀性，在口内操作时必须防止弄到黏膜和皮肤上，可用干棉球擦干净（图8-1-6、图8-1-7）。

6. 用水枪冲洗牙面后，气枪吹干（图8-1-8）。

7. 烤瓷牙唇面经上述处理后的牙面状况（图8-1-9）。

8. 蘸Monobond Plus处理液，涂抹烤瓷牙唇面处理60s；也可用气枪轻轻吹，使其均匀涂布于牙面（图8-1-10）。

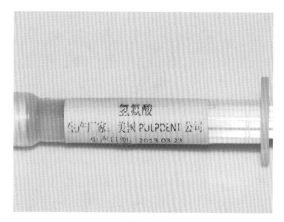

图8-1-5

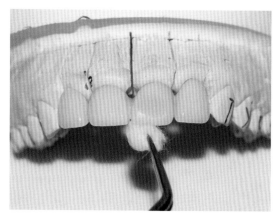

图8-1-6

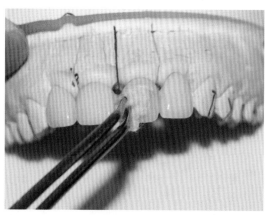

图8-1-7

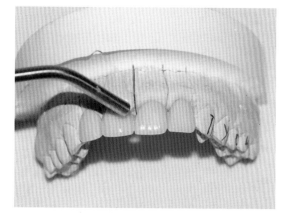

图8-1-8

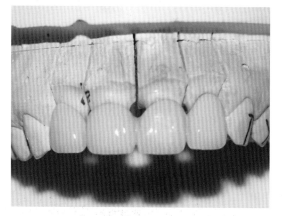

图8-1-9

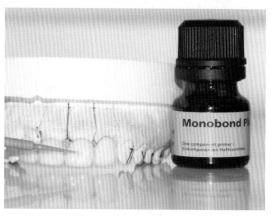

图8-1-10

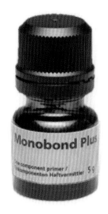

图8-1-11

【Monobond Plus 通用修复体处理剂】

Monobond Plus 是一种通用的单组分粘接剂处理液，增强树脂水门汀与各种间接修复体（玻璃陶瓷、氧化物陶瓷、金属、纤维桩）表面的粘接强度（图8-1-11）。

9. 涂布树脂粘接剂光照20s，常规光固化树脂粘接剂即可（图8-1-12、图8-1-13）。

10. 在烤瓷牙唇面涂布粘接树脂（图8-1-14、图8-1-15）。

11. 托槽就位后，及时清除周边多余树脂，托槽龈方和切端各用光固化灯光照20s（图8-1-16、图8-1-17）。

12. 烤瓷牙托槽粘接完毕的状况（图8-1-18）。

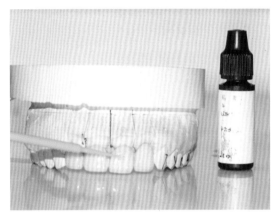

图8-1-12

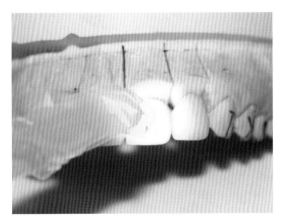

图8-1-13

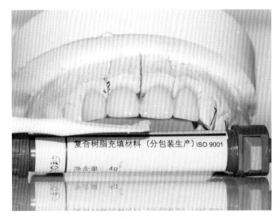

图8-1-14

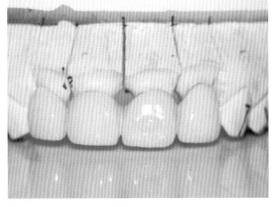

图8-1-15

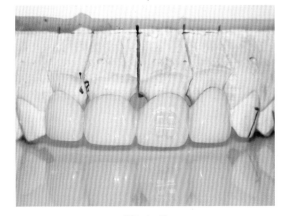

图8-1-16

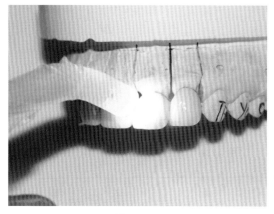

图8-1-17

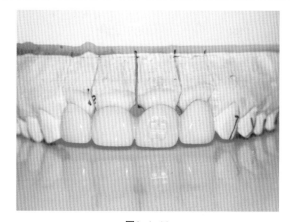

图8-1-18

二、临床操作步骤

例1

【操作步骤】

1. 使用金刚砂车针打磨烤瓷牙唇面（图8-1-19）。

2. 氢氟酸酸蚀90s（图8-1-20）。

3. 用干棉球擦净氢氟酸，注意不要弄到其他地方（图8-1-21）。

4. 酸蚀冲洗吹干后烤瓷牙唇面状况（图8-1-22）。

5. 在烤瓷牙表面涂布修复体处理剂（轻轻吹匀），然后涂布粘接剂（图8-1-23）。

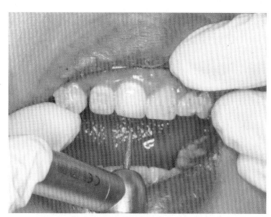

图8-1-19

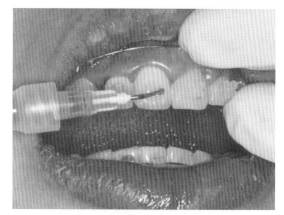

图8-1-20

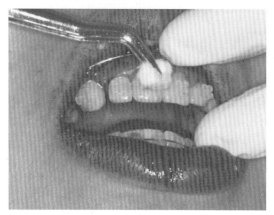

图8-1-21

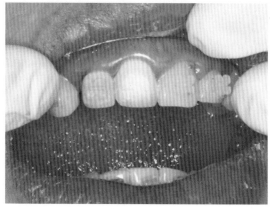

图8-1-22

6. 光固化灯照20s（图8-1-24）。

7. 烤瓷牙唇面放置粘接树脂（图8-1-25）。

8. 置放陶瓷托槽于烤瓷牙表面（图8-1-26）。

9. 托槽正确就位后，用光固化灯照40s（图8-1-27）。

10. 烤瓷牙粘接托槽弓丝结扎后的状况（图8-1-28）。

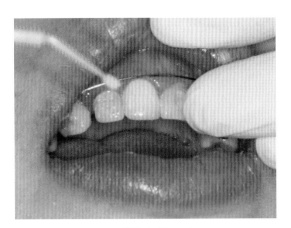

图8-1-23

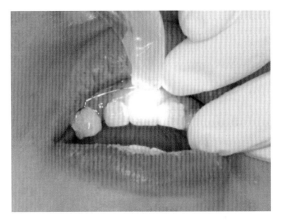

图8-1-24

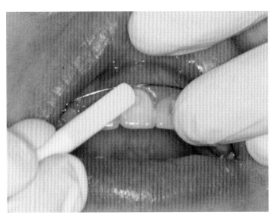

图8-1-25

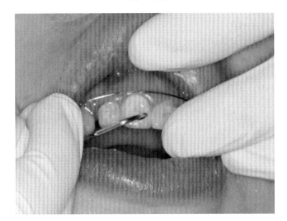

图8-1-26

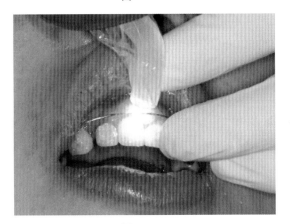

图8-1-27

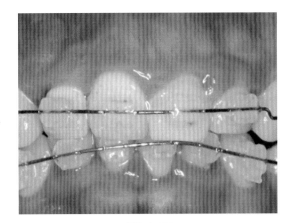

图8-1-28

例2

【操作步骤】

1. 氢氟酸凝胶（图8-1-29）。

2. 金刚砂车针打磨下颌第一磨牙烤瓷全冠颊面（图8-1-30）。

3. 烤瓷全冠打磨面涂抹氢氟酸凝胶（图8-1-31）。

4. 用干棉球蘸干氢氟酸（图8-1-32）。

5. 冲洗吹干烤瓷全冠酸蚀表面（图8-1-33~图8-1-34）。

6. 烤瓷全冠酸蚀表面涂布树脂粘接剂光照20s（图8-1-35~图8-1-37）。

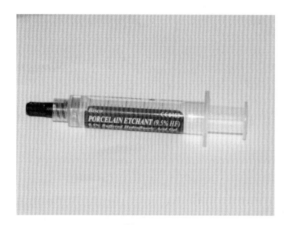

图8-1-29

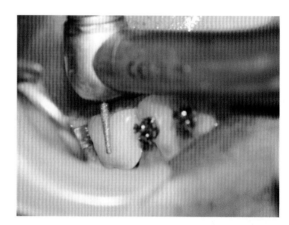

图8-1-30

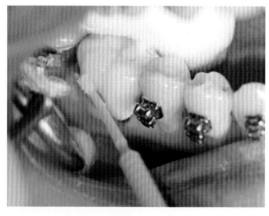

图8-1-31

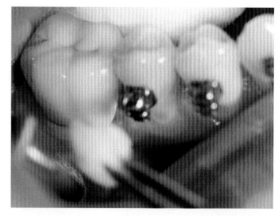

图8-1-32

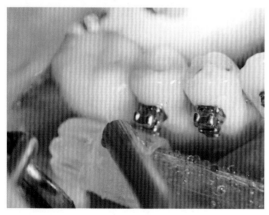

图8-1-33

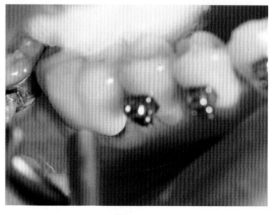

图8-1-34

7. 磨牙托槽网底堆放粘接树脂，然后置于烤瓷全冠颊面，及时清除托槽周边多余树脂，托槽龈方和切端各用光固化灯光照20s（图8-1-38~图8-1-40）。

8. 烤瓷牙粘接磨牙托槽光固化后的状况（图8-1-41）。

9. 烤瓷牙粘接磨牙托槽弓丝结扎后的状况（图8-1-42）。

注：例2与例1烤瓷牙表面粘接托槽在处理步骤上略有不同，例2没有使用Monobond Plus通用修复体处理剂，其他操作步骤相同，两者临床应用粘接效果没有差别。

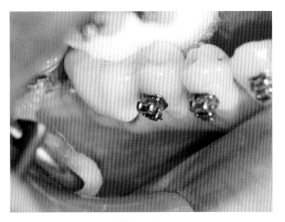

图8-1-35

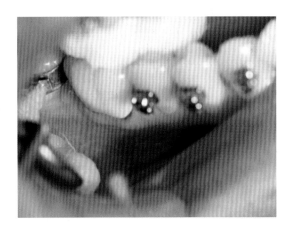

图8-1-36

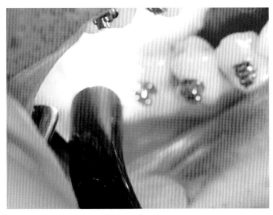

图8-1-37

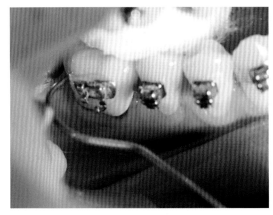

图8-1-38

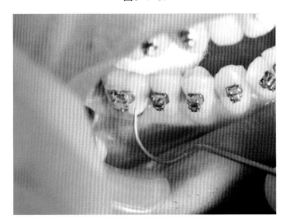

图8-1-39

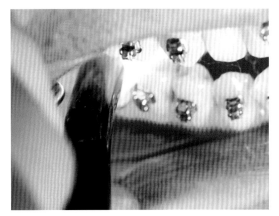

图8-1-40

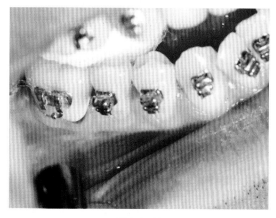

图8-1-41

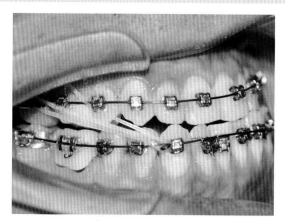

图8-1-42

第二节　金属全冠（钢冠）粘接颊面管

【金属全冠（钢冠）上粘接托槽操作步骤】

1. 金刚砂车针打磨上颌第一磨牙金属全冠颊面（图8-2-1、图8-2-2）。

2. 打磨后的金属全冠牙颊面的地方，显现出比较粗糙的牙面状况（图8-2-3）。

3. 蘸Monobond Plus处理液，涂抹烤瓷牙唇面处理60s；也可用气枪轻轻吹，使其均匀涂布于牙面（图8-2-4）。

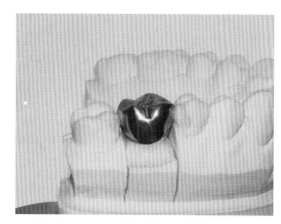

图8-2-1

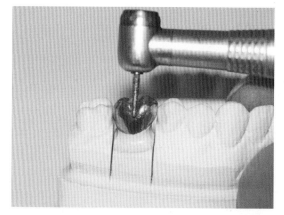

图8-2-2

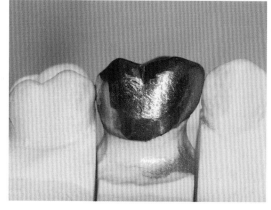

图8-2-3

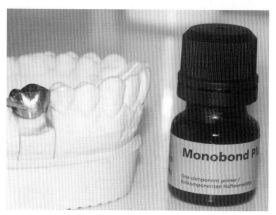

图8-2-4

4. 涂布可乐丽菲露树脂粘接剂光照20s，常规光固化树脂粘接剂即可（图8-2-5、图8-2-6）。

5. 使用可乐丽菲露双固化粘接树脂1∶1调拌（图8-2-7）。

6. 磨牙颊面管网底堆集调拌后的粘接树脂，用牙科镊子夹持颊面管（图8-2-8）。

7. 按托槽粘接定位要求将颊面管置放于烤瓷全冠颊面，及时清除托槽周边多余树脂，光固化灯光照40s（图8-2-9、图8-2-10）。

8. 金属全冠（钢冠）粘接颊面管后的状况（图8-2-11、图8-2-12）。

9. 金属全冠（钢冠）粘接颊面管临床应用案例（图8-2-13）。

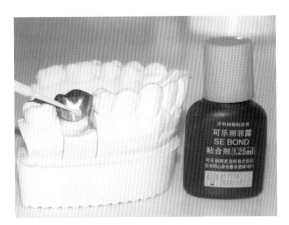

图8-2-5

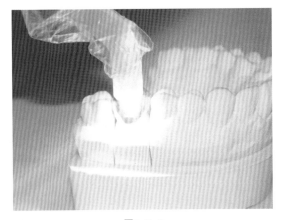

图8-2-6

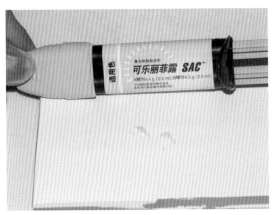

图8-2-7

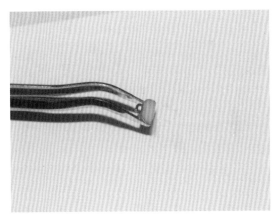

图8-2-8

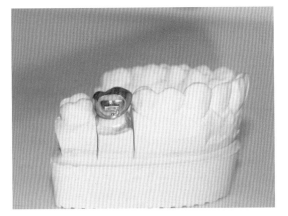

图8-2-9

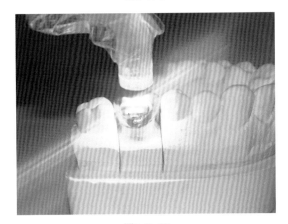

图8-2-10

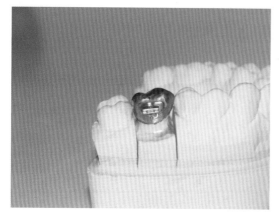

图8-2-11

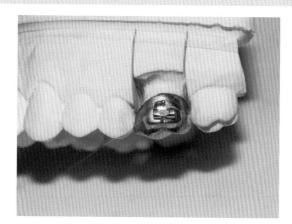

图8-2-12

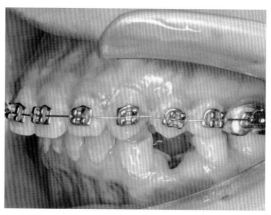

图8-2-13

注：金属全冠（钢冠）上粘接托槽操作步骤除没有使用氢氟酸凝胶外，其他操作步骤与烤瓷牙面粘接托槽基本相同。

Chapter 9 第九章

新版邻面去釉技术

一、邻面去釉车针

1. 这是笔者临床上使用的邻面去釉车针套装（图9-1、图9-2）。

2. 包装瓶底座上插着一套邻面去釉车针（图9-3）。

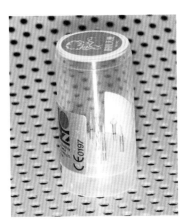
图9-1

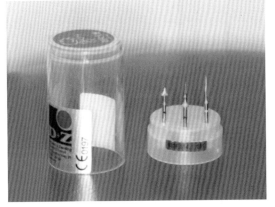
图9-2

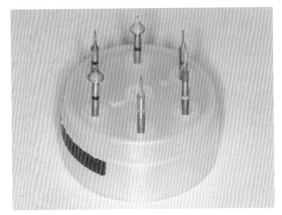
图9-3A

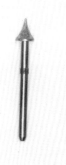
图9-3B　轴面修整车针

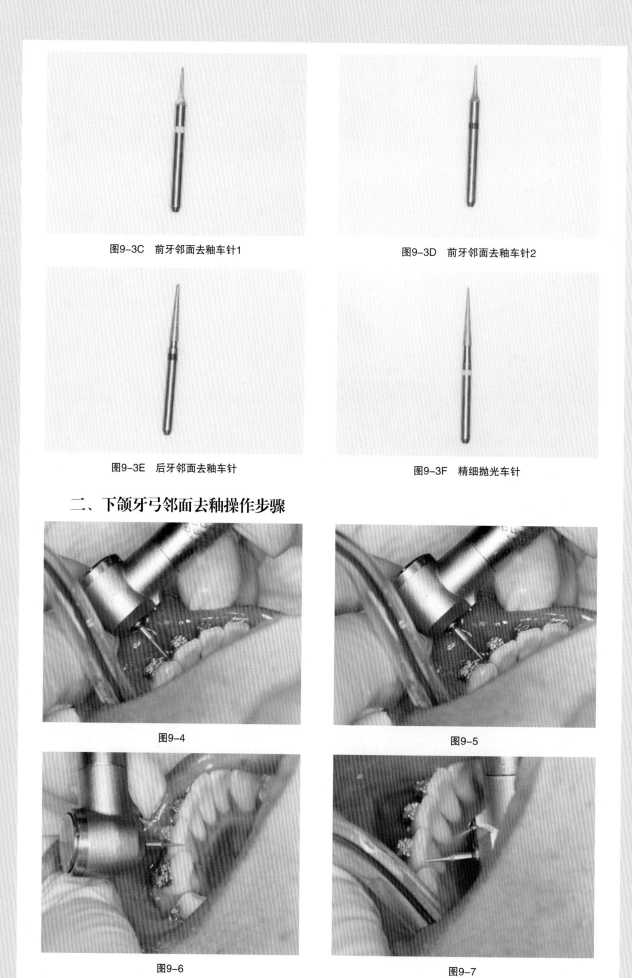

图9-3C　前牙邻面去釉车针1

图9-3D　前牙邻面去釉车针2

图9-3E　后牙邻面去釉车针

图9-3F　精细抛光车针

二、下颌牙弓邻面去釉操作步骤

图9-4

图9-5

图9-6

图9-7

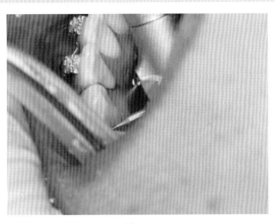
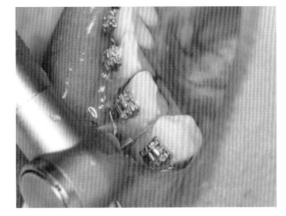

图9-8　　　　　　　　　　　　　　　　　图9-9

【操作步骤】

1. 车针从下颌前牙牙列唇面进入邻牙间隙（图9-4、图9-5）。

2. 每牙邻面上下均匀磨削牙釉质0.25mm，为了便于操作，也可从舌侧进行磨削（图9-6~图9-10）。

3. 使用专用去釉车针磨削邻牙牙釉质完毕后，先采用粗金刚砂条逐牙打磨抛光（图9-11~图9-13）。

4. 金属片制作的金刚砂抛光条（图9-14）。

5. 然后使用细砂条再次逐牙精细打磨抛光，注意紧贴牙面操作，不要伤到牙龈组织（图9-15~图9-18）。

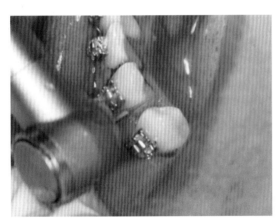
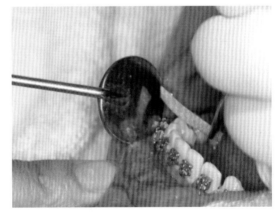

图9-10　　　　　　　　　　　　　　　　图9-11

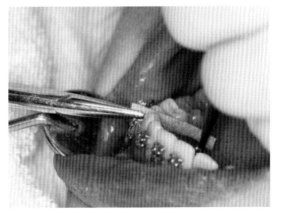
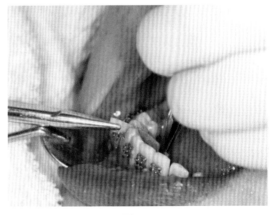

图9-12　　　　　　　　　　　　　　　　图9-13

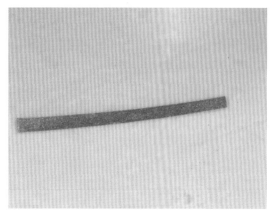

图9-14

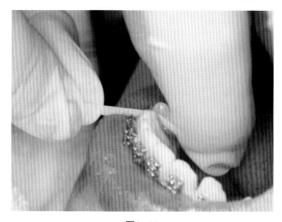

图9-15

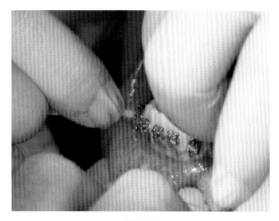

图9-16

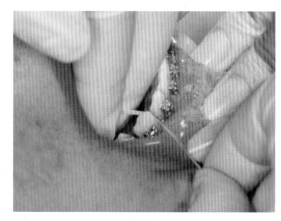

图9-17

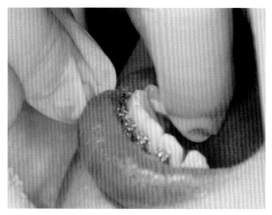

图9-18

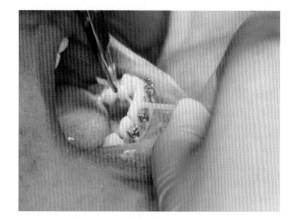

图9-19

6. 有时为了便于操作，可用持针钳夹住细砂抛光条舌侧一端与唇侧手指协调操作，采用拉锯式来回动作进行牙面抛光（图9-19）。

7. 使用氟保护剂（图9-20）。

8. 将氟保护剂均匀涂布于沙布条上（图9-21）。

9. 然后将包裹有氟保护剂的沙布条对折起来，沿邻牙间隙紧贴牙面逐牙进行来回拉锯式涂氟操作（图9-22、图9-23）。

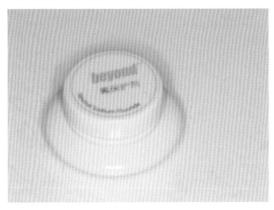

图9-20

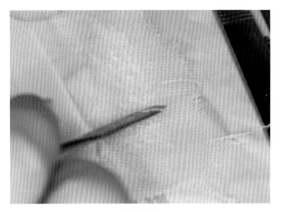

图9-21

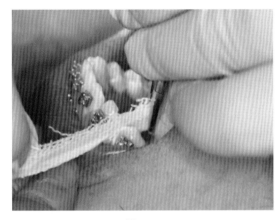

图9-22

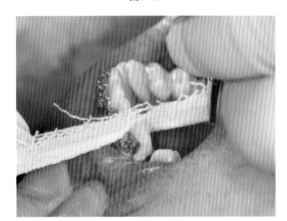

图9-23

三、上颌牙弓邻面去釉操作步骤

【操作步骤】

1. 手机安装好邻面去釉车针（图9-24）。

2. 上颌两中切牙邻牙间隙龈乳头上方插入牙科探针（图9-25）。

3. 邻面去釉车针从上颌前牙牙列唇面进入邻牙间隙，中切牙近中邻面上下均匀磨削牙釉质0.25mm（图9-26、图9-27）。

4. 更换手机操作部位，从舌侧进针进行磨削中切牙邻面牙釉质（图9-28、图9-29）。

5. 助手用吸唾器及时吸干唾液（图9-30）。

6. 移动手机从唇面进针磨削中切牙与侧切牙邻面牙釉质（图9-31）。

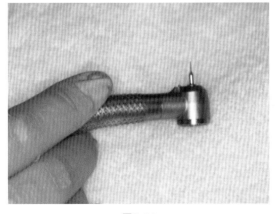

图9-24

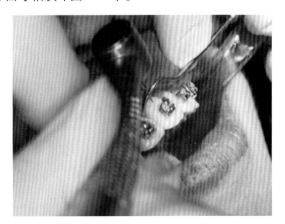

图9-25

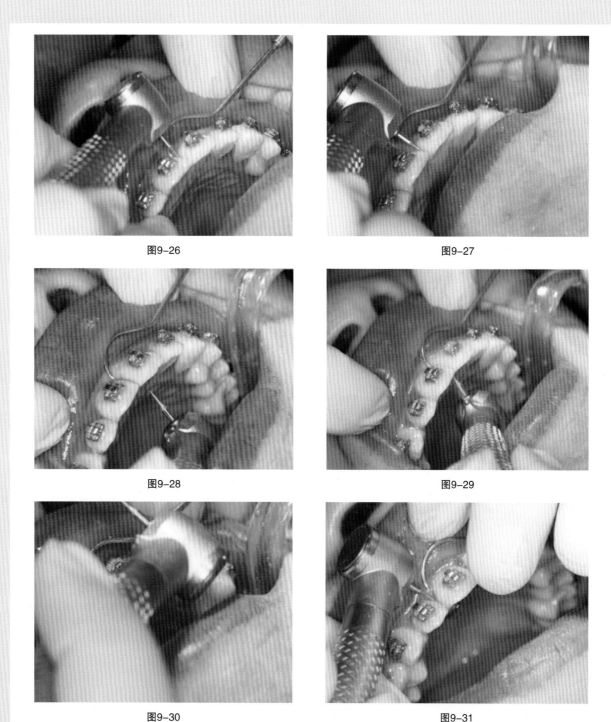

图9-26

图9-27

图9-28

图9-29

图9-30

图9-31

7. 在上颌中切牙与侧切牙邻牙间隙龈乳头上方插入牙科探针，保护牙龈组织（图9-32）。

8. 上颌中切牙与侧切牙之间邻面上下均匀磨削牙釉质0.25mm（图9-33、图9-34）。

9. 按上述操作步骤依次磨削两侧中切牙与侧切牙、侧切牙与尖牙、尖牙与第一前磨牙等各牙邻面牙釉质0.25mm（图9-35、图9-36）。

10. 手机更换轴面车针（图9-37、图9-38）。

11. 使用轴面车针精修前牙邻面形态，恢复外展隙。注意每牙唇舌、侧均要修整外形（图9-39、图9-40）。

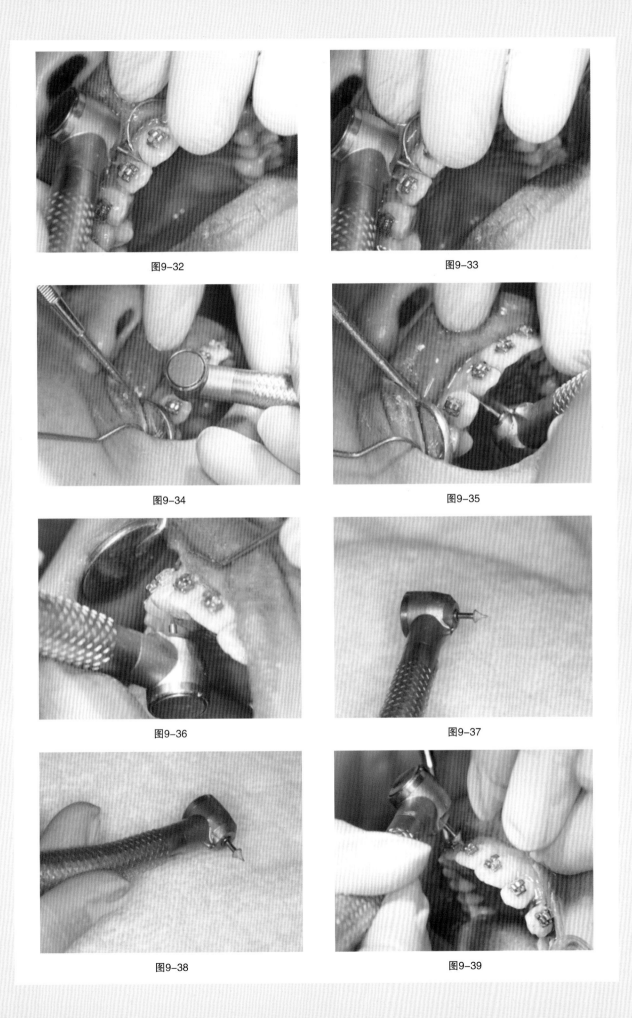

图9-32

图9-33

图9-34

图9-35

图9-36

图9-37

图9-38

图9-39

12. 使用专用去釉车针磨削邻牙牙釉质完毕后，先采用粗金刚砂条逐牙打磨抛光（图9-41）。

13. 然后使用细砂条再次逐牙精细打磨抛光，注意紧贴牙面操作不要伤到牙龈组织（图9-42）。

14. 完成邻面去釉临床操作的牙列状况（图9-43~图9-47）。

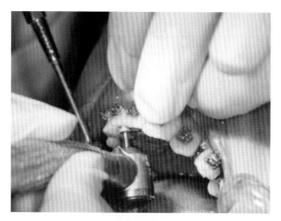

图9-40

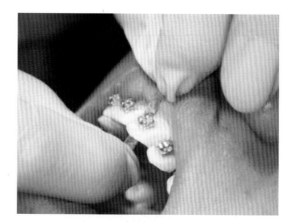

图9-41

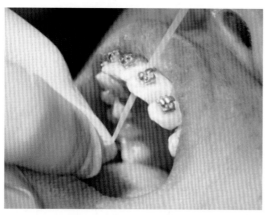

图9-42

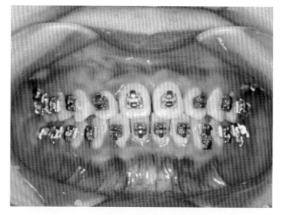

图9-43

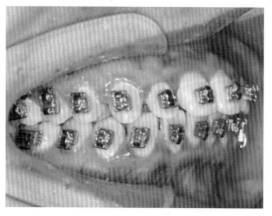

图9-44

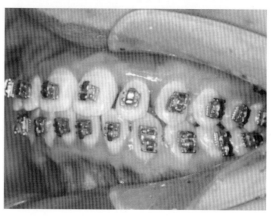

图9-45

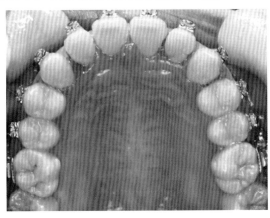
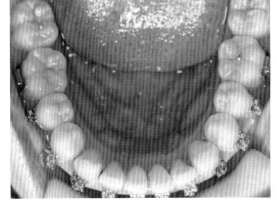

图9-46 　　　　　　　　　　　　　　　　　　　图9-47

【临床操作要点】

1. 在操作时要注意保护牙龈组织，邻牙间隙龈乳头上方插入牙科探针，在高速涡轮机邻面去釉专用车针的精细切割下，可以很安全地给牙齿按矫治设计要求进行去釉操作。注意握持手机的手要有稳定的支点。

2. 一般每个牙邻面仅磨去0.25~0.30mm的牙釉质，注意上下去釉厚度要均匀，应恢复牙冠应有的解剖外形；使用轴面车针精修前牙邻面形态，恢复外展隙。为了便于去釉操作，应在牙列排齐后进行。

3. 在邻面去釉、恢复牙冠外形后，应使用金刚砂车针给邻牙切割面进行精细打磨抛光，使之邻面光滑，避免食物残渣及菌斑的附着，减少龋病的发生。

4. 金刚砂车针给邻牙切割面进行精细打磨后，应常规给去釉牙面涂搽氟化钠甘油糊剂；采用纱布包裹氟保护剂或氟化钠甘油糊剂，拉锯式涂搽方式效果较好。

5. 邻面去釉治疗后，应嘱咐患者常规使用含氟牙膏刷牙，预防龋病的发生。

Chapter 10 第十章
推下颌磨牙向远中移动技术

一、复习文献资料

下颌第一恒磨牙能否向远中移动及其移动的量，取决于下颌第二、第三恒磨牙是否存在及位置如何。

在第三磨牙阻挡的情况下，第一磨牙不可能向远中移动（图10-1）。

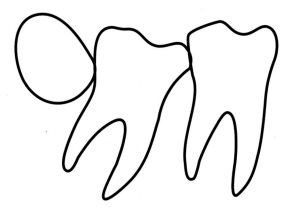

图10-1

拔除了阻挡的第三磨牙后，第一磨牙可以向远中移动2~3mm（图10-2）。

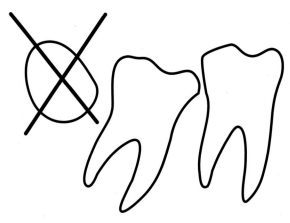

图10-2

如果拔除了第二磨牙，第一磨牙则有可能向远中移动4～5mm（图10-3）。

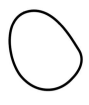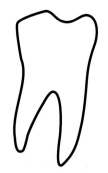

图10-3

二、推下颌磨牙向后病例

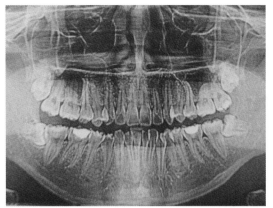

图10-4

这是一位女性成人患者，就诊年龄22岁，直面型，均角。该患者上颌选择舌侧隐形矫治器，下颌陶瓷托槽矫治器。左侧下颌拔除了近中阻生的第三磨牙，第一期实施了种植钉支抗磨牙推进器推下颌磨牙向后的矫治（图10-4～图10-6）。

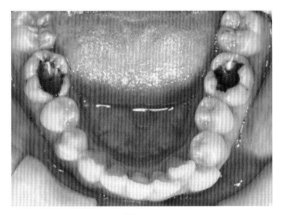

图10-5

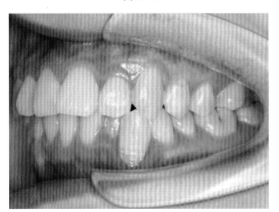

图10-6

【磨牙推进器推下颌磨牙向后矫治过程】

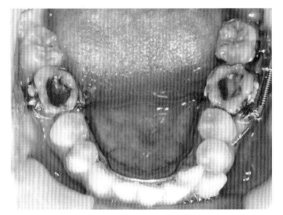

图10-7

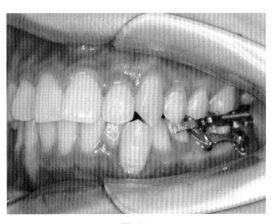

图10-8

【临床矫治步骤】

1. 下颌第一磨牙上带环,装配固定式舌弓,作为舌侧支抗装置。下颌颊棚区植入2mm×10mm不锈钢骨钉,左侧第一磨牙带环颊侧焊接了一个直径0.8mm不锈钢丝制作的长问号状牵引钩,用0.25mm结扎丝穿过种植钉帽小孔交叉打结与长问号状牵引钩结扎在一起,作为颊侧支抗装置。下颌第二磨牙选择光面带环焊接配套颊面管,粘接固定。按常规步骤装配磨牙推进器(图10-7、图10-8)。

2. 装配种植钉支抗磨牙推进器推下颌磨牙远移的X线牙片(图10-9、图10-10)。

3. 磨牙推进器加力推下颌磨牙远中移动,复诊发现磨牙移动有阻力。为了减少磨牙远中移动的阻力,在下颌第一磨牙的𬌗面制作了粘接式𬌗垫,使用𬌗垫装置后,推下颌磨牙向远中移动比较顺利(图10-11、图10-12)。

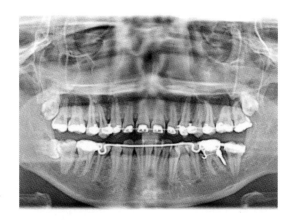

图10-9

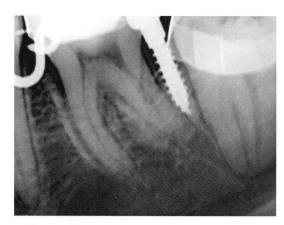

图10-10

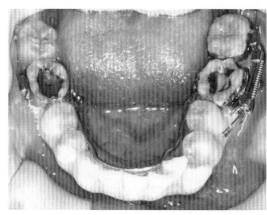

图10-11

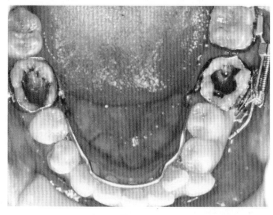

图10-12

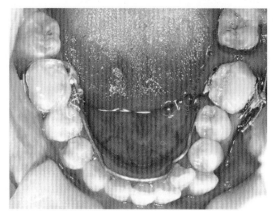

图10-13

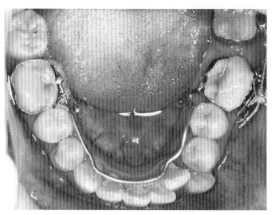

图10-14

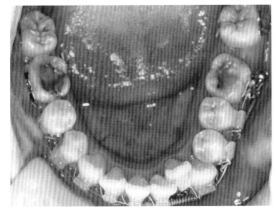

图10-15

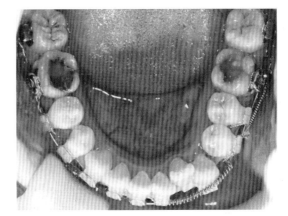

图10-16

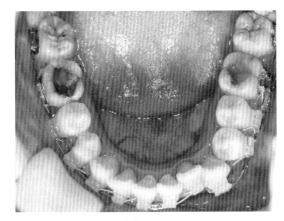

图10-17

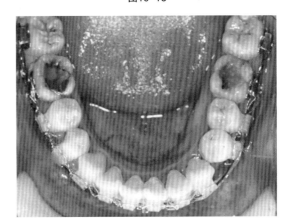

图10-18

4. 磨牙推进器每次复诊加力，逐渐施力使下颌磨牙向远中移动（图10-13、图10-14）。

5. 完成推磨牙向后既定目标后，及时拆除固定式舌弓及磨牙推进器，下颌牙列粘接陶瓷托槽镍钛丝排牙，更换较粗弓丝后使用推簧扩展⌐2间隙（图10-15、图10-16）。

6. 间隙扩展大于⌐2后，使用镍钛丝排牙将⌐2托槽纳入主弓丝（图10-17）。

7. 下颌牙列已经排齐达到预定矫治目标（图10-18）。

临床经验：推下颌磨牙向后是非常规手段，如果临床矫治设计需要，下颌第三磨牙一般情况下应常规拔除，否则，在有阻力的情况下，磨牙难以向远中推动。如果下颌第二磨牙龋坏，则可选择拔除第二磨牙，推下颌磨牙向远中移动，此时推下颌第一磨牙向远中移动比较容易，且移动的距离大于拔除第三磨牙者。

Chapter 11 第十一章

压低上切牙种植钉牵引支架（"小蜜蜂"）

第一节	压低上切牙种植钉支抗牵引支架（"小蜜蜂"）

这个病例采用上颌切牙间种植钉技术压低切牙，打开深覆𬌗，但在种植钉与正畸主弓丝之间挂链状橡皮圈时发现橡皮链压迫软组织，由于切牙牙根中1/3处牙槽骨太向前突所致。

针对这一问题，我们使用了一截直径0.8mm不锈钢丝弯制了一个支架辅弓扎在正畸弓丝托槽龈方。这样把压迫牙龈软组织处的橡皮链垫起来了。于是这个问题获得了暂时性解决。照片拍摄于2013年9月9日（图11-1-1～图11-1-4）。

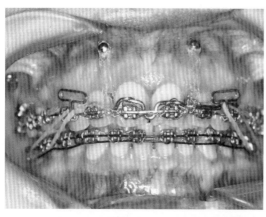

图11-1-1

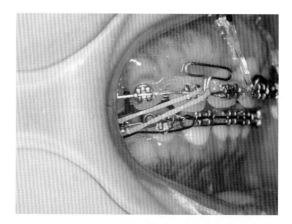

图11-1-2

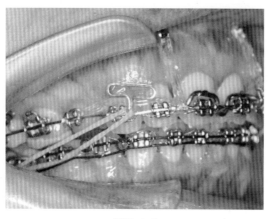

图11-1-3

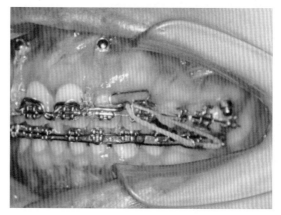

图11-1-4

患者于1周后复诊，感觉粗钢丝支架不舒服，对涉及支架固位的几颗切牙有向内压的力量，且压得比较紧，不愿继续使用。

为了解决这个问题，我们想到了一个替代办法，即在1︱托槽的上方，做了一个光固化树脂垫把橡皮链支撑起来，这样就避免了橡皮链压迫牙龈组织。当时我们的感觉，这个办法除了看上去不美观外，使用起来的效果还是不错。再者树脂垫只是短期使用，和患者进行沟通，患者也表示理解和接受这种治疗措施（图11-1-5～图11-1-8）。

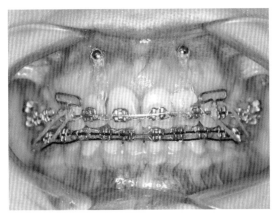

图11-1-5

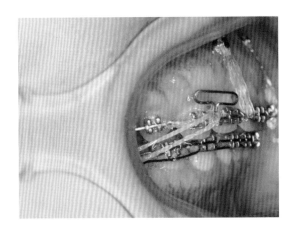

图11-1-6

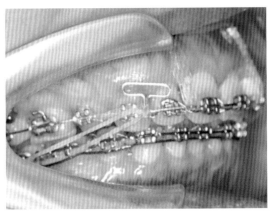

图11-1-7

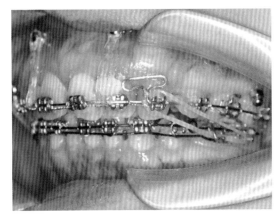

图11-1-8

患者4周后复诊，树脂垫已脱落，橡皮链仍然压迫牙龈，她想了一个简单办法，用一节火柴棍缠绕棉球塞在1︱托槽的上方，暂时解决了压迫和刺激软组织的情况。但会脱落，要经常更换，这也不是办法呀。

这次复诊，我忽然想到了武氏弓采用的倒挂金钩的方法，于是设计制作了一个种植钉牵引支架（图11-1-9～图11-1-12），这个支架非常像一个小蜜蜂。它的两侧固位框架，很像小蜜蜂的一对翅膀，顶端的圈簧像蜜蜂的头部，垂直曲的部分像蜜蜂的身子（图11-1-13、图11-1-14）。

这个牵引支架像是为种植钉矫治内倾型深覆𬌗，即上切牙内抠（舌倾），牙槽骨前突的患者，采用种植钉技术，唇展上前牙、压低上切牙就像定做的一样，太方便了。

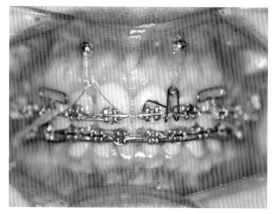

图11-1-9

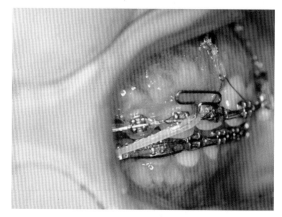

图11-1-10

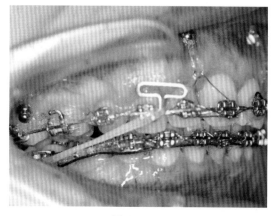

图11-1-11

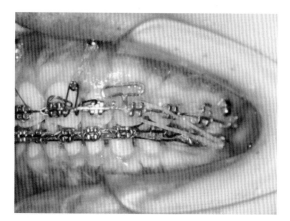

图11-1-12

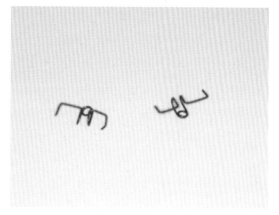

图11-1-13

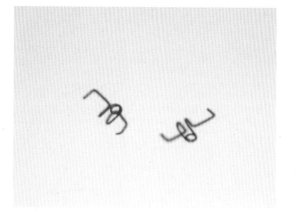

图11-1-14

　　该患者后来的复诊处理就非常方便了，更换橡皮链即可，需要说明的是，这里又用到了我的另一项极具生活气息的穿针引线技术，即用橡皮链一端挂在种植钉钉帽上，然后用穿针引线技术，引导橡皮链穿过种植钉牵引支架的圈簧返折挂在同一个种植钉的钉帽上（图11-1-15～图11-1-18）。

　　患者复诊感觉这种方法牵引方式非常好，舒适，不会刺激牙龈及附近软组织。

　　近期复诊，她告诉我们，发现原来比较突出的牙根回到骨头里去了（图11-1-21～图11-1-24）。

　　这种特别有趣的种植钉牵引支架，我和我的学生很乐意叫它为"小蜜蜂"（图11-1-18～图11-1-20）。

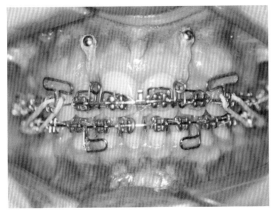

图11-1-15

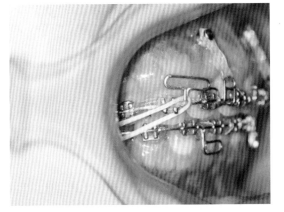

图11-1-16

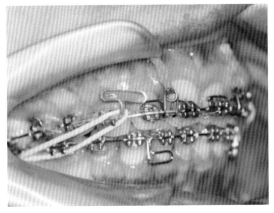

图11-1-17

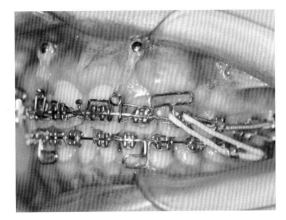

图11-1-18

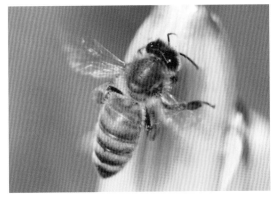

图11-1-19

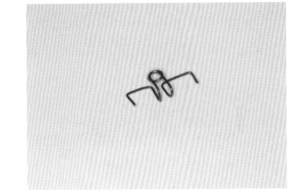

图11-1-20

2014-4-14

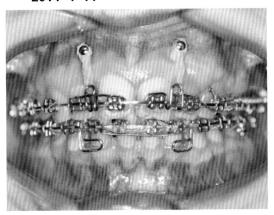

图11-1-21

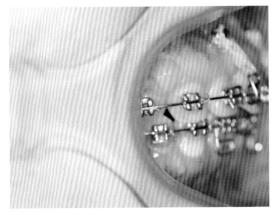

图11-1-22

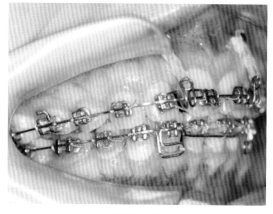
图11-1-23

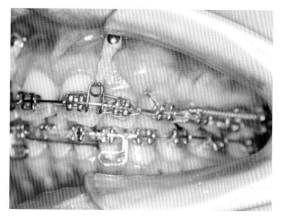
图11-1-24

露龈微笑种植钉牵引支架弯制步骤（"小蜜蜂"）

【弯制步骤】

1. 取一截0.018in澳丝，细丝钳夹持弓丝中段（图11-2-1）。

2. 圆喙在内，沿圆喙方向弯折成小圈（图11-2-2、图11-2-3）。

3. 形成小圈曲，并使两臂平行（图11-2-4）。

4. 将弯制的弓丝与中切牙比对（图11-2-5）。

5. 切端至龈端上3mm，在此处画线做标记。

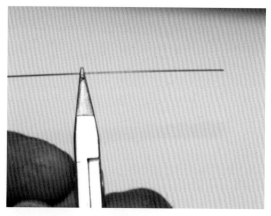
图11-2-1

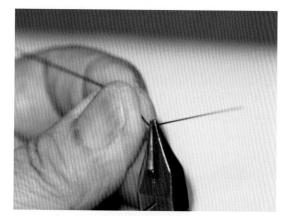
图11-2-2

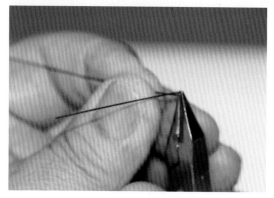
图11-2-3

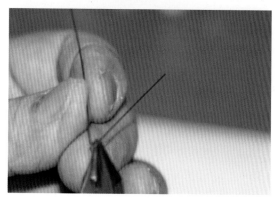
图11-2-4

6. 钳夹持弓丝标记点处（图11-2-6）。

7. 方嚎在内，弯折弓丝90°（图11-2-7）。

8. 双侧弓丝水平部交叉平行（图11-2-8、图11-2-9）。

9. 弓丝比对，在两中切牙之间和侧切牙尖牙之间画线（图11-2-10）。

10. 钳夹持弓丝此标记点处（图11-2-11）。

11. 方嚎在内，弯折弓丝90°，与垂直部方向一致并平行（图11-2-12、图11-2-13）。

12. 在两侧垂直部，圆嚎在内，弓丝沿圆嚎向远中弯制小钩（图11-2-14~图11-2-16）。

13. 切断钳剪断（图11-2-17）。

14. 将半成的"小蜜蜂"挂至主弓丝上，齐切牙托槽切端画线（图11-2-18）。

15. 细丝钳钳嚎夹住画线的部位，带圈垂直部弯折约180°（图11-2-19）。

16. 弯制成的"小蜜蜂"基本形状（图11-2-20）。

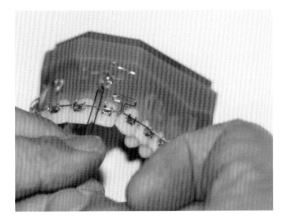

图11-2-5

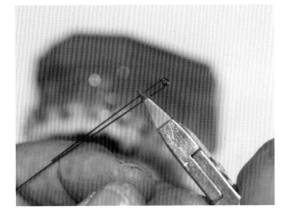

图11-2-6

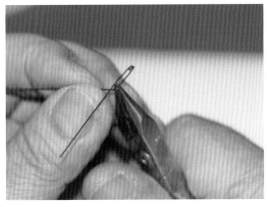

图11-2-7

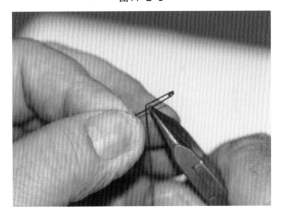

图11-2-8

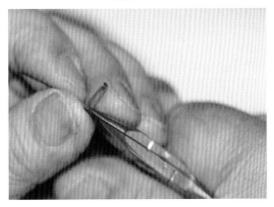

图11-2-9

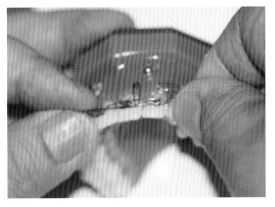

图11-2-10

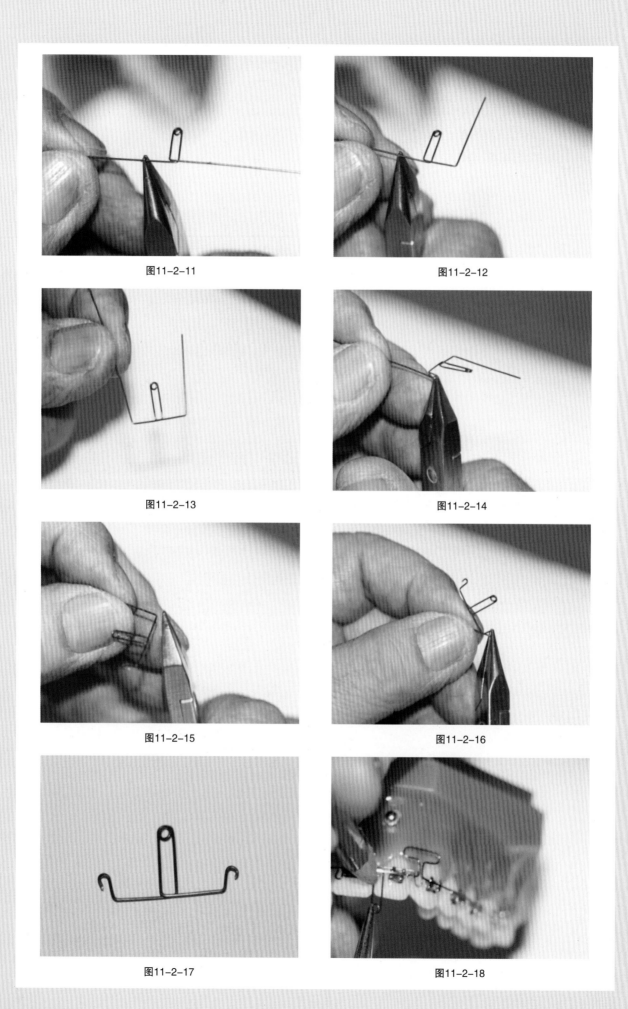

图11-2-11

图11-2-12

图11-2-13

图11-2-14

图11-2-15

图11-2-16

图11-2-17

图11-2-18

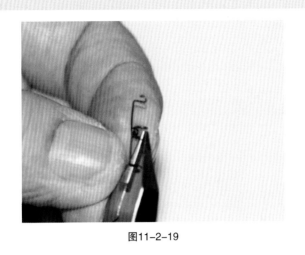

图11-2-19

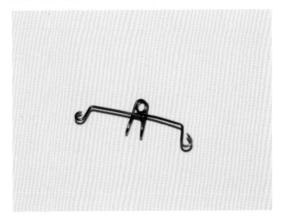

图11-2-20

第三节 种植钉牵引支架（"小蜜蜂"）装配步骤

【装配步骤】

1. "小蜜蜂"朝外，垂部带圈的头部由龈端向切端穿过主弓丝下方（图11-3-1）。

2. 绕过主弓丝上方，头部转动朝向龈端（图11-3-2）。

3. 两侧挂钩分别挂住主弓丝上（图11-3-3）。

4. 如有未挂上的小钩，可用持针器夹住弓丝末端（图11-3-4~图11-3-6）。

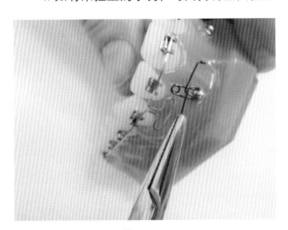

图11-3-1

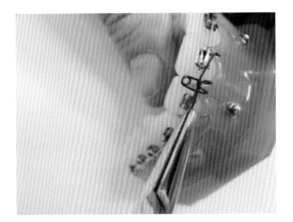

图11-3-2

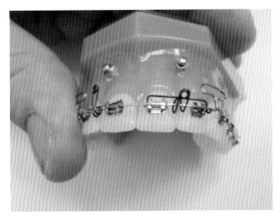

图11-3-3

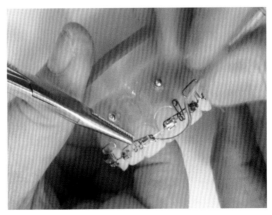

图11-3-4

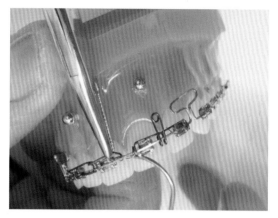
图11-3-5

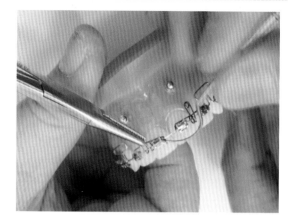
图11-3-6

5. 也可使用持针钳夹住小钩，将其挂至主弓丝上（图11-3-7～图11-3-9）。

6. "小蜜蜂"就位后的状况（图11-3-10、图11-3-11）。

7. 剪取一段链圈，用0.25mm结扎丝穿过链圈最末端一个小圈交叉打结做成引针"穿针引线"。

8. 将链圈一端小圈套在种植钉上（图11-3-12）。

9. 另一端链圈借助引针穿过"小蜜蜂"头部小圈曲（图11-3-13）。

10. 链圈折返套在种植钉钉帽上，剪断多余橡皮链（图11-3-14、图11-3-15）。

11. 另一侧"小蜜蜂"支架挂橡皮链的操作步骤同上。

12. 挂上橡皮链的"小蜜蜂"支架状况（图11-3-16）。

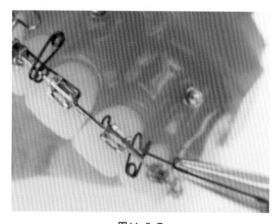
图11-3-7

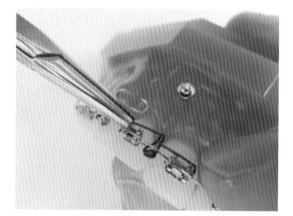
图11-3-8

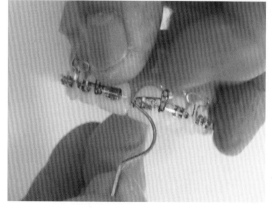
图11-3-9

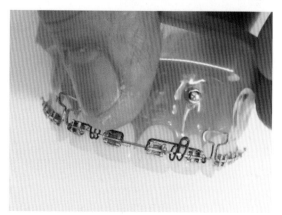
图11-3-10

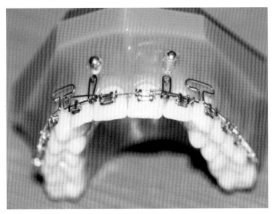

图11-3-11

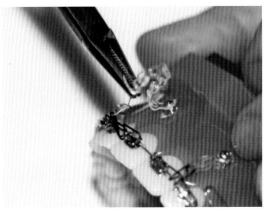

图11-3-12

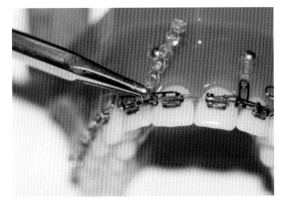

图11-3-13

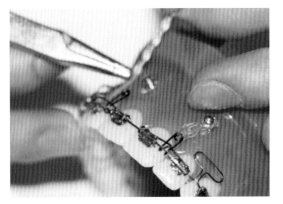

图11-3-14

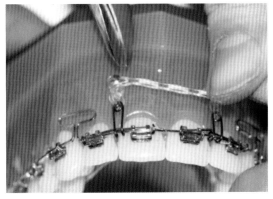

图11-3-15

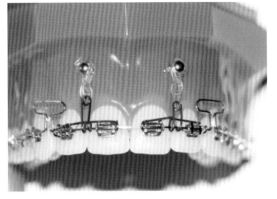

图11-3-16

【临床应用案例】

1. 临床应用上颌切牙根尖处种植钉"小蜜蜂"支架牵引矫治露龈微笑（图11-3-17~图11-3-20）。

2. "小蜜蜂"还可以作为撑子使用，避免种植钉支抗挂牵引橡皮链压迫牙龈软组织（图11-3-21、图11-3-22）。

3. "小蜜蜂"还可以作为单颌种植钉支抗颌内镍钛螺旋拉簧水平牵引的支架使用（图11-3-23、图11-3-24）。

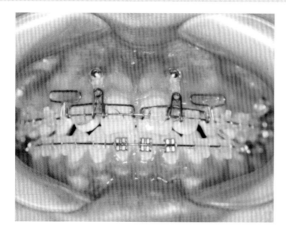

图11-3-17

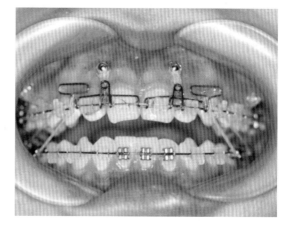

图11-3-18

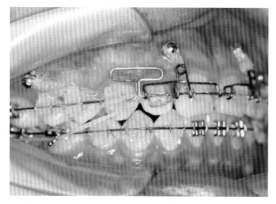

图11-3-19

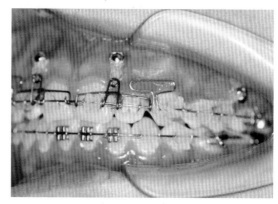

图11-3-20

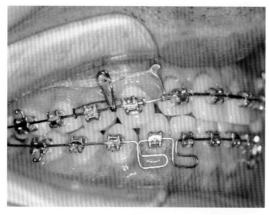

图11-3-21

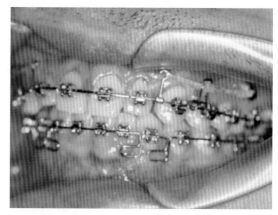

图11-3-22

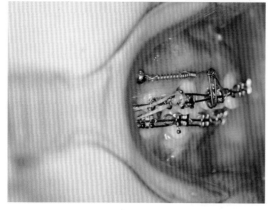

图11-3-23

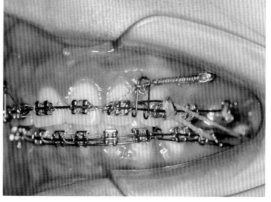

图11-3-24

Chapter 12 第十二章

滑动架制作与应用技巧

【弯制步骤】

1. 手握持针钳夹住一截直径0.7～0.8mm不锈钢丝，用焊枪或酒精灯火焰将其一端（约15mm长度）烧红退火（图12-1-1），然后置入冷水中降温。

2. 用细砂纸将退火段钢丝打磨抛光（图12-1-2）。

3. 用细丝钳夹住退火段钢丝游离端约2mm处（图12-1-3）。

4. 弯制固位小圆圈（近中垂直圈），注意操作手法，钢丝要围绕细丝钳圆喙打小圈（图

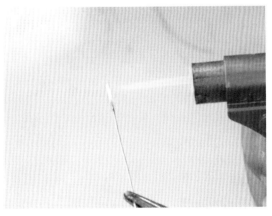

图12-1-1

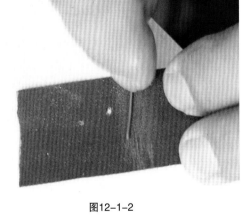

图12-1-2

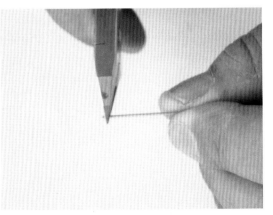

图12-1-3

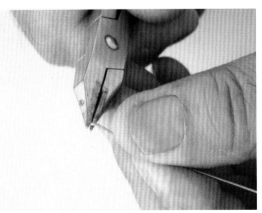

图12-1-4

12-1-4、图12-1-5）。

5. 钳子夹住近中垂直圈下缘2mm处，成90°方向朝下弯制小圆圈（水平牵引圈）（图12-1-6）。

6. 弯制完毕的附牵引圈的一端滑动架，注意其近中垂直圈与水平牵引圈垂直相切，不在一个平面上（图12-1-7）。

7. 正畸医生应根据临床矫治设计滑动架在患者口内需要的尺寸大小，在患者记存牙颌模型上比照牙列画线做记号（图12-1-8）。在钢丝画线远中端5mm处用切断钳截断。将此游离端钢丝烧红退火后打磨抛光（图12-1-9）。

8. 然后弯制远中端固位小圆圈（图12-1-10、图12-1-11）。

9. 弯制完毕的滑动架（图12-1-12）。

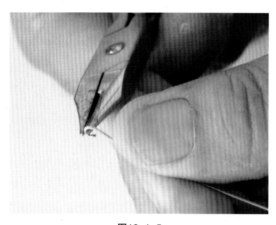

图12-1-5

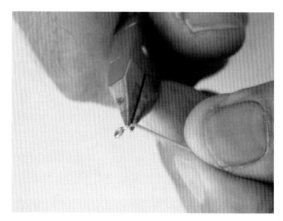

图12-1-6

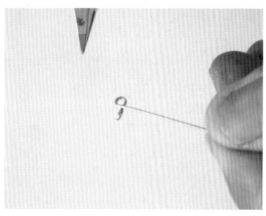

图12-1-7

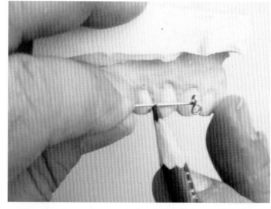

图12-1-8

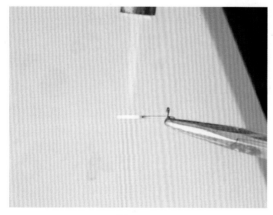

图12-1-9

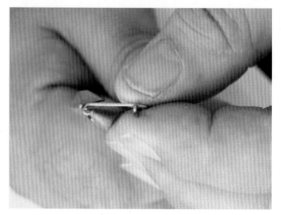

图12-1-10

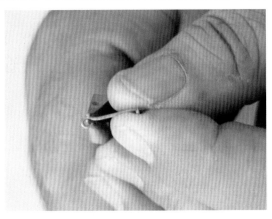

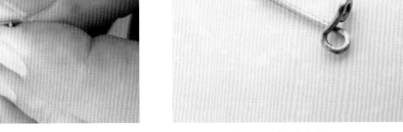

图12-1-11 　　　　　　　　　　　　　　　　图12-1-12

【提示】

1. 没有经过烧红退火的不锈钢丝不得用细丝钳操作。

2. 与弹簧配套使用者，滑动架远中固位圈内径必须小于螺旋推簧直径。

【临床应用经验】

1. 钢丝烧红后退火是避免损坏细丝钳。正畸使用的细丝钳弯制的是矫治弓丝，弓丝比较细。如果直接弯制直径0.7～0.8mm不锈钢丝，会损坏细丝钳。

2. 掌握了滑动架的制作与应用，在临床上就能解决很多问题，比如采用推磨牙向后治疗的病例，通过使用滑动架Ⅱ类牵引将5、4、3牙齿逐颗地向远中移动，不会消耗后牙支抗，能最大限度地内收前牙，减少上牙弓突度。

附：澳丝滑动架的弯制步骤

【弯制步骤】

1. 细丝钳圆喙夹住澳丝的一端，手持推压弓丝沿钳子圆喙转动，弯制一个小圈（图12-1-13～图12-1-16）。

2. 然后移动钳子与小圈成垂直方向夹住弓丝，沿圆喙转动弓丝（图12-1-17）。

3. 绕圆喙弯制一个小圈，这个圈起牵引作用（图12-1-18～图12-1-21）。

4. 完成第一个固位圈与牵引圈的弓丝（图12-1-22）。

5. 在牙模上画线确定滑动架的长度（图12-1-23）。

6. 根据弓丝标记点，在弓丝画线远中5mm处切断多余弓丝（图12-1-24）。

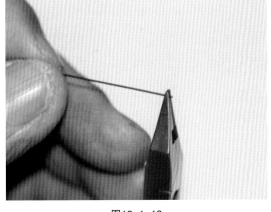

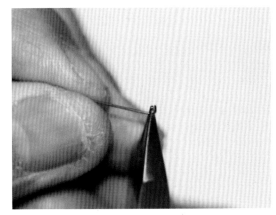

图12-1-13 　　　　　　　　　　　　　　　　图12-1-14

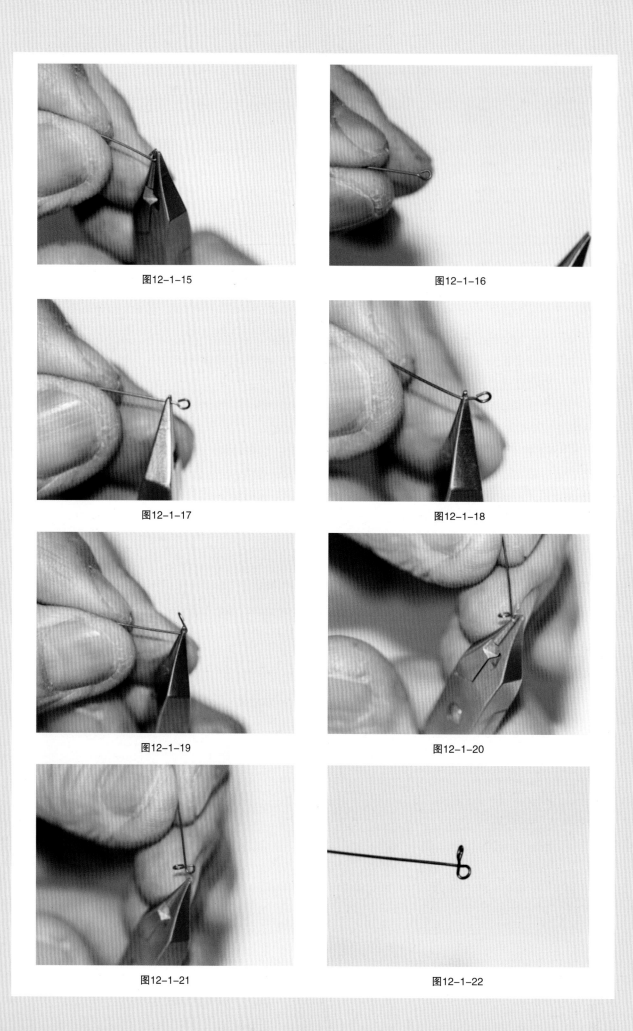

图12-1-15

图12-1-16

图12-1-17

图12-1-18

图12-1-19

图12-1-20

图12-1-21

图12-1-22

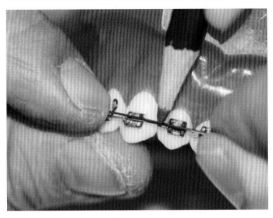

图12-1-23

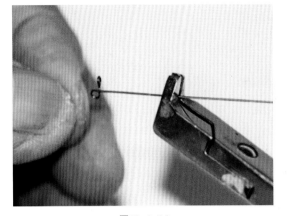

图12-1-24

7. 细丝钳圆喙夹住标记点远中弓丝末端，弓丝沿钳子圆喙转动，弯制一个小圈（图12-1-25~图12-1-27）。

8. 调整小圈位置，使其置于连接杆的中央（图12-1-28、图12-1-29）。

9. 方喙在外夹持住第2小圈的颈部弓丝（图12-1-30）。

10. 左手拇指推压连接杆向上弯折90°（图12-1-31、图12-1-32）。

11. 弯制完毕的滑动架正、侧位观（图12-1-33、图12-1-34）。

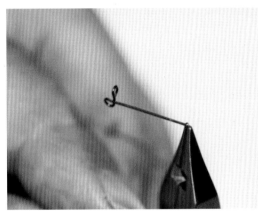

图12-1-25

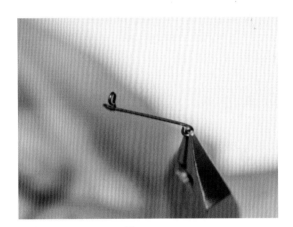

图12-1-26

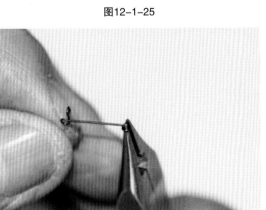

图12-1-27

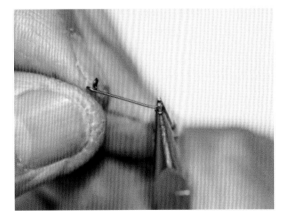

图12-1-28

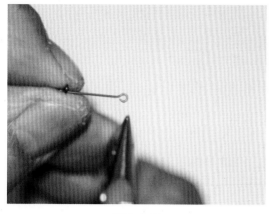

图12-1-29

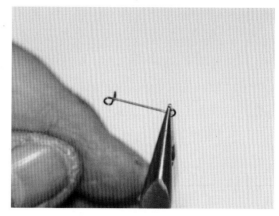

图12-1-30

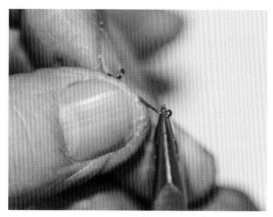

图12-1-31

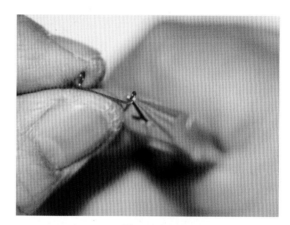

图12-1-32

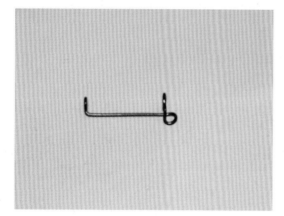

图12-1-33

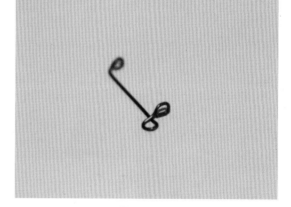

图12-1-34

第二节 牵引钩倒着放置应用的滑动架

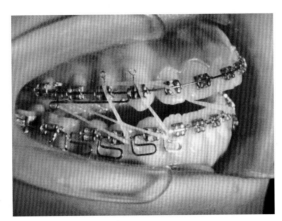

图12-2-1

【临床应用经验】

1. 这个病例是利用上颌后牙上的滑动牵引杆与下牙的靴形曲进行弹力牵引，使下前牙向后，上颌前牙向近中移动。一般应该使用在反𬌗的病例（图12-2-1）。

2. 该病例不光有Ⅲ类错𬌗，还有中线不齐。故采用橡皮圈越过牙列中线进行斜形牵引。

第三节 颌间牵引小装置：滑动架

滑动架是装配在固定矫治器主弓丝上的牵引附件（图12-3-1、图12-3-2），在Ⅱ类深覆盖、牙弓前突的错𬌗畸形病例中使用得较多，偶尔也在Ⅲ类病例中使用。一方面，它可以作为颌间牵引钩使用，便于患者挂橡皮圈（它的小圈垂下偏向𬌗方侧，能够加大水平向牵引力，有利于下颌后牙的近中平移）（图12-3-3、图12-3-4）；另一方面，它可以配合头帽J钩实施口外力内收前突的牙弓（图12-3-5～图12-3-7），并且可以很方便地在主弓丝上套一小段螺旋弹簧，使口外力作用于牙齿上有一个柔和的缓冲作用（图12-3-3）。

【临床应用经验】

1. 滑动架可用于"推进器推磨牙向远中技术"的第二期治疗——牵引前磨牙及前牙向远中移动。在实施推磨牙向后病例的二期治疗中用得比较多。对于前磨牙、尖牙的逐个远移，维护后牙支抗有很好的作用。

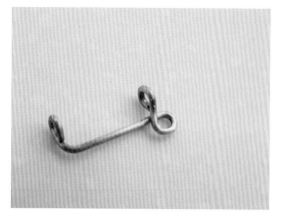

图12-3-1

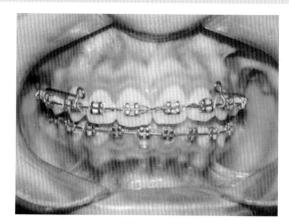

图12-3-2

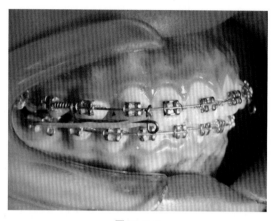

图12-3-3

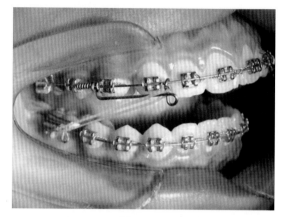

图12-3-4

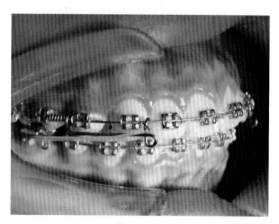

图12-3-5

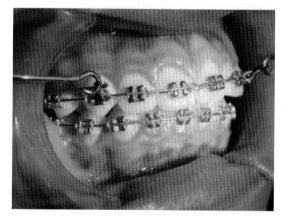

图12-3-6

2. 这个小装置，在临界病例采取非拔牙矫治设计方案的患者，用滑动架治疗显得特别重要，可帮助上颌牙列小范围远移，解除上前牙的拥挤或前突。

3. 滑动架虽然是一个装配在固定矫治器主弓丝上的牵引附件，但它小巧灵活，可以单独使用，也可以组合应用。它既可以与头帽J钩联合应用，借助口外力获得较大的矫治功能，又可以挂橡皮圈进行颌间牵引。除了可用于临界病例采取非拔牙矫治的患者外，对于深覆盖病例、露龈微笑的病例以及推磨牙向后的二期治疗，都有比较好的实用价值。

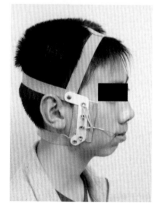

图12-3-7

第四节　　自锁托槽应用滑动架案例

【临床应用经验】

这是一例自锁托槽使用滑动架联合牵引矫治上下牙列中线不齐案例（图12-4-1～图12-4-12）。滑动架是一个通用型正畸辅助装置，可以与方丝弓矫治器、直丝弓矫治器、活动翼矫治器以及自锁托槽矫治器结合使用，临床医生常用其牵引钩挂橡皮圈或橡皮链以及镍钛螺旋弹簧，主要用于牙弓内牵引、牙弓间牵引，亦可用于阻生齿的导萌治疗。

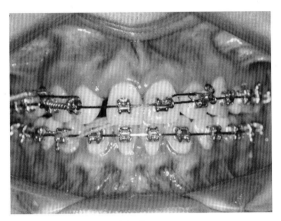

图12-4-1

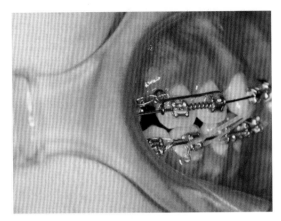

图12-4-2

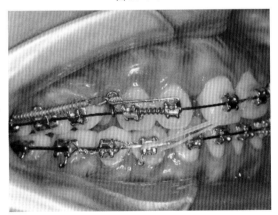

图12-4-3

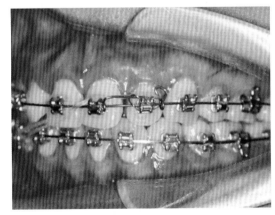

图12-4-4

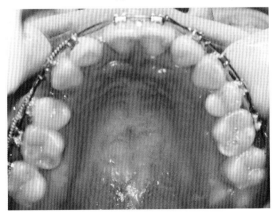

图12-4-5

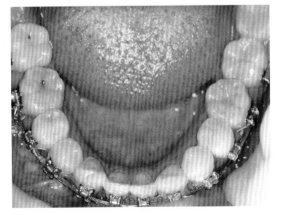

图12-4-6

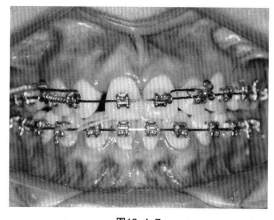

图12-4-7

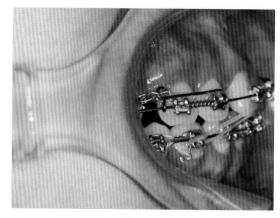

图12-4-8

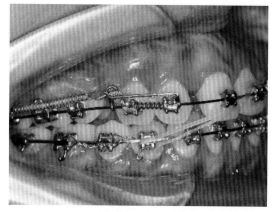

图12-4-9

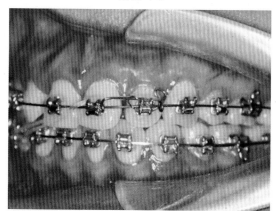

图12-4-10

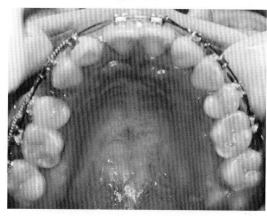

图12-4-11

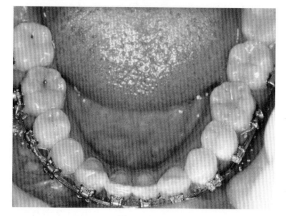

图12-4-12

第五节　阻生上尖牙导萌倒放滑动架牵引技巧

　　本案例是个13岁的小男孩，我们采用倒置的滑动架进行上颌阻生尖牙的助萌治疗，今天该患者复诊，我们拍摄了这组对比图片（采用滑动架助萌治疗50天）（图12-5-1~图12-5-8）。

　　【临床应用经验】

　　该患者使用滑动架倒置安放，其牵引钩挂橡皮链至阻生尖牙托槽。滑动架远中固位圈紧抵侧切牙托槽，一方面通过弹力牵引使阻生尖牙朝𬌗方移动；另一方面，其反作用力可使侧切牙向近中移动扩展尖牙𬌗向萌出空间。我们从图12-5-7与图12-5-8的对比中可以看到这种效果非常明显。阻生尖牙已经殆向下移，其牙尖已经抵住正畸主弓丝。原来靠近上颌侧切牙的尖牙已经朝远中移动，离开与侧切牙重叠交叉的位置。

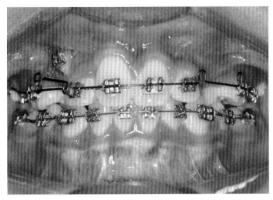

图12-5-1

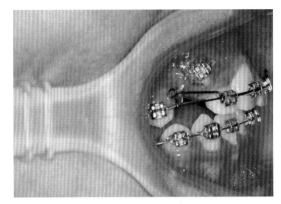

图12-5-2

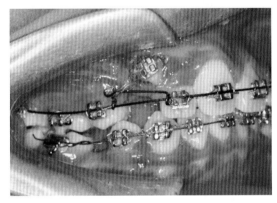

图12-5-3

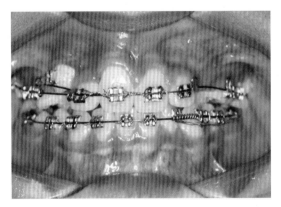

图12-5-4

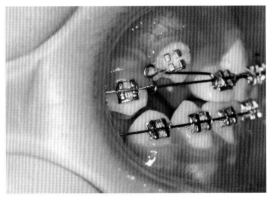

图12-5-5

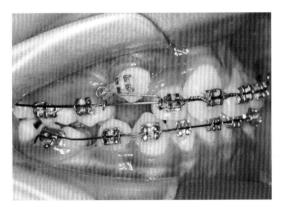

图12-5-6

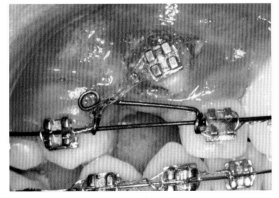

图12-5-7

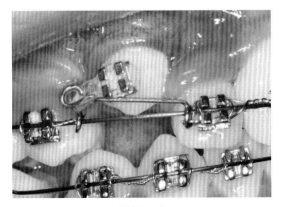

图12-5-8

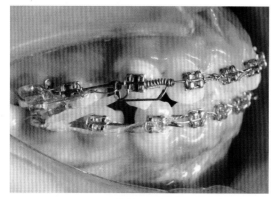

图12-6-1

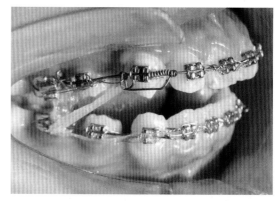

图12-6-2

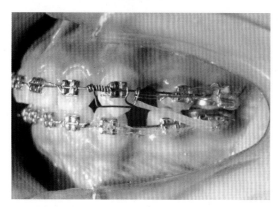

图12-6-3

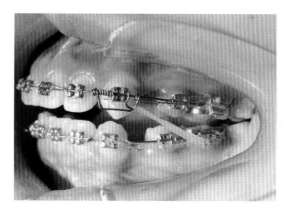

图12-6-4

【临床应用经验】

从图12-6-1~图12-6-4中我们可以清楚地看到，该患者是个减数矫治（拔除4颗第一前磨牙）病例，上牙弓使用了滑动架技术，其施力使上尖牙向远中移动，以便建立良好的尖牙中性关系，关闭拔牙间隙。

笔者在这里采用的滑动杆技术压缩镍钛螺旋推簧的做法有点儿特别，镍钛推簧放置于尖牙托槽的近中，即滑动杆前端固位圈与尖牙托槽之间，向后施力移动尖牙，大家注意到这样的矫治手段有两个地方在加力。其一，滑动架压缩螺旋推簧的同时，其近中端牵引钩与下颌第一磨牙做Ⅱ类牵引，使尖牙远中移动；其二，上颌磨牙颊面管牵引钩与滑动杆下方牵引小圈结扎压缩镍钛螺旋推簧远移尖牙，这样做带来的好处是起到双保险作用，防止橡皮圈没戴或断了以致尖牙复位，影响矫治效果与进程。上牙弓2到2采用"8"字紧密结扎，防止尖牙远移过程中切牙散开出现间隙；上磨牙颊面管前方丝弯制停止曲维持弓形及牙弓长度，加强支抗，防止磨牙近中移动；利用滑动杆和下颌第一磨牙间做Ⅱ类颌间弹力牵引，将上尖牙远中移动，使目前的远中尖牙关系逐渐调整成为Ⅰ类尖牙关系，Ⅱ类颌间牵引力还可使下颌磨牙朝近中移动，调整上下磨牙为中性关系；这些矫治手段还可防止矫正过程中上尖牙伸长。

需要提示年轻医生一点的是，注意上尖牙托槽与主弓丝的结扎技巧问题。如果你把尖牙托槽扎得太紧，尖牙即使受力也无法朝远中移动。正确的方法应该是持钳将结扎丝扎住尖牙托槽翼扭紧打完结后，验向提起结扎丝能够在套住翼沟的情况下左右轻轻地移动。

Chapter 13 第十三章
改良四眼簧临床应用案例

改良四眼簧弯制及应用

1. 改良四眼簧扩弓器（图13-1-1）。
2. 该患者上颌初诊牙弓状况（图13-1-2）。
3. 最初使用方丝弓矫治器和改良四眼簧扩弓器的牙弓状况（图13-1-3）。
4. 1个月复诊牙弓状况（图13-1-4）。
5. 2个月复诊牙弓状况（图13-1-5）。
6. 3个月复诊牙弓状况（图13-1-6）。
7. 4个月复诊牙弓状况（图13-1-7）。

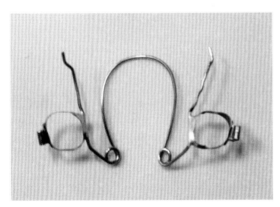

图13-1-1

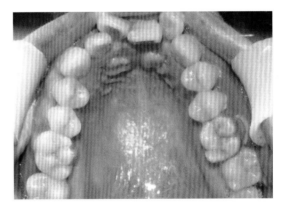

图13-1-2

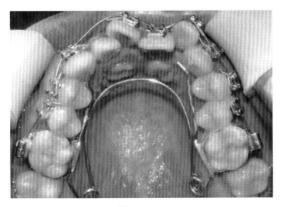

图13-1-3

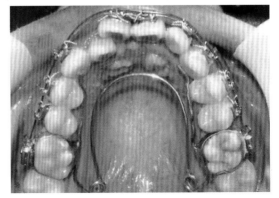

图13-1-4

8. 5个月复诊牙弓状况（图13-1-8）。

9. 6个月复诊牙弓状况（图13-1-9）。

10. 矫治后期及结束正畸治疗时的上颌牙弓状况（图13-1-10）。

【临床应用经验】

　　该病例是个成年女性患者，就诊年龄43岁。很明显，她的上颌牙弓狭窄，牙列拥挤，2|舌侧错位。是个安氏Ⅱ类2分类病例的表现。她的基骨弓明显宽于牙弓，具备上颌牙列扩展牙弓的良好条件。矫治方案采用不拔牙矫治设计，扩展上颌牙弓治疗。

　　我们采用了固定式改良四眼簧扩弓矫治器与方丝弓矫治器配合治疗，在排齐牙列的初期就装

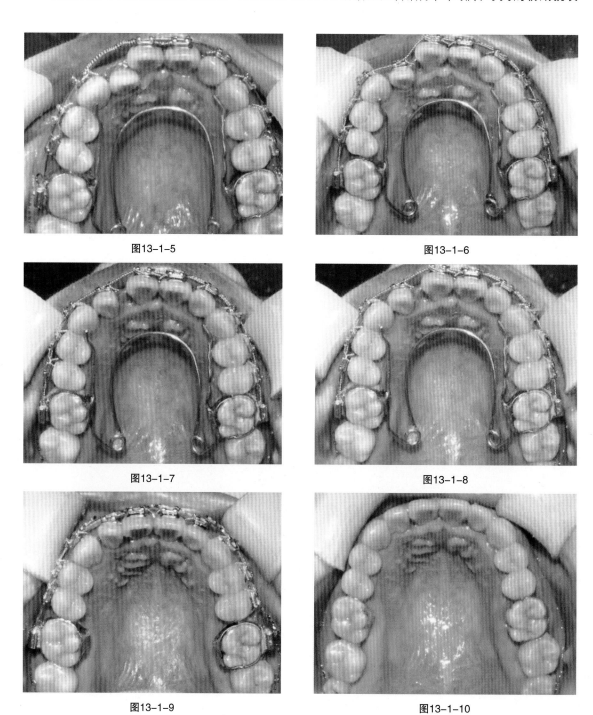

图13-1-5　　　　　　　　　　　　　　　图13-1-6

图13-1-7　　　　　　　　　　　　　　　图13-1-8

图13-1-9　　　　　　　　　　　　　　　图13-1-10

配了改良四眼簧扩弓器（图13-1-5～图13-1-8）。我们知道排齐拥挤的牙列需要必要的空间，一般可以通过减数获得，但该患者的设计是不拔牙矫治，那么如何获得空间排齐牙列呢？采用改良四眼簧扩展牙弓是个有效办法。

这样做的好处在于边扩展牙弓、提供间隙，边排齐拥挤牙列。体现了临床正畸学倡导的同步移动牙齿的理念，能高效率地节省医生椅旁操作时间和患者矫治的疗程。

该患者使用的是个改良型四眼扩弓簧，从传统的四眼圈环变身为两眼圈环，减掉了前牙段的两个圈簧，这样不仅简化了技工制作，其矫治效果并没打折扣，患者的舒适度也增加了（图13-1-9、图13-1-10）。

【下颌改良四眼扩弓簧应用（2个月）】（图13-1-11～图13-1-14）

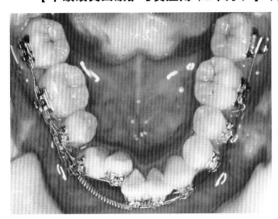

图13-1-11

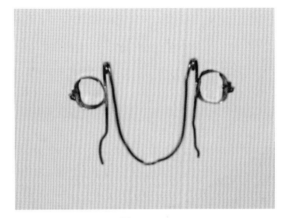

图13-1-12

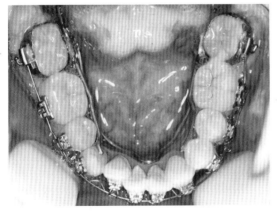

图13-1-13

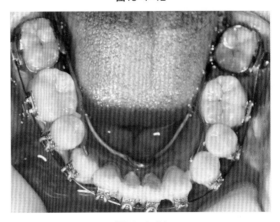

图13-1-14

【临床应用经验】

钱某，成年女性，就诊年龄24岁。该患者下颌牙弓狭窄，牙列拥挤、2|舌侧错位。在排齐牙列的过程中发现其上下牙弓的宽度不调，出现上颌后牙覆盖过大现象，影响矫治的进程。于是笔者在该患者下颌牙弓设计了改良四眼簧扩弓装置，经使用2个月后发现，下颌牙弓宽度与上颌牙弓协调，不仅舌侧错位的2|排入牙列，在|3与|4之间还出现了1mm间隙。

该患者经使用改良四眼簧扩展下颌牙弓后，获得了矫治牙列拥挤必要的空间，并排齐了牙列，为下一步的矫治提供了良好的条件。

注：该患者改良四眼簧前牙段的固位舌弓有一个竖起的U形曲，可以通过钳子调整曲的宽窄进行一点儿长度方面的调整，也可以不设置。

Chapter 14 第十四章

临床实用小技巧

第一节　垂直曲调整技巧

【临床应用经验】

正畸临床上使用垂直曲加力单位矫治错位的牙齿，有时发现其曲突过高容易引起患者不适，甚至造成口腔软组织溃疡。

笔者在一般情况下先将弓丝置放于口内牙列托槽槽沟内（不结扎），观察附有垂直曲加力单位的正畸主弓丝对口腔软组织有无刺激，如果垂直曲的曲突过高，患者感觉不舒适，则及时取下来，使用两把持针钳进行调整（图14-1-1）。助手拿一把钳子，自己拿一把钳子，两把钳子的钳喙分上下端夹住垂直曲，曲突端钳喙朝内（牙龈组织面）弯折，然后调整弓形，再置放于托槽槽沟，无刺激嘴唇等情况，然后依次结扎。

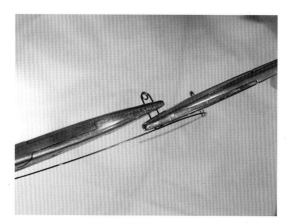

图14-1-1

第二节　带抓手的活动保持器

【临床应用经验】

这种保持器的特点是后牙段无越𬌗钢丝可以戴着吃饭，摘取时用手抓住把手即可很方便地取下来（图14-2-1）。容易清洁卫生。

制作特点：前方双曲唇弓同常规保持器一样采用0.8~0.9mm不锈钢丝，抓手通常采用直径1.0mm不锈钢丝制作，在自凝塑料面团初期放置于基托板内，抓手与胶板空间约3mm即可。

适应证：主要用于前牙段牙齿错位矫正后的保持。

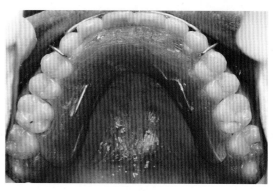

图14-2-1

第三节　附有抓手的活动式平导

　　临床应用特点：附有抓手的活动式平导，其矫治装置设计在活动式平面导板的基础上增加了一对抓手，便于患者把持取下（图14-3-1~图14-3-4）。该抓手采用0.9mm不锈钢丝弯制，放置于牙弓中段的腭侧塑料基板上。该装置采用邻间钩固位，常与固定矫治器配合使用矫治深覆𬌗。

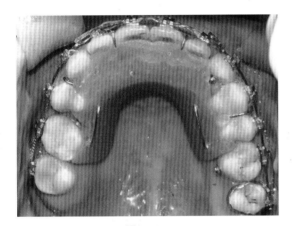

图14-3-1

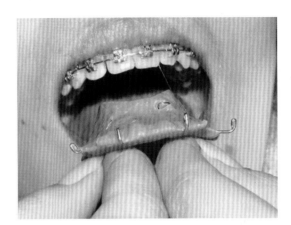

图14-3-2

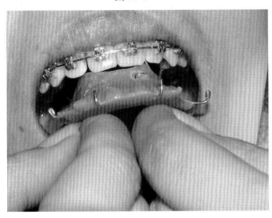

图14-3-3

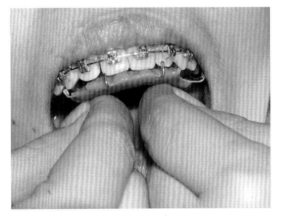

图14-3-4

第四节　镍钛丝定位树脂球制作步骤

【临床应用经验】

　　正畸镍钛丝树脂球制作步骤（图14-4-1~图14-4-9），是笔者在正畸临床上常用的方法，尤其在自锁托槽矫治器中，排齐牙列阶段应用最多。

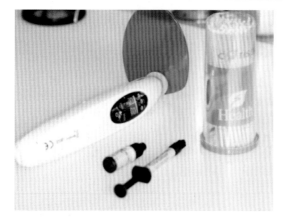

图14-4-1

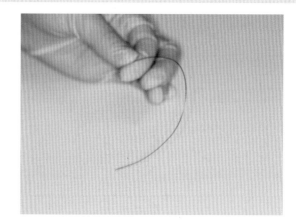

图14-4-2

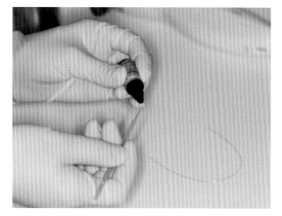

图14-4-3

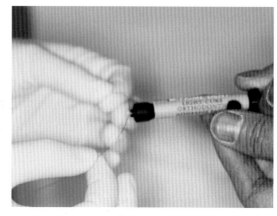

图14-4-4

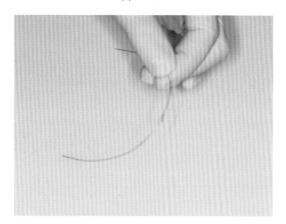

图14-4-5

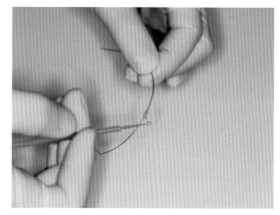

图14-4-6

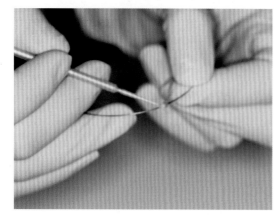

图14-4-7

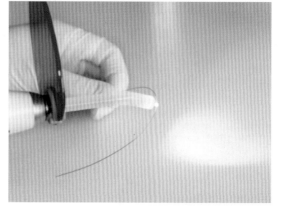

图14-4-8

树脂球粘接在镍钛丝上制作简单，它的作用类似于定位管，可以防止镍钛丝朝一边滑出颊面管，刺伤软组织，保持弓形的稳定及获得良好的疗效。下面介绍正畸镍钛丝树脂球制作步骤及临床应用案例（图14-4-10、图14-4-11）。

这是一个非常实用的小技巧，在方丝弓、直丝弓，活动翼、自锁托槽矫治技术中都可以使用。树脂小球给我们的正畸临床工作带来许多便利。

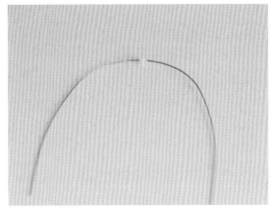

图14-4-9

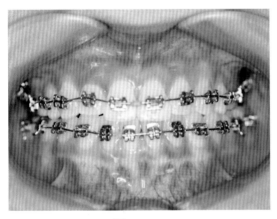

图14-4-10

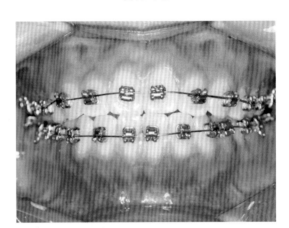

图14-4-11

拆除树脂球方法：

拆除树脂球的方法非常简单，用持针钳的钳喙夹住树脂球，稍稍使劲就可将树脂球捏碎而脱落（图14-4-12、图14-4-13）。

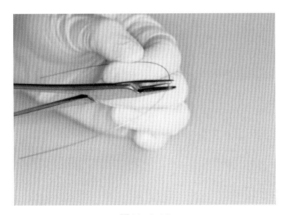

图14-4-12

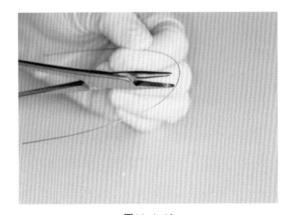

图14-4-13

第五节　配有横梁的扩弓保持器

【临床应用经验】

对于上牙弓狭窄的病例扩展牙弓后（图14-5-1、图14-5-2），往往需要采用保持手段。使用扩弓保持器就是一种常用的措施。图14-5-3采用了一种双菱形扩弓保持器，但是由于该患者上腭顶过深，腭顶与两侧牙列之间构成的侧壁过高，稳定性差。双菱形扩弓簧置入腭顶底处，其扩弓力量作用到侧壁的牙列处几乎显示不出。这样的病例制作双菱形扩弓保持器两基托板过高容易摆动，效果较差。为了解决这个问题，我们反复思考，设计了一种横梁，巧妙地解决了这个问题。横梁采用直径1.2mm粗不锈钢丝弯制成菱形或U形，曲突朝下置放置（图14-5-3），横梁置于部位一般在第二前磨牙与第一磨牙之间。经过改良，双菱形扩弓保持器稳定性获得加强，横梁的菱形曲可以通过调整其大小加力扩展后牙弓的宽度。

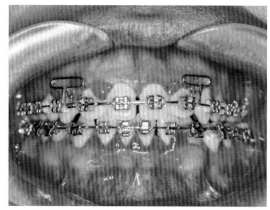

图14-5-1

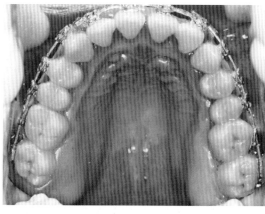

图14-5-2

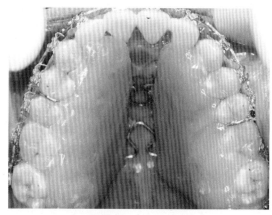

图14-5-3

【临床应用情况及改良保持器实物】（**图14-5-4 ～ 图14-5-7**）

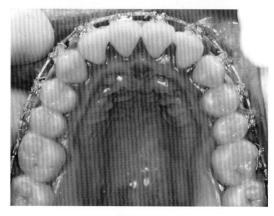

图14-5-4

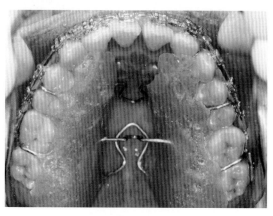

图14-5-5

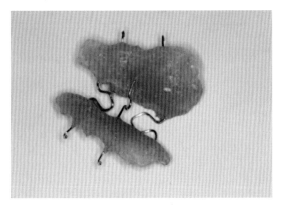

图14-5-6

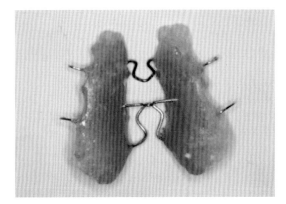

图14-5-7

第六节　腭盖高拱病例的取模方法

【临床应用经验】

取高拱腭盖印模小技巧：若患者牙弓狭窄，腭弓高拱，在取模前应先用右手食指挖一团印模材预先填塞入腭顶穹隆处，然后常规用托盘印模材取牙模（图14-6-1~图14-6-8）。

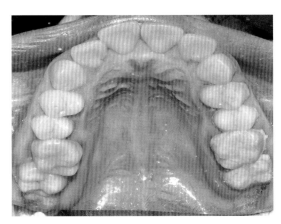

图14-6-1

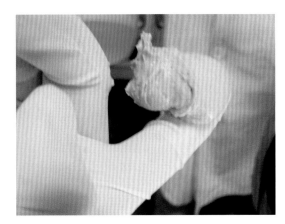

图14-6-2

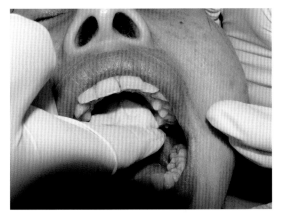

图14-6-3

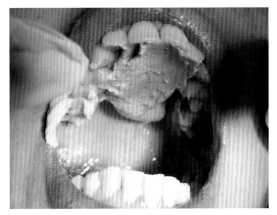

图14-6-4

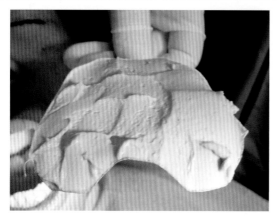

图14-6-5

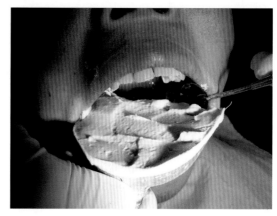

图14-6-6

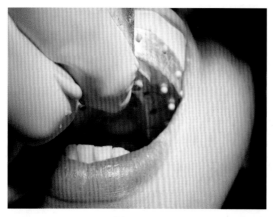

图14-6-7

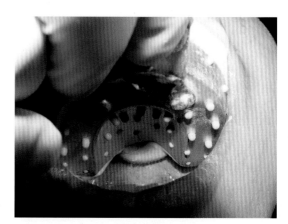

图14-6-8

临床上遇到腭盖高拱的病例，取模时应采取两步取模方法：首先降低腭顶穹隆高度，即在取模前应先用右手食指挖一团印模材预先填塞入腭顶穹隆处，使其穹隆高度变得较为平坦，然后按常规方法用托盘印模材取牙模。采用这种操作方法后，就可以取到精确、完整的腭盖高拱牙模。

在实施非依赖型推磨牙向后矫治装置治疗计划的患者，通常采用改良Nance托作为支抗装置，而制作腭部Nance胶托，获取腭顶完整的石膏牙模，是技工制作一个良好矫治配套装置的先决条件。

第七节　介绍一种新颖的扩弓保持器

该病例上牙弓狭窄，采用扩展牙弓方法矫治，除了主弓丝加大宽度外，还使用了粗丝扩展辅弓（图14-7-1、图14-7-2）。扩展牙弓后的牙列（图14-7-3），如果仅靠正畸弓丝维持已经扩展的牙弓宽度是不够的，采用了可摘式双菱形曲扩展辅弓辅助治疗（图14-7-4），这种装置采用邻间钩固位，不妨碍固定矫治器的治疗。很显然，这种装置不仅能维持已经获得的扩展牙弓效果，还可以根据临床需要调整菱形曲，适当地扩展一点儿牙弓，摘戴也比较方便。

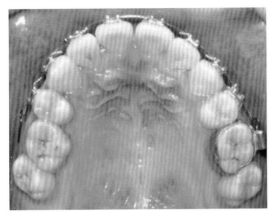

图14-7-1

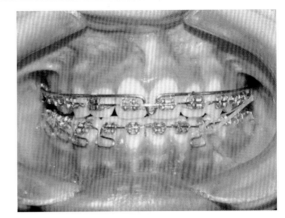

图14-7-2

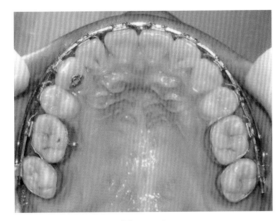

图14-7-3

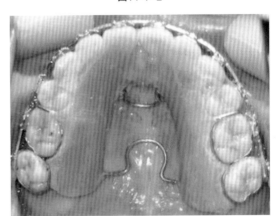

图14-7-4

第八节　双丝排齐拥挤下切牙技术

这是片段镍钛圆丝与主弓丝矫治下切牙拥挤的临床案例。

【操作步骤】

1. 取一根0.014in片段镍钛圆丝（图14-8-1）。

2. 镍钛推簧已经开展下颌前牙 2| 牙列拥挤间隙（图14-8-2）。

3. 片段镍钛圆丝应稍稍长于 2| 左右侧一个邻牙近远中径的长度（图14-8-3）。

4. 应先将镍钛圆丝纳入 2| 托槽槽沟内结扎（图14-8-4）。

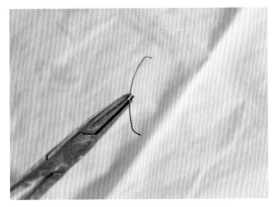

图14-8-1

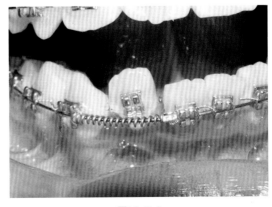

图14-8-2

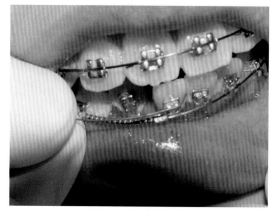

图14-8-3

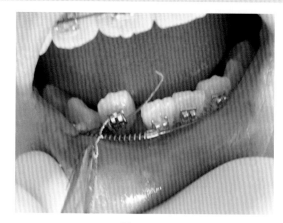

图14-8-4

5. 然后扎相邻一侧托槽，注意是双根弓丝同时纳入托槽槽沟后结扎，并且应将镍钛圆丝置入托槽槽沟底层，即正畸主弓丝澳丝在镍钛圆丝的上方（图14-8-5、图14-8-6）。

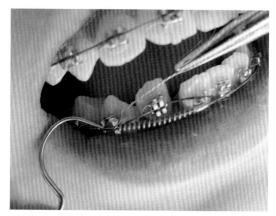

图14-8-5

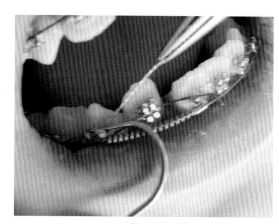

图14-8-6

6. 依次将另一侧镍钛圆丝纳入相邻牙齿托槽槽沟底层，用澳丝压住结扎（图14-8-7~图14-8-10）。

7. 镍钛圆丝片段弓与主弓丝联合排牙的状况，镍钛圆丝唇向移动舌倾的2|，主弓丝推簧维持已经扩展的间隙（图14-8-11、图14-8-12）。

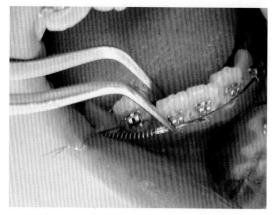

图14-8-7

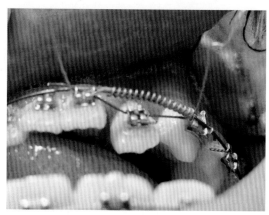

图14-8-8

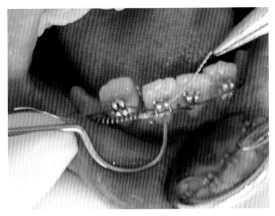

图14-8-9

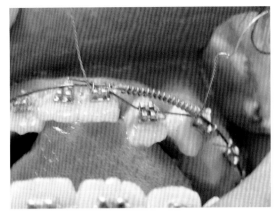

图14-8-10

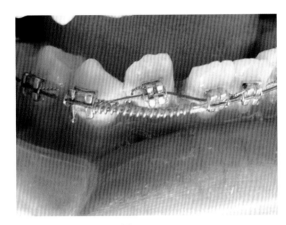

图14-8-11

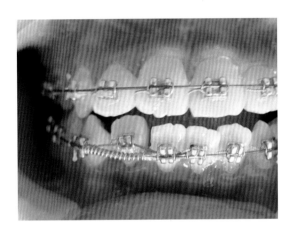

图14-8-12

<table>
<tr><td>第九节</td><td>可摘式斜导配合颌间牵引矫治深覆盖、深覆𬌗</td></tr>
</table>

一、使用斜导联合矫治前（图14-9-1～图14-9-4）

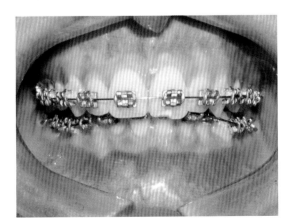

图14-9-1

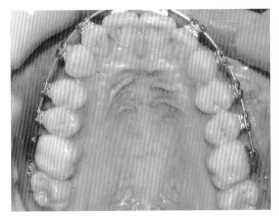

图14-9-2

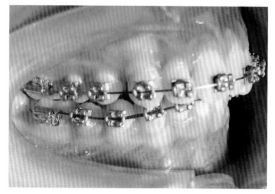
图14-9-3

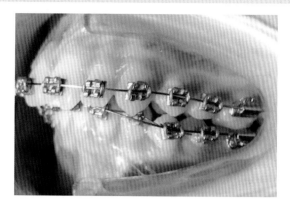
图14-9-4

二、使用斜导联合矫治（图14-9-5～图14-9-8）

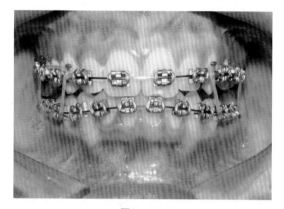
图14-9-5

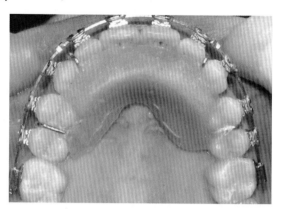
图14-9-6

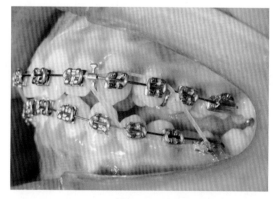
图14-9-7

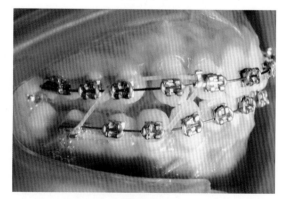
图14-9-8

三、矫治2个月（图14-9-9～图14-9-12）

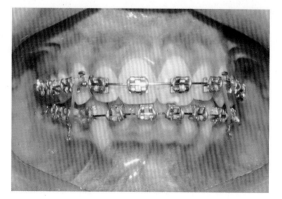
图14-9-9

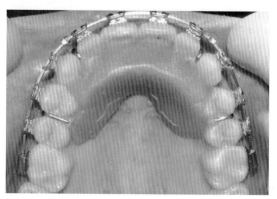
图14-9-10

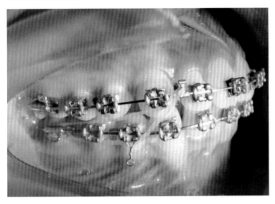

图14-9-11

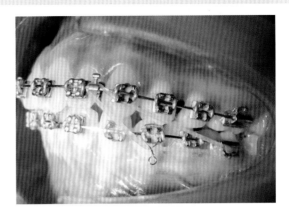

图14-9-12

【临床应用经验】

1. 活动式斜导与固定矫治器联合使用，用于矫治伴有深覆盖、深覆𬌗的Ⅱ类病例。

2. 使用斜导，下前牙应该基本排列整齐，便于牙齿与斜面导板大面积接触，发挥其导下颌向前的作用。如果下前牙拥挤排列不整齐，个别牙接触导板会造成咬合创伤。

3. 斜面导板的高度，以能够暴露足够的下颌前牙唇面以便粘接托槽即可。

4. 在患者使用斜导的同时，上颌使用较粗的稳定弓丝，下颌使用相对较细的弓丝进行颌间牵引，这样的处理会使下颌后牙伸长，𬌗向移动与对颌牙齿尽早建立咬合接触。在颌间牵引力的作用下，斜导引导下颌向前的同时也有利于磨牙关系的调整。

第十节　　焊接牵引钩粗丝支抗牵引辅弓

【临床应用经验】

该辅弓两端的U形曲稍稍打开能够起到扩展牙弓的作用（图14-10-1），一般情况下能够起到加强上颌牙弓支抗、维持上颌牙弓长度的作用。尖牙近中焊接的牵引钩便于挂橡皮圈实施Ⅱ类颌间牵引。该辅弓U形曲末端弓丝后倾，可以起到压低上前牙的作用（图14-10-2）。在进行Ⅱ类颌间牵引时，可以防止或抵消上前牙伸长的副移动。

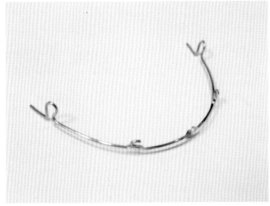

图14-10-1

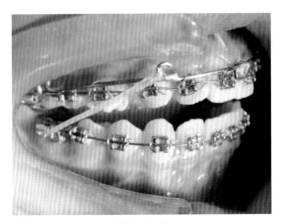

图14-10-2

143

【应用特点】

在排齐牙列阶段，为了开展间隙或拔牙病例尖牙远中移动措施中，临床上经常使用镍钛推簧，在附有功能曲的矫治弓丝上怎样套弹簧？本组图演示了整个操作过程，从矫治弓丝末端套入镍钛推簧，旋转推进，越过功能曲远中角，旋转套进功能曲近中角，继续旋转推进弹簧，进入矫治弓丝无曲段（图14-11-1～图14-11-5）。

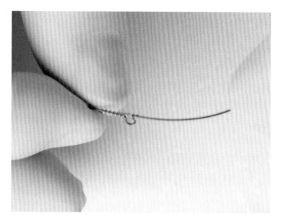

图14-11-1

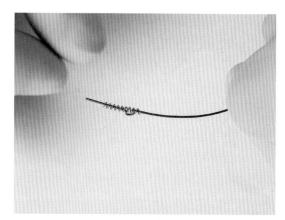

图14-11-2

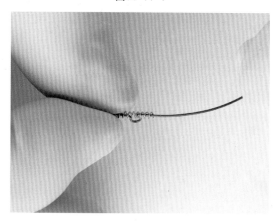

图14-11-3

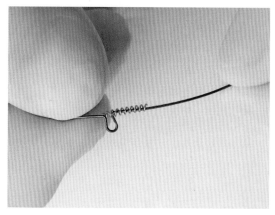

图14-11-4

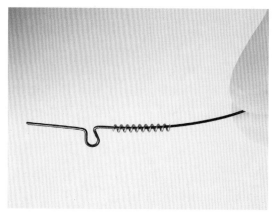

图14-11-5

第十二节　利用分牙橡皮圈关闭拔牙间隙（一个变两个）

【操作步骤】

1. 分牙橡皮圈及结扎丝（图14-12-1）。

2. 分牙橡皮圈并排放置的情况（图14-12-2、图14-12-3）。

3. 用一根直径0.25mm结扎丝穿过橡皮圈，然后对折结扎丝（图14-12-4~图14-12-6）。

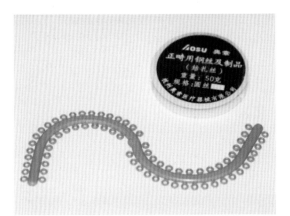

图14-12-1

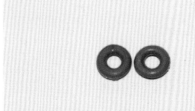

图14-12-2

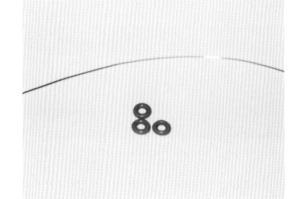

图14-12-3

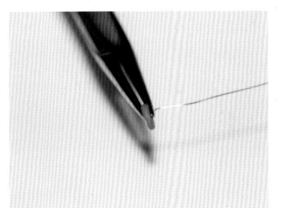

图14-12-4

图14-12-5

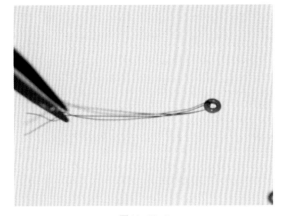

图14-12-6

4. 将用结扎丝穿过去的橡皮圈拉伸至两个静止状态下的分牙橡皮圈的大小，即一个橡皮圈的长度变两个橡皮圈的长度（图14-12-7、图14-12-8）。

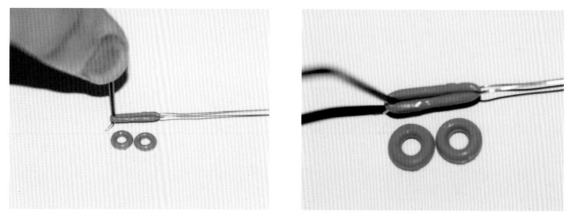

图14-12-7　　　　　　　　　　　　　　　图14-12-8

【临床应用案例】

该患者上下颌牙列拥挤，减数4颗第一前磨牙矫治。在使用镍钛丝排齐牙列阶段，对于拥挤段牙弓（左侧）使用了"一个变两个"分牙橡皮圈轻力拉尖牙向远中移动策略（图14-12-9～图14-12-12）。

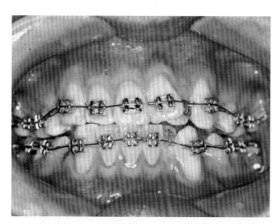

图14-12-9

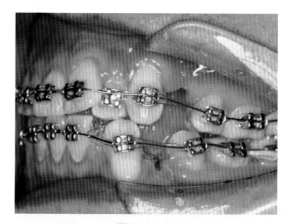

图14-12-10

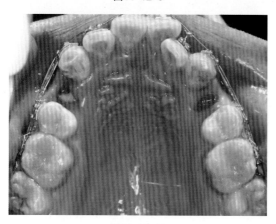

图14-12-11

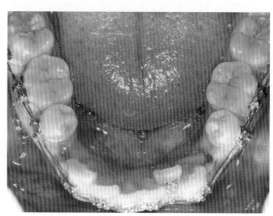

图14-12-12

146

一、矫治前（图14-13-1～图14-13-4）

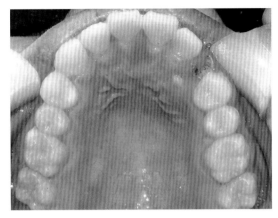

图14-13-1

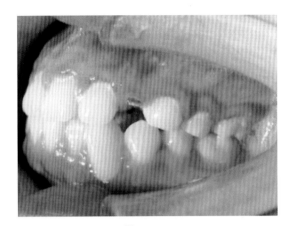

图14-13-2

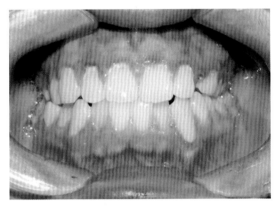

图14-13-3

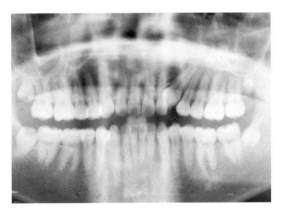

图14-13-4

二、矫治阶段（1）（图14-13-5、图14-13-6）

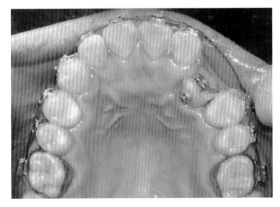

图14-13-5

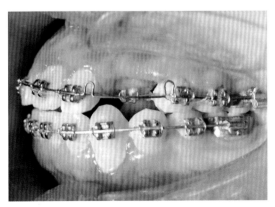

图14-13-6

三、矫治阶段（2）（图14-13-7～图14-13-12）

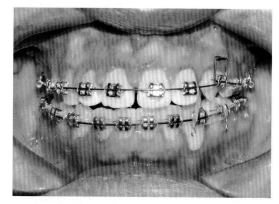
图14-13-7

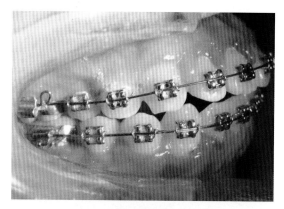
图14-13-8

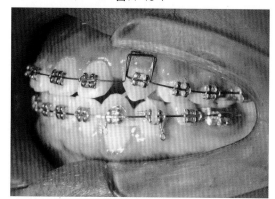
图14-13-9

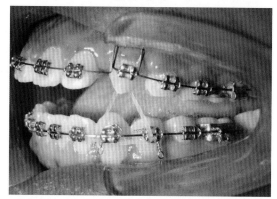
图14-13-10

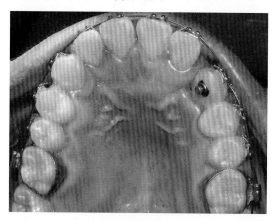
图14-13-11

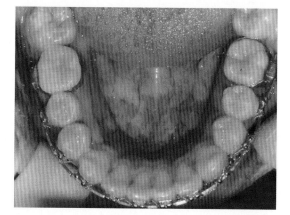
图14-13-12

这是一位成年男性患者，在校大学生。由于乳尖牙残根滞留，导致⌐3腭侧阻生（图14-13-1）。本组图片展示了该患者阻生尖牙牵引导萌矫治进展情况。

【临床应用经验】

1. 这个病例的正畸导萌矫治特点是利用匣形曲与对颌牵引，颊舌侧同时施力使阻生牙⌐3沿向萌出。并且能避免以往采用的单颌牵引方法其过大的反作用力使⌐2、⌐4出现开殆。

2. 匣形曲的正轴作用和利用舌纽与下颌的颌间三角形交互牵引，能够促进⌐3与对殆牙建立良好的咬合关系。

3. 在⌐3的舌侧粘舌扣做对颌三角牵引，第一可以助萌，第二可以控制唇侧倾斜的牙根（图14-13-5可以看到⌐3的牙根唇侧倾斜）。匣形曲主要控制尖牙牙根近中移动。

4. 该患者开辟阻生牙萌出道，使用的是镍钛螺旋推簧扩展间隙的方法。

5. 该患者利用对颌牙列作为支抗，在阻生尖牙颊、舌侧分别采用匣形曲和舌侧扣的方法进行尖牙助萌牵引，实施阻生尖牙移动过程中的三维控制是一大特点。

6. 矫治思路如下：

（1）对于阻生牙的导萌，第一是要有足够的间隙，因此需要先扩展间隙并在矫治的过程中保持获得的空间。

（2）拉阻生牙排入牙弓正确的位置主要靠弹性牵引力，笔者主要采用辅弓的方法解决。

（3）对阻生牙位置的调整采用匣形曲和舌侧扣的方法。匣形曲主要调整近远中方向；舌侧扣主要是调整唇舌方向的，同时减少|2、|4向|3方向倾斜，减少开𬌗倾向。

（4）待阻生尖牙排入牙列后，下一步则调整中线关系，同时用橡皮链收间隙。

（5）上下牙交互牵引调整咬合。

第十四节　正畸手段竖直水平阻生智齿

【临床应用经验】

这是一例成人错𬌗畸形患者，上颌两颗第二磨牙大面积龋坏，下颌第二磨牙𬌗面浅龋，第三磨牙水平阻生，诊疗医生采用非常规磨牙减数矫治设计方案，拔除了4颗第二磨牙。该患者的矫治难点在于下颌第三磨牙的正畸处理。笔者通过拔除7，暴露第三磨牙𬌗面，粘接颊面管，使用镍钛丝轻力竖直磨牙的方法，逐渐将第三磨牙竖直并排入牙列取代第二磨牙（图14-14-1～图14-14-10）。

注意：当第三磨牙颊面暴露一定高度能够粘接颊面管时，应及时拆除𬌗面颊面管，在第三磨牙颊面粘接颊面管，使用镍钛丝排牙，逐渐过渡到稳定弓丝，关闭间隙。

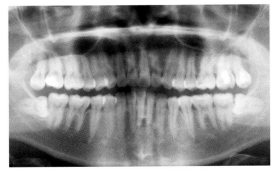

图14-14-1

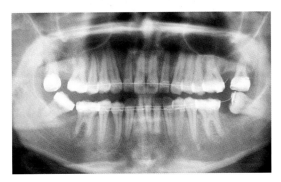

图14-14-2

149

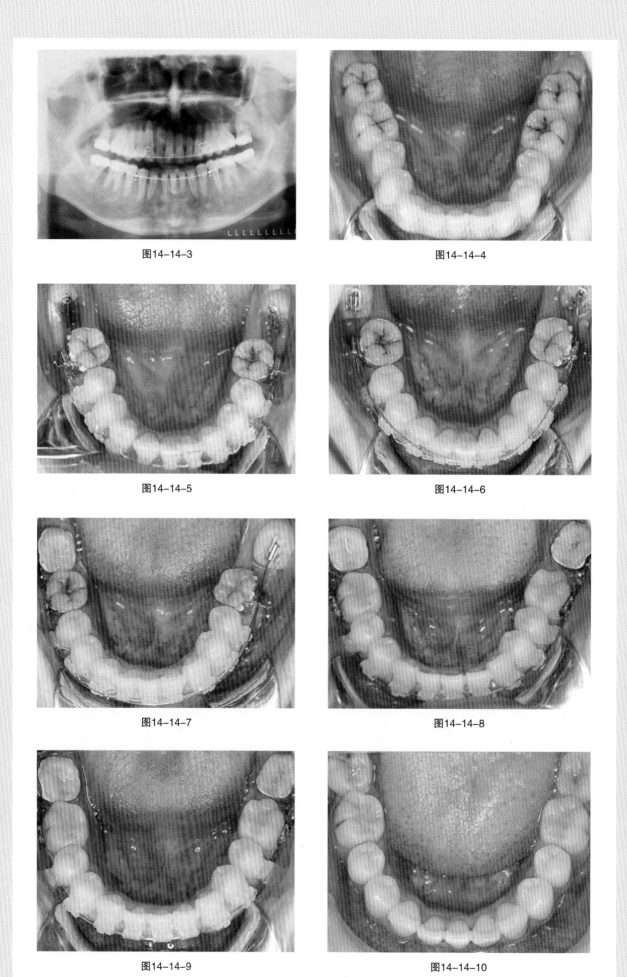

图14-14-3

图14-14-4

图14-14-5

图14-14-6

图14-14-7

图14-14-8

图14-14-9

图14-14-10

【该患者上颌埋伏阻生尖牙导萌治疗特点】

1. 口腔全景片可以观察到埋伏阻生尖牙状况（图14-15-1）。

2. 通过镍钛推簧开展3的间隙，埋伏牙偏腭侧，在腭侧开窗暴露尖牙牙冠粘接舌侧扣，初期使用分牙橡皮圈与结扎丝牵引导萌图（图14-15-2）。

3. 有咬合干扰，采用固定式平面导板打开咬合（图14-15-3）。

4. 拆除平面导板，继续使用推簧开展尖牙间隙（图14-15-4）。

5. 待尖牙牙冠暴露后，其舌侧扣上挂橡皮链朝唇颊侧牵引（图14-15-5、图14-15-6）。

6. 尖牙排入正常牙列的状况（图14-15-7）。

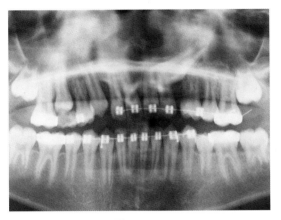

图14-15-1

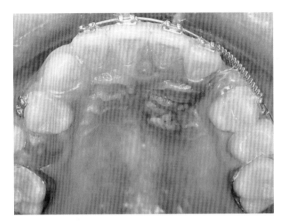

图14-15-2

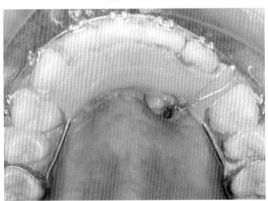

图14-15-3

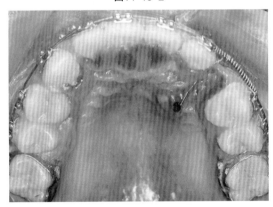

图14-15-4

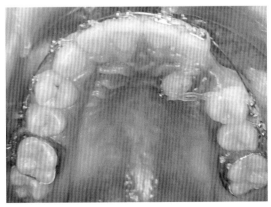

图14-15-5

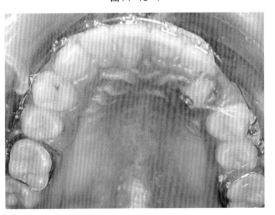

图14-15-6

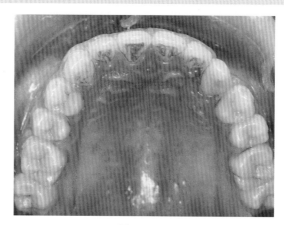

图14-15-7

第十六节 正畸技巧：为阻生尖牙𬌗向移动扎起了弹簧"拱彩门"

【临床应用经验】

此病例为正畸教学指导病例，非本人接诊患者。

该患者的上颌尖牙的切缘顶在主弓丝的推簧上不能朝𬌗向移动（阻生尖牙𬌗向移动被弓丝阻挡这种现象临床很常见），对于尖牙的助萌排入牙列造成障碍。

遇到这样的问题，应该给阻生的尖牙𬌗向移动创造条件开通道路。显而易见，继续使用平直

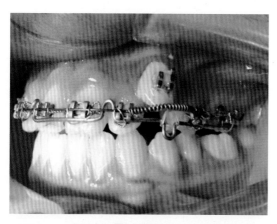

图14-16-1

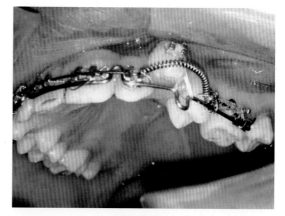

图14-16-2

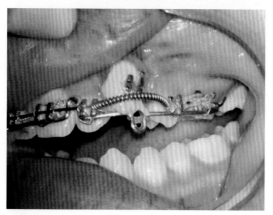

图14-16-3

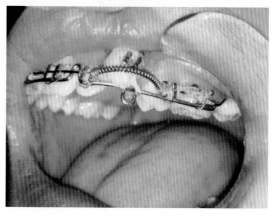

图14-16-4

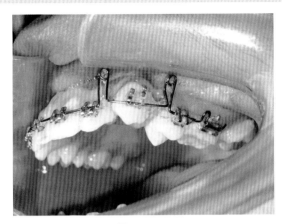

图14-16-5

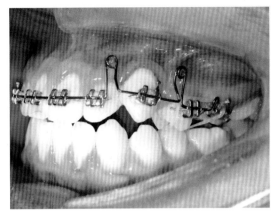

图14-16-6

弓丝是走不通的。于是我给阻生的上颌尖牙扎起了弹簧"拱彩门"。正畸主弓丝采用0.018in的澳丝，在尖牙殆向移动的路途上弯制了一个弧形的"拱彩门"，拱彩门套上推簧可以继续开展间隙，又给阻生尖牙殆向移动提供有利条件。

该患者拔除了5，其间隙还有1/3。正畸主弓丝澳丝紧贴颊面管弯制了停止曲，增强磨牙支抗，防止磨牙近中移动。橡皮链挂在第一磨牙颊面管上拉4远移，为阻生尖牙殆向移动提供足够的位置。

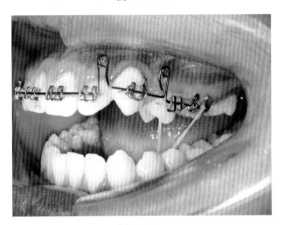

图14-16-7

为了加强支抗（该患者单颌上矫治器），不能利用对颌牙弓做支抗，我设计了粗丝牵引辅弓挂橡皮链牵引尖牙殆向移动，回味一下这样的矫治设计很有创意。第一，弹簧"拱彩门"的推簧在前面推4向远中移动（其后方5已经拔除有利用的空间）；第二，6挂橡皮链在后面协同拉4向远中移动；第三，粗丝牵引辅弓挂橡皮链垂直向牵引尖牙向殆方移动，亦有微弱挤压4向远中移动的力量。几种矫治力量会合形成一种力，是一套很巧妙的设计（图14-16-1、图14-16-2）。

该案例的矫治设计对基层医生临床正畸工作颇有帮助和启迪作用。

1个月后复诊，我们可以清晰地看到该患者阻生的上颌尖牙已经从"拱彩门"里朝外探出了个头，即尖牙顺利朝殆向移动，其牙尖越过"拱彩门"已经抵达并触及粗丝牵引辅弓了（图14-16-3、图14-16-4）。

矫治后期，我们使用了澳丝弯制带圈垂直曲加力单位，继续扩展间隙并利用两垂直曲间水平臂牵引尖牙殆向移动，尖牙殆向移动至与邻牙槽沟接近水平时将水平臂纳入托槽槽沟结扎（图14-16-5~图14-16-7）。

Chapter 15 第十五章

镍钛丝定位管矫治技巧

第一节　镍钛圆丝定位管制作

【临床应用经验】

图中所示为正畸医生利用普通注射针头正在制作与镍钛圆丝配套使用的定位管（图15-1-1、图15-1-2）。

1. 关于镍钛圆丝定位管矫治技术，由武广增编著、清华大学出版社2006年出版发行的《实用口腔正畸临床应用技术图谱》一书中有详细介绍。此定位管既不用点焊也不用锡焊固定，定位管套住镍钛圆丝移动到所需部位，用细丝钳或转矩钳夹紧固位，手指检查定位管不能左右移动，弓丝不变形即可。

2. Damon自锁托槽矫治系统中有定位管是成品的，使用时一般放在中切牙之间。而该制作定位管的针管一般采用8号普通肌肉注射针头制作，或采用麻醉科一次性腰麻穿刺针头制作亦可。

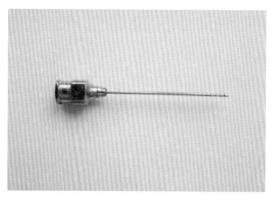

图15-1-1

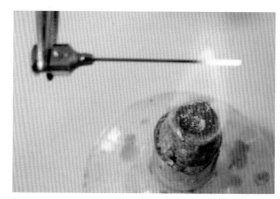

图15-1-2

第二节　3个定位管镍钛圆丝临床应用病例

【临床应用经验】

1. 此病例为深覆𬌗、深覆盖病例，上颌使用固定式平面导板压低下前牙，这样的设计既可减小深覆𬌗、深覆盖，又可增加后牙的支抗；后牙7|7上带环，把腭托支架焊接在7|7的带环上，这样

做支抗作用更强。该病例下颌前牙暂不粘托槽，待调整好前牙覆𬌗覆盖关系后再粘托槽。在1|1之间使用一个定位管，另外两个定位管在双侧尖牙的近中。主要是把前牙21|12整平，舌倾的前牙适当唇向移动。

2. 该患者为闭锁型深覆𬌗而非深覆盖病例。采用固定式平导打开咬合后，下颌前牙即刻打开锁结暴露牙面，为粘接托槽提供必要的条件。3个定位管镍钛圆丝主要为局部扩展牙弓（唇向开展）创造空间，排齐拥挤的前牙（图15-2-1、图15-2-2）。

3. 该病例使用的平导压低下前牙，起到支抗作用。推动上前牙唇向移动，扩展牙弓是靠3个定位管镍钛圆丝技术完成的（图15-2-3、图15-2-4）。

4. 垂直开大曲的主要功能是开大间隙，常用于局部牙段拥挤的排齐；垂直开大曲在增加正畸弓丝的柔韧性的同时，也降低了弓丝的刚度。对深覆𬌗的病例用来打开咬合不适宜。

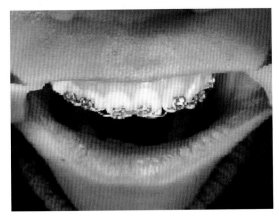

图15-2-1

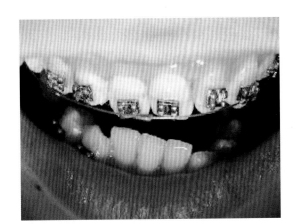

图15-2-2

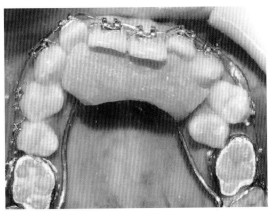

图15-2-3

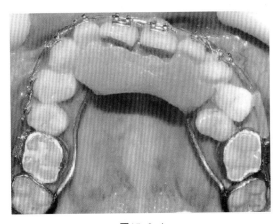

图15-2-4

第三节　　镍钛圆丝定位管技术

【临床应用经验】

镍钛圆丝定位管技术所采用配套弓丝是国产镍钛圆丝0.014in、0.016in、0.018in规格。定位套管使用与上述镍钛丝直径略粗一点儿的套管，其长度约为2mm。可用8号、9号注射针头制作，用金刚砂片轮将针杆截断成所需尺寸。使用前，套管需用酒精灯退火处理。使用时将镍钛弓丝穿入套管，然后将套管移动至矫治设计需要定位的部位，用细丝钳夹紧套管，使其固定在镍钛弓丝上，用手指检查定位套管，钳夹后应不能移动，定点位置准确且弓丝没有变形即可。若弓丝变形则用手或钳子将其调整恢复至矫治所需弓形，注意左右侧弓形对称协调，吊线检查左右侧弓丝应重叠在一条线上（图15-3-1～图15-3-4）。

此方法笔者临床用了10多年，对固定矫治器初期正畸排齐牙列帮助很大，是一项经济实用的矫治手段。定位管的制作简单，操作便利。最初的定位管置放在上下中切牙之间的镍钛圆丝上，因为下颌切牙间的间距小，定位管固定弓丝作用牢靠，尤其适用于下颌。可上颌中切牙托槽间的间距较大，用了定位管弓丝还是有少许的滑动空间，后来我做了一点儿小小的改进，将定位管嵌放在一个中切牙托槽近远中翼的中间，结扎后就不能滑动了。有的同行问我："你前期排牙时的镍钛丝会滑出颊面管吗？"我回答说不会，即使有的话，也只有个别拔5或拔6的患者会出现，不多见。

【镍钛圆丝定位管技术的特点】

1. 能够有效地防止镍钛弓丝因咀嚼受力不均匀朝一端移动，滑出磨牙带环颊面管，刺伤软组织。由于定位管维护了镍钛圆丝在牙列托槽中的弓形稳定性，可以充分发挥该矫治弓丝的特性，迅速排齐拥挤的牙列。

2. 多定位管镍钛圆丝技术采用多点定位结扎可起到扩弓、开拓间隙、整平牙弓、调整牙列中线等作用。

定位管不一定要求放在镍钛圆丝的正中间，亦可根据患者牙列情况放在前牙或前磨牙两个相邻牙齿托槽之间，比如放在邻牙托槽间距比较窄小的地方，这样定位管在排齐牙列的同时可以限制镍钛弓丝滑动的距离，有利于保持初始的正畸弓丝形态，获得良好的矫治效果。

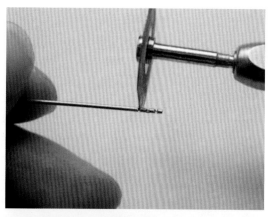

图15-3-1

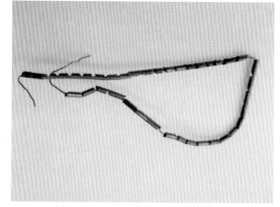

图15-3-2

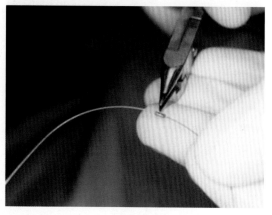

图15-3-3

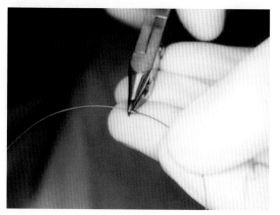

图15-3-4

第四节　镍钛弓丝定位管矫治技术临床应用特点

【矫治特点】

镍钛弓丝（指的是镍钛圆丝）经与定位管巧妙结合后，更加充分地发挥其弓丝的高弹力性能，可人为地随正畸医生的意愿，按矫治设计要求定向定量地调节镍钛圆丝在方丝弓托槽槽沟中的着力位点、贮存弹力的大小、释放机械力、移动牙齿的精确距离，利用定位管压缩弯曲的镍钛弓丝产生有效的扩弓、开拓间隙、整平牙弓、调整牙列中线等功效。镍钛弓丝定位管矫治技术关键环节，定位套管系采用细丝钳或转矩钳钳夹固定与松解，随意性强，易于操作和调整，且定位精确。例如完成开展间隙

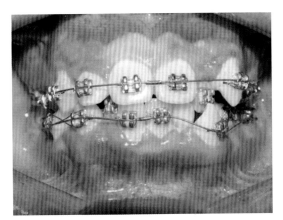

图15-4-1

后，弓丝不必拆卸，仅将原镍钛弓丝直接纳入错位牙托槽槽沟结扎排牙，较大地节省了医生椅旁操作时间。对于首选镍钛弓丝排牙，在切牙托槽间放置定位管可有效地防止排齐牙列期间，因咀嚼运动、受力不均匀诸因素致使弓丝单侧移动、滑出颊面管刺伤颊部软组织的情况发生。复诊时也容易观察，由于采取了限定弓丝移动措施，镍钛弓形稳定，故矫治牙移动效果明显，为保证深覆𬌗、下颌Spee曲线过陡的牙列的矫治质量，可将镍钛丝弯制成摇椅弓，采用镍钛弓丝定位矫治技术打开咬合、整平牙弓。拔牙矫治病例，定位套管放在第二前磨牙托槽的远中，将磨牙颊面管拉钩与第二前磨牙托槽行"8"字结扎。在排齐牙列的过程中，由于弓丝限定作用，尖牙自动朝远中方向移动，能够有效地防止、减少前牙的唇向移动，有利于磨牙支抗的维护（图15-4-1）。

镍钛弓丝定位管矫治技术在方丝弓矫治器中主要在第一、第二阶段使用，也可用在节段弓矫治技术矫治成人轻微错𬌗畸形，以及错𬌗畸形矫治后复发病例的二期矫治。矫治过程中使用镍钛弓丝应遵循从细到粗、细丝轻力的原则。这里要特别指出的是，定位管不适宜在硬圆丝（如澳丝）和方丝中使用。

【临床应用经验】

1. 如果不用定位管，临床上可以在镍钛圆丝两末端用酒精灯烧红退火、结扎入槽后，在颊面管远中末端回弯；这样的处理只能防止弓丝末端滑出颊面管的现象。定位管压缩弯曲的镍钛弓丝产生有效的扩弓、开拓局部间隙、整平牙弓、调整牙列中线等功效则无法体现。

2. 对于托槽间距小的切牙，定位管可放置在两托槽中间的位置，如下中切牙；托槽间距较大的上中切牙，使用稍大一点儿的定位管可放置在两托槽中间的位置，如果使用小一点儿的定位管还可将其放置在一个中切牙的托槽上，即嵌入中切牙托槽的近远中结扎翼之间，这样更加稳定，效果更好。注意钳夹后结扎的镍钛弓丝不能变形，如果出现变形情况，应该用持针钳或手指调整恢复正常弓形后再纳入托槽结扎。

另外，定位管设计放置在一侧中切牙托槽两翼之间的病例，要注意镍钛圆丝的中点与牙列中线吻合。

Chapter 16 第十六章

磨牙竖直簧弯制及临床应用

【弯制步骤】

1. 取一截0.018in×0.025in不锈钢方丝，在磨牙颊面管前画线做标记（图16-1-1）。

2. 使用kim钳，方喙朝外，钳夹持弓丝末段10mm处弯折90°，形成一短臂（图16-1-2、图16-1-3）。

3. 短臂插入颊面管内，垂直弯折弓丝5mm处画线做记号（图16-1-4、图16-1-5）。

4. 前夹持标记处，圆喙朝外，弯折弓丝（图16-1-6~图16-1-8）。

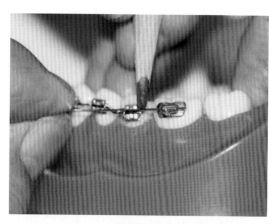

图16-1-1

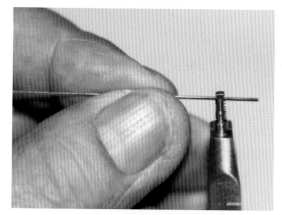

图16-1-2

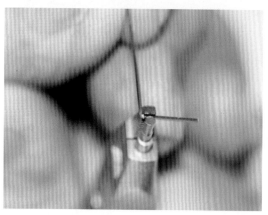

图16-1-3

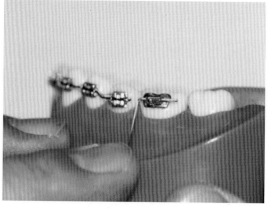

图16-1-4

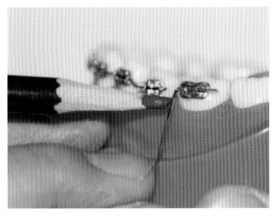

图16-1-5

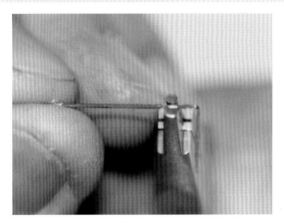

图16-1-6

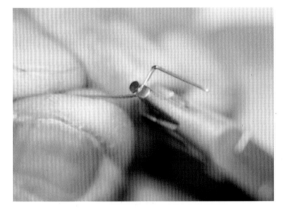

图16-1-7

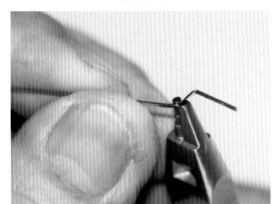

图16-1-8

5. 左手捏住弓丝沿圆喙弯折，直至形成一个圈簧（图16-1-9~图16-1-14）。

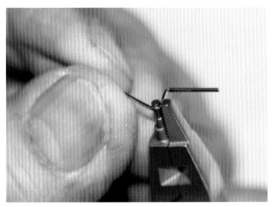

图16-1-9

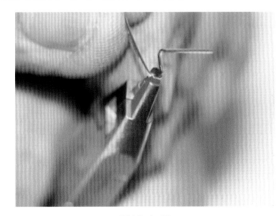

图16-1-10

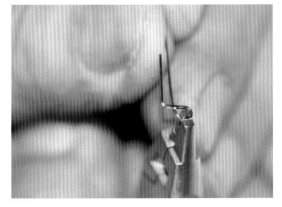

图16-1-11

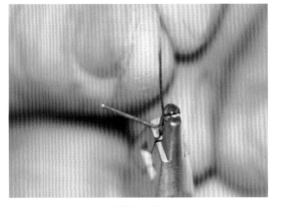

图16-1-12

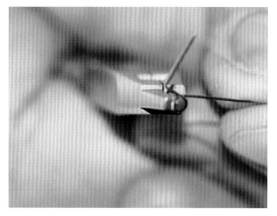

图16-1-13

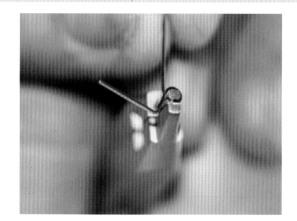

图16-1-14

6. 圈簧下方弓丝与垂直臂构成90°的角度（图16-1-15、图16-1-16）。

7. 再次将短臂插入磨牙颊面管内（图16-1-17）。

8. 在近中第一、第二前磨牙之间画线做标记（图16-1-18）。

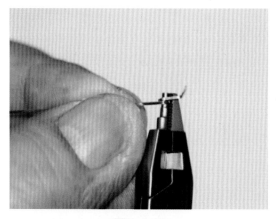

图16-1-15

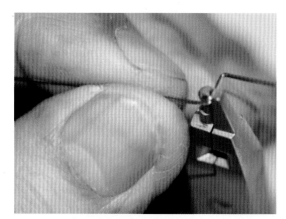

图16-1-16

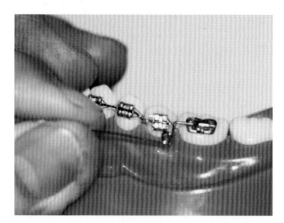

图16-1-17

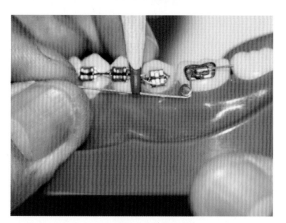

图16-1-18

9. 钳子夹住标记点，方喙在内弯折90°，形成磨牙竖直簧的横臂（图16-1-19~图16-1-21）。

10. 用两把转矩钳前喙相对夹住横臂近中转角处直立方丝（图16-1-22）。

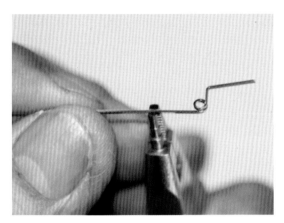

图16-1-19

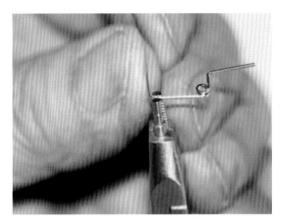

图16-1-20

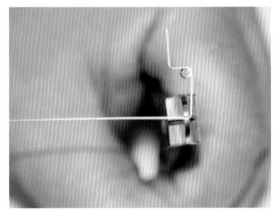

图16-1-21

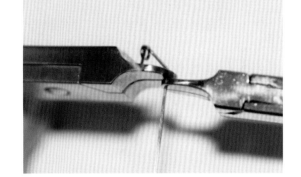

图16-1-22

11. 转矩钳夹住靠近横臂处弓丝不动，上方钳子夹持弓丝扭转90°，使方丝宽面与牙面平行（图16-1-23、图16-1-24）。

12. 钳子夹住方丝宽面起始部，弯折弓丝（图16-1-25、图16-1-26）。

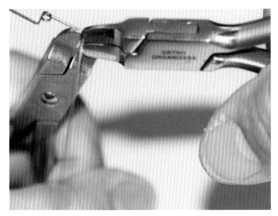

图16-1-23

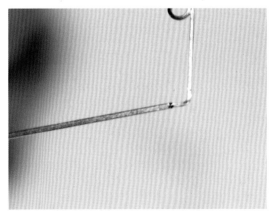

图16-1-24

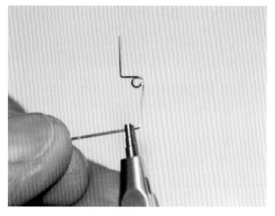

图16-1-25

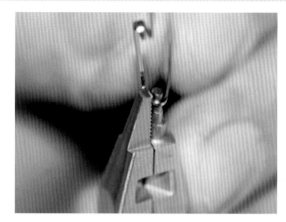

图16-1-26

13. 方丝沿钳子圆喙弯折，形成小钩（图16-1-27~图16-1-29）。

14. 大约在平齐小钩钩口处切断弓丝（图16-1-30）。

15. 弯制完毕的磨牙竖直簧状态（图16-1-31）。

16. 用持针钳将磨牙竖直簧短臂插入磨牙颊面管内（图16-1-32、图16-1-33）。

17. 然后将挂钩从第一、第二前磨牙主弓丝下方进入倒挂在主弓丝上（图16-1-34~图16-1-36）。

18. 装配完毕的磨牙竖直簧，注意插入磨牙颊面管后面的末端弓丝向龈方弯折（图16-1-37、图16-1-38）。

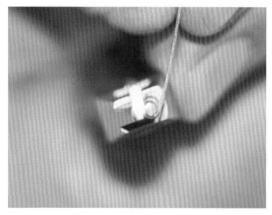

图16-1-27

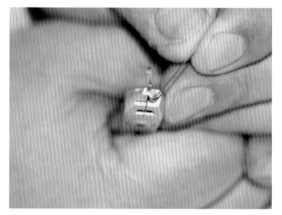

图16-1-28

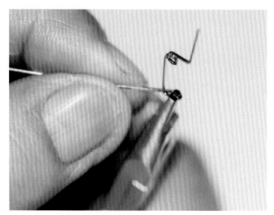

图16-1-29

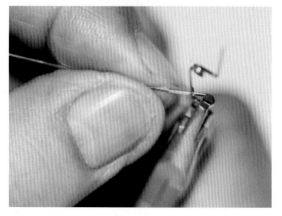

图16-1-30

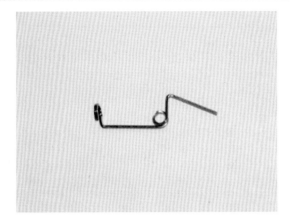

图16-1-31

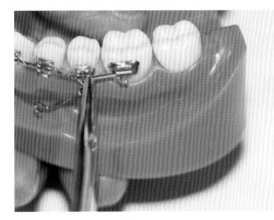

图16-1-32

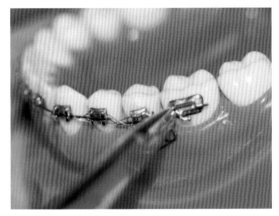

图16-1-33

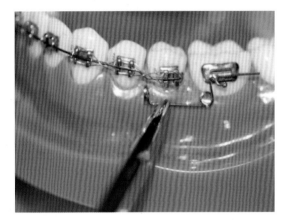

图16-1-34

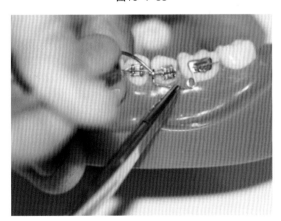

图16-1-35

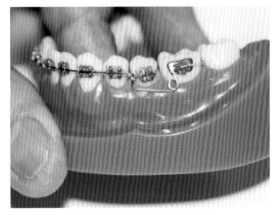

图16-1-36

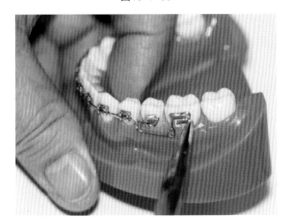

图16-1-37

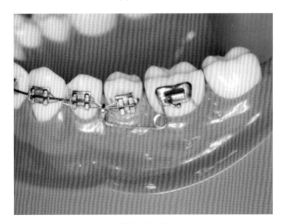

图16-1-38

2011-07-28

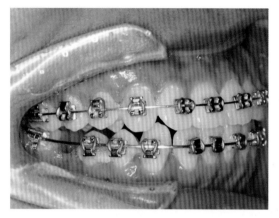

图16-2-1

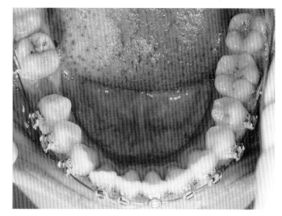

图16-2-2

2011-12-13

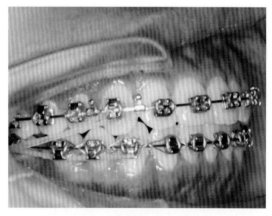

图16-2-3

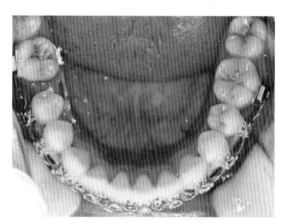

图16-2-4

2012-01-2

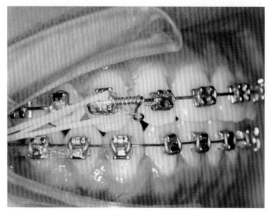

图16-2-5

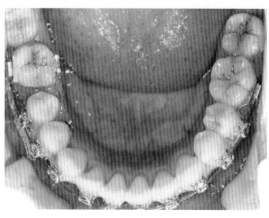

图16-2-6

2012-02-14

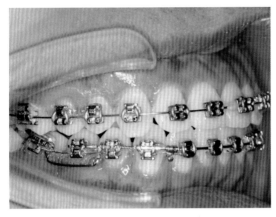

图16-2-7

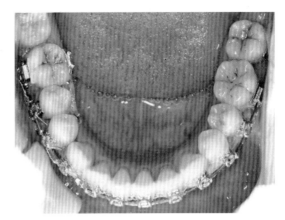

图16-2-8

2012-03-15

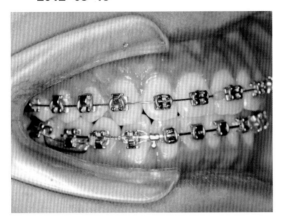

图16-2-9

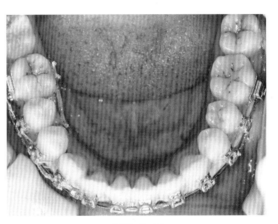

图16-2-10

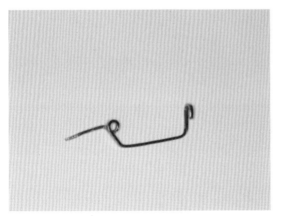

图16-2-11

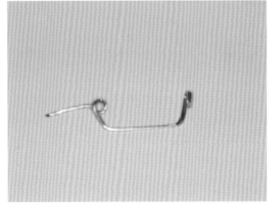

图16-2-12

【临床应用经验】

这是一个女性成人正畸患者，就诊年龄26岁，7̄近中平移矫治（6̄残冠拔除）已经与5̄靠拢建立邻接关系，但7̄有点儿近中倾斜，致使后牙段咬合接触较差，使用磨牙竖直簧纠正磨牙倾斜应用案例。

图16-2-1、图16-2-2为该患者初上磨牙竖直簧的牙列状况，图16-2-3、图16-2-4为矫治3个月的状况，我们可以观察到经使用磨牙竖直簧，该患者7̄直立并与对颌磨牙建立了良好的接触关系。图16-2-5～图16-2-10为该患者每月复诊时的牙列状况。

Chapter 17 第十七章

改良粗丝压低辅弓（"金鱼嘴"）制作与应用

改良粗丝压低辅弓（"金鱼嘴"）制作

【操作步骤】

1. 选用直径1.0mm不锈钢丝，于测量上下两个牙弓的周长处截断钢丝（图17-1-1、图17-1-2）。

2. 将钢丝的中点放置于牙模上颌中切牙与侧切牙之间，画线做标记（图17-1-3、图17-1-4）。

3. 梯形钳夹住钢丝，方喙朝外，弯折钢丝90°（图17-1-5、图17-1-6）。

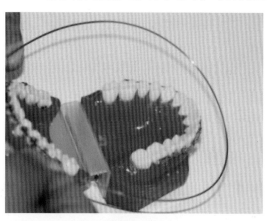

图17-1-1

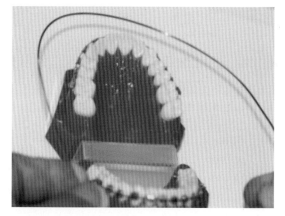

图17-1-2

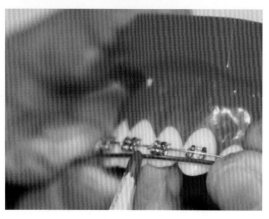

图17-1-3

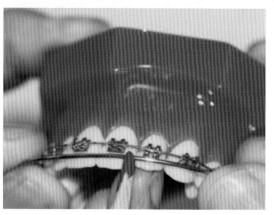

图17-1-4

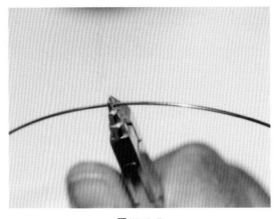
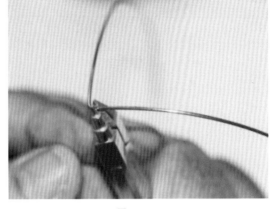

<table>
<tr><td align="center">图17-1-5</td><td align="center">图17-1-6</td></tr>
</table>

4. 在牙模上画线确定竖突高度，标记点超过中切牙托槽高度2mm（图17-1-7）。

5. 钳子夹住标记点以圆喙为支点弯制小U形曲（图17-1-8、图17-1-9）。

6. 钳夹小U形曲，使其宽度小于中切牙与侧切牙托槽间距，并置放于牙模相应牙位确认，注意两侧水平段钢丝应在一条直线上（图17-1-10）。

7. 依上述步骤，使用梯形钳弯制另一侧中切牙与侧切牙之间的小U形曲（图17-1-11、图17-1-12）。

8. 钳夹第二个小U形曲的底部，弯折钢丝90°（图17-1-13、图17-1-14）。

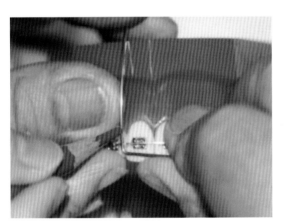
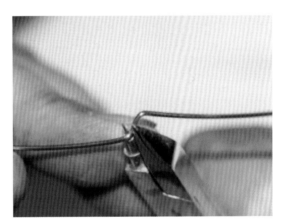

<table>
<tr><td align="center">图17-1-7</td><td align="center">图17-1-8</td></tr>
</table>

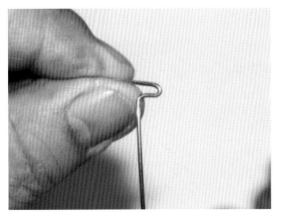
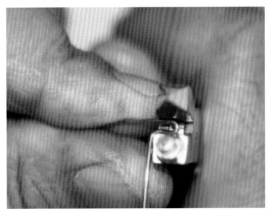

<table>
<tr><td align="center">图17-1-9</td><td align="center">图17-1-10</td></tr>
</table>

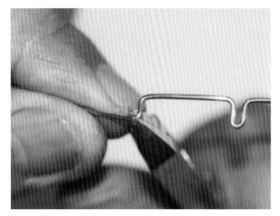

图17-1-11

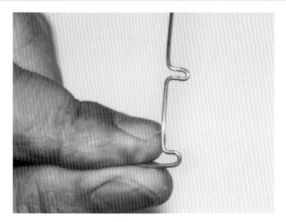

图17-1-12

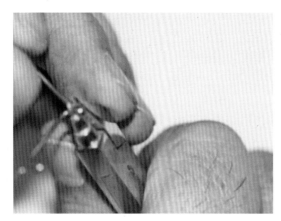

图17-1-13

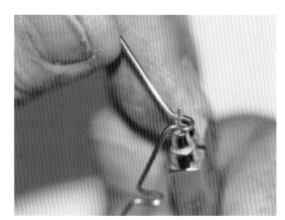

图17-1-14

9. 弯制完两个U形曲后的钢丝，注意其两侧水平段钢丝应保持在一条直线上（图17-1-15）。

10. 将钢丝U形竖突置放在牙模上就位比试（图17-1-16）。

11. 分别在两侧第一磨牙颊面管远中钢丝上画线做标记（图17-1-17、图17-1-18）。

12. 钳子夹住标记处钢丝，注意是用梯形钳第二级圆喙夹住钢丝，弯圆弧（图17-1-19、图17-1-20）。

13. 钢丝沿梯形钳第二级圆喙继续弯折，形成交叉（图17-1-21、图17-1-22）。

14. 钢丝沿圆喙继续弯折，形成一个小圆圈（图17-1-23、图17-1-24）。

15. 钢丝越过小圆圈继续沿钳子圆喙弯折，形成圈簧，钢丝弯折至大约45°即停（图17-1-25、图17-1-26）。

16. 用牙科镊子测量弯制完毕的一侧U形曲至圈簧的距离（图17-1-27、图17-1-28）。

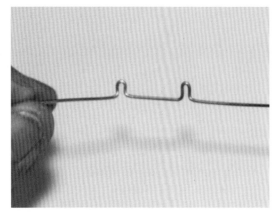

图17-1-15

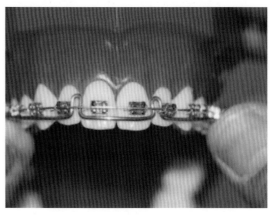

图17-1-16

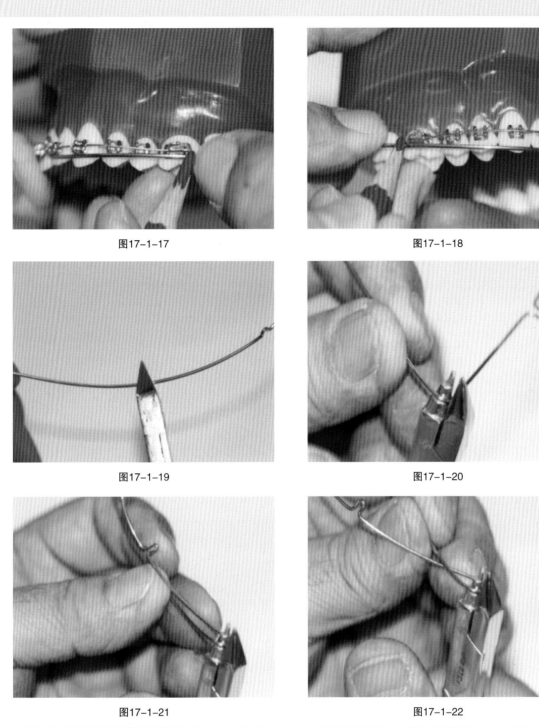

图17-1-17

图17-1-18

图17-1-19

图17-1-20

图17-1-21

图17-1-22

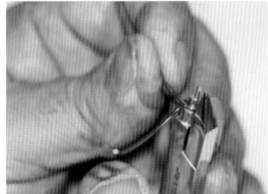

图17-1-23

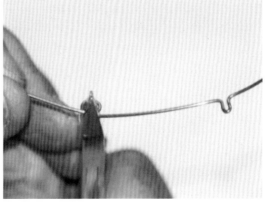

图17-1-24

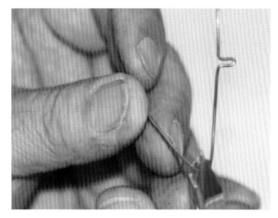

图17-1-25

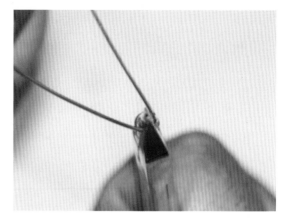

图17-1-26

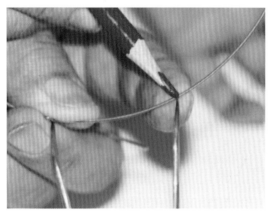

图17-1-27

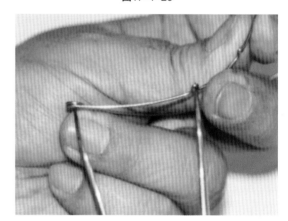

图17-1-28

17. 以这个距离的钢丝长度为标准，去测量另一端钢丝的长度并画线做标记（图17-1-29）。

18. 钳子夹住标记处钢丝，依上述步骤弯折另一端圈簧，继续弯折钢丝至大约45°即停，形成改良前牙压低辅弓的基本结构（图17-1-30~图17-1-33）。

19. 将弯制的压低辅弓上颌竖突置于牙模中切牙与侧切牙托槽之间的主弓丝下方固位（图17-1-34）。

20. 圈簧下端的钢丝朝下颌中切牙处靠拢（图17-1-35、图17-1-36）。

21. 两段钢丝在下颌中切牙之间交叉画线做标记（图17-1-37、图17-1-38）。

22. 用斜口钳剪断标记处钢丝（图17-1-39）。

23. 测量一端圈簧至钢丝末端的距离（图17-1-40）。

24. 以此长度测量另一端圈簧至钢丝的距离，画线，用斜口钳截断（图17-1-41~图17-1-43）。

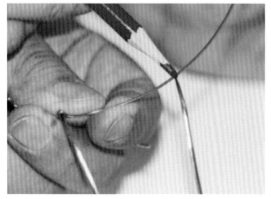

图17-1-29

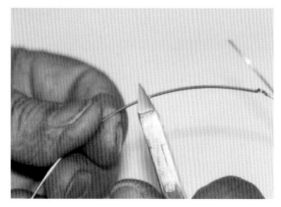

图17-1-30

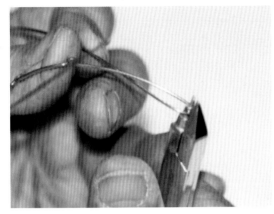

图17-1-31

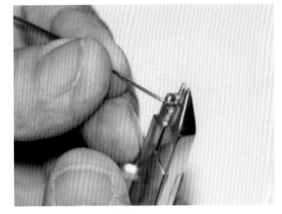

图17-1-32

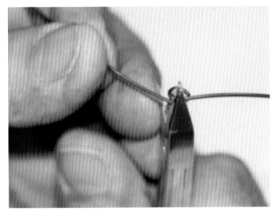

图17-1-33

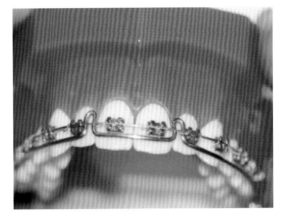

图17-1-34

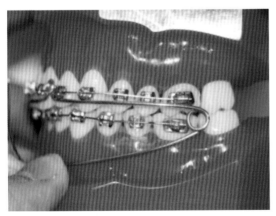

图17-1-35

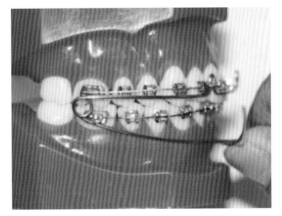

图17-1-36

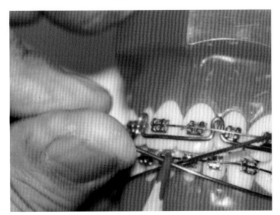

图17-1-37

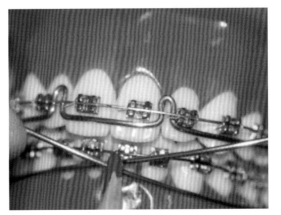

图17-1-38

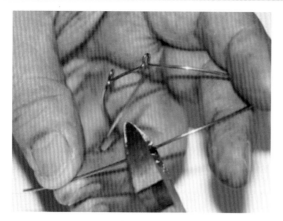

图17-1-39

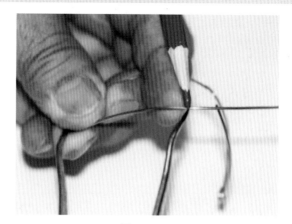

图17-1-40

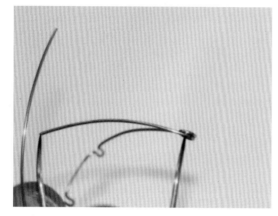

图17-1-41

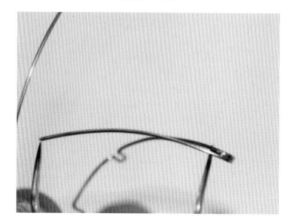

图17-1-42

25. 用正畸焊枪烧红一侧钢丝末端约5mm范围（图17-1-44）。

26. 焊枪烧红另一侧钢丝末端约5mm范围（图17-1-45、图17-1-46）。

27. 梯形钳夹住退火的钢丝末端（图17-1-47）。

28. 钳子夹住钢丝末端约3mm处弯折（图17-1-48）。

29. 钳子弯折钢丝对折末端（图17-1-49、图17-1-50）。

30. 钳子夹住对折末端钢丝，用劲捏紧，并向内弯折90°（图17-1-51、图17-1-52）。

31. 弯折完毕的钢丝末端形状（图17-1-53）。

32. 以这个弯制完成的末端弯折形状为模板，弯制另一侧（图17-1-54~图17-1-56）。

33. 弯制完毕的改良前牙粗丝压低辅弓侧位观（图17-1-57）。

34. 弯制完毕的改良前牙粗丝压低辅弓正位观（图17-1-58）。

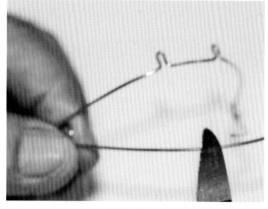

图17-1-43

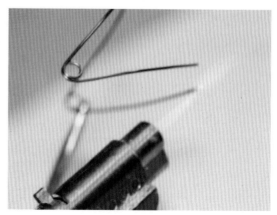

图17-1-44

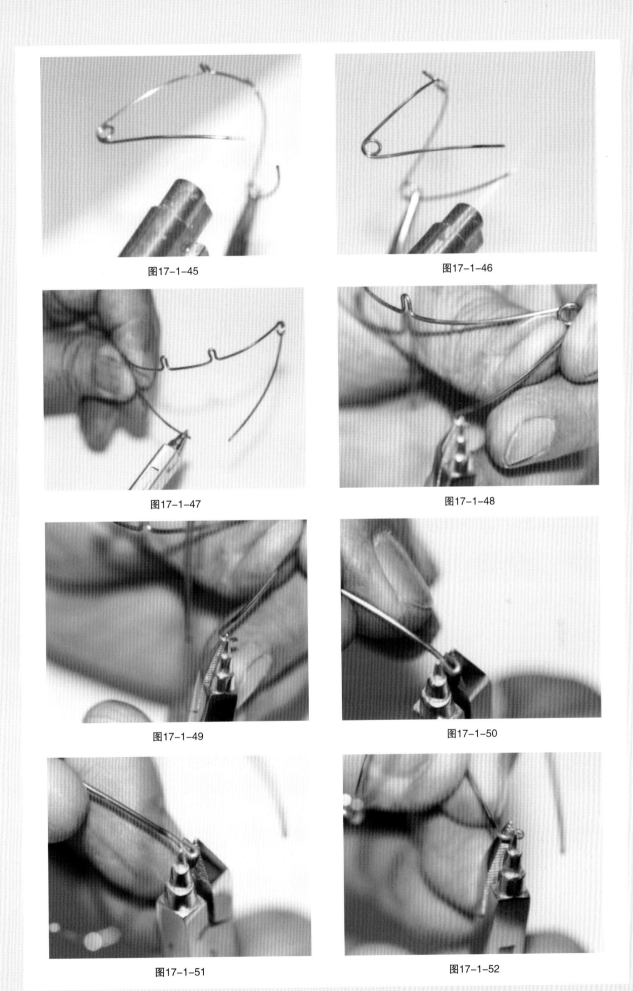

图17-1-45

图17-1-46

图17-1-47

图17-1-48

图17-1-49

图17-1-50

图17-1-51

图17-1-52

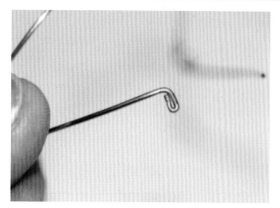

图17-1-53

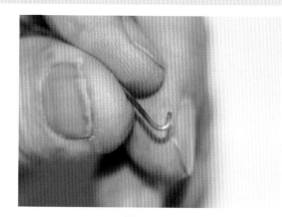

图17-1-54

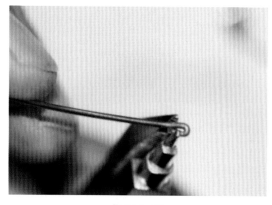

图17-1-55

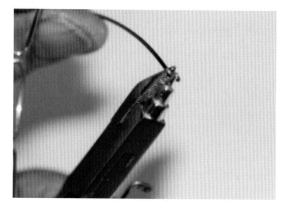

图17-1-56

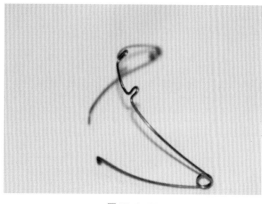

图17-1-57

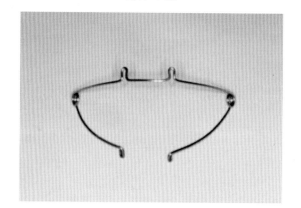

图17-1-58

35. 弯制完毕的改良前牙粗丝压低辅弓置放于牙模上的正、侧位观（图17-1-59、图17-1-60）。

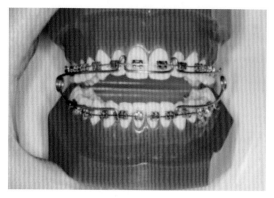

图17-1-59

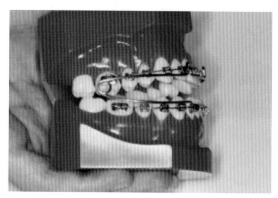

图17-1-60

临床应用案例

【临床应用经验】

　　这是一个女性成人深覆𬌗病例，就诊年龄25岁。使用改良前牙粗丝压低辅弓配合固定矫治器治疗的一组图片（图17-2-1～图17-2-6），上颌牙弓依靠压低辅弓竖突从牙列切缘方插入两侧中切牙与侧切牙托槽主弓丝下方固位，下颌则利用两侧钢丝末端制作的插栓分别从牙列切缘插入左右侧的侧切牙与尖牙托槽主弓丝下方而固位。患者闭口时利用两侧圈簧的弹力实施压低前牙的功能。佩戴改良前牙粗丝压低辅弓时，嘱咐患者要像金鱼嘴一样只做张闭口运动，不要做前伸下颌和侧方的运动。这样的配合能够获得良好的矫治效果。为了便于记忆与沟通，于是我们和患者也把这种改良前牙粗丝压低辅弓装置叫作"金鱼嘴"。

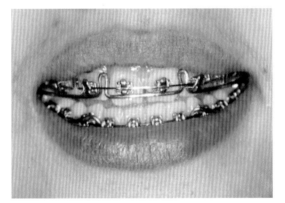

图17-2-1

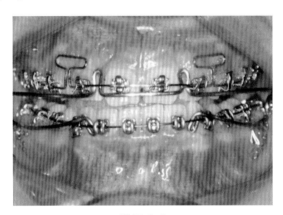

图17-2-2

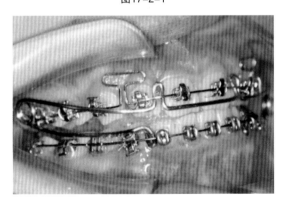

图17-2-3

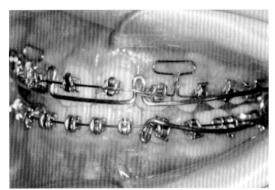

图17-2-4

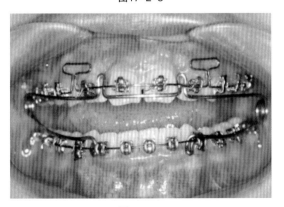

图17-2-5

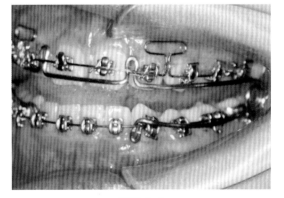

图17-2-6

"金鱼嘴"戴入操作步骤（图17-2-7～图17-2-12）

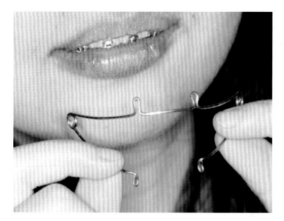

图17-2-7

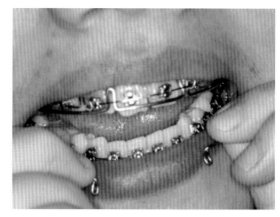

图17-2-8

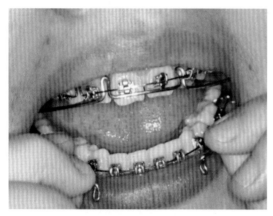

图17-2-9

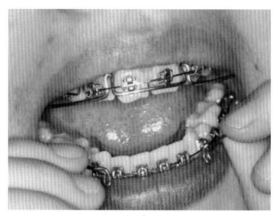

图17-2-10

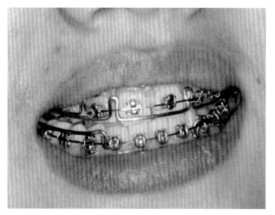

图17-2-11

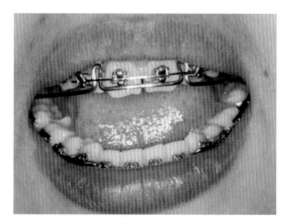

图17-2-12

【操作步骤提示】

患者佩戴"金鱼嘴"时。应该先戴入上牙弓，即将两个竖突从上颌牙列的𬌗方插入中切牙与侧切牙正畸弓丝的下方。然后用双手抓住下颌的两末端弓丝，对着镜子插入尖牙与侧切牙之间正畸主弓丝下方的空隙内。熟练后就可以不用镜子也能佩戴"金鱼嘴"了。

注意：连接压低辅弓圈簧的上下两段弓丝应保持在50°～60°，这样的张力能有效压低前牙打开咬合。如果角度太小，压低前牙的力量就会太小，矫治效果就受到影响。佩戴"金鱼嘴"时，正畸主弓丝应采用稳定弓丝，否则达不到应有的矫治效果。

Chapter 18 第十八章
双臂弹力扩展辅弓制作与应用

双臂弹力扩展辅弓制作步骤

【弯制步骤】

1. 取一根直径1.0mm牙科专用不锈钢丝，根据下颌牙模上7到7的牙弓长度，截取钢丝长短（图18-1-1~图18-1-3）。

2. 取一根直径0.9mm牙科不锈钢丝，按牙模1～7牙列长度截断（图18-1-4、图18-1-5）。

3. 将两根钢丝末端并在一起，使用0.25mm结扎丝将其中段缠绕在一起（图18-1-6~图18-1-8）。

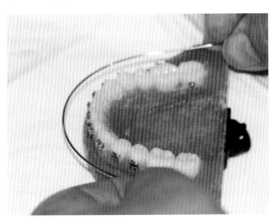

图18-1-1

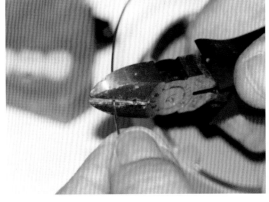

图18-1-2

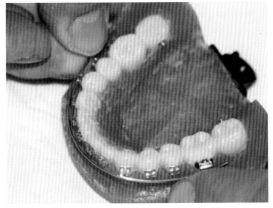

图18-1-3

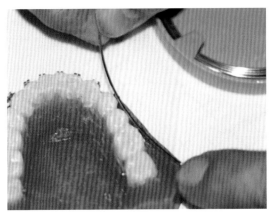

图18-1-4

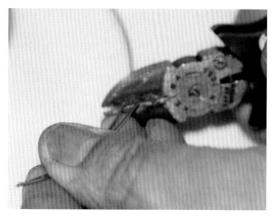

图18-1-5

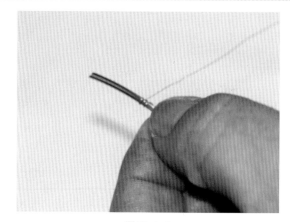

图18-1-6

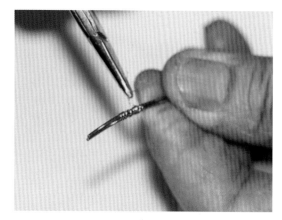

图18-1-7

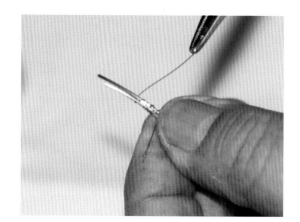

图18-1-8

4. 在缠绕的钢丝上涂布红色焊媒，注意上下两侧均应涂到（图18-1-9）。

5. 焊枪先将焊媒烧热使其呈泛白色（图18-1-10）。

6. 然后置放焊金片，用焊枪将其烧至熔化包裹钢丝焊接在一起（图18-1-11、图18-1-12）。

7. 用金刚砂磨头打磨钢丝焊接面使之光滑平整，注意结扎丝末端要磨掉（图18-1-13~图18-1-16）。

8. 另一侧的两根钢丝结扎、焊接打磨操作步骤与上述步骤相同（图18-1-17~图18-1-21）。

9. 我们将直径1.0mm不锈钢丝称之为固位弓丝，两侧直径0.9mm不锈钢丝则称之为扩展弓丝。

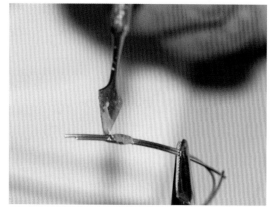

图18-1-9

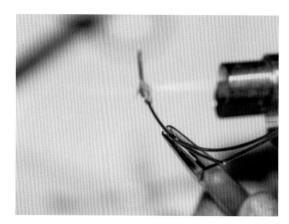

图18-1-10

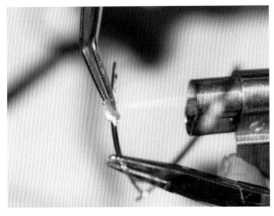
图18-1-11

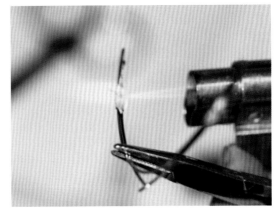
图18-1-12

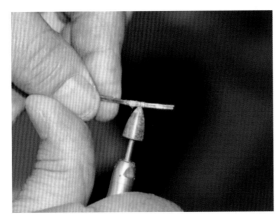
图18-1-13

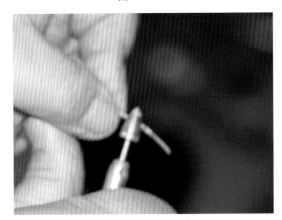
图18-1-14

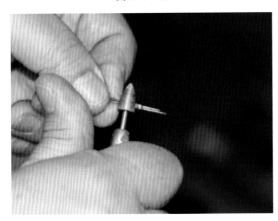
图18-1-15

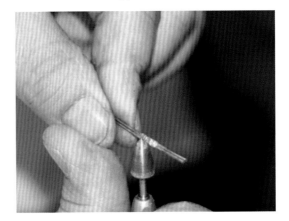
图18-1-16

10. 用尖嘴钳持住主弓与辅弓结合处（图18-1-22）。

11. 辅弓近中端向远中弯折，大于90°，与固位弓丝平行（图18-1-23、图18-1-24）。

12. 另一侧的弯制操作步骤与上述步骤相同。

13. 比对双侧弯制角度是否一致，力量大小是否相同（图18-1-25、图18-1-26）。

14. 在一侧第二前磨牙近中画线（图18-1-27）。

15. 钳喙夹持扩展弓丝标记处（图18-1-28）。

16. 圆喙在内，辅弓丝沿圆喙弯折，形成小圈（图18-1-29、图18-1-30）。

17. 另一侧同对侧操作步骤。

18. 比对双侧弯制是否一致，力量大小是否相同（图18-1-31）。

19. 取一段0.25mm结扎丝，穿过拓展弓丝小圈（图18-1-32~图18-1-34）。

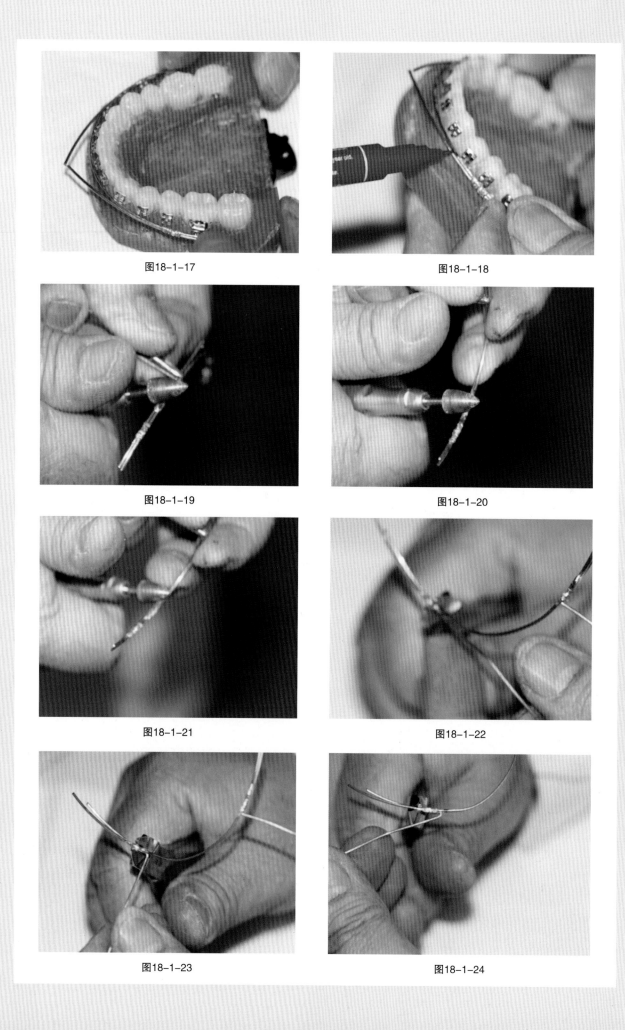

图18-1-17

图18-1-18

图18-1-19

图18-1-20

图18-1-21

图18-1-22

图18-1-23

图18-1-24

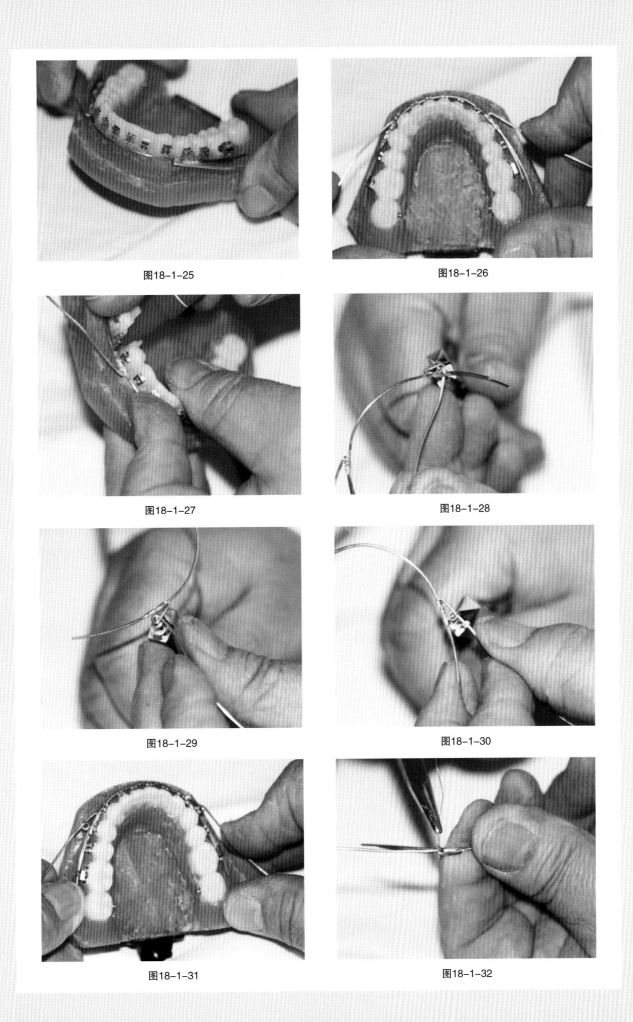

图18-1-25

图18-1-26

图18-1-27

图18-1-28

图18-1-29

图18-1-30

图18-1-31

图18-1-32

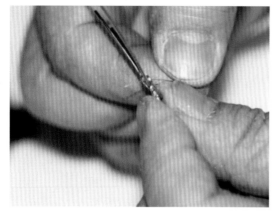

图18-1-33

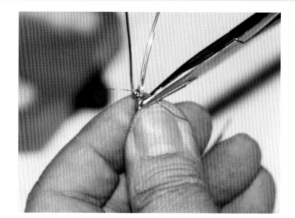

图18-1-34

20. 再绕过扩展弓丝。

21. 重复缠绕数圈，使小圈固定在固位弓丝上（图18-1-35~图18-1-37）。

22. 结扎丝拧紧。

23. 结扎丝末端留出3mm，将其剪断（图18-1-38）。

24. 辅弓在第二磨牙近中画线（图18-1-39~图18-1-41）。

25. 切断钳切端标记处（图18-1-42、图18-1-43）。

26. 圆喙在内，夹持住辅弓末端，向龈端弯制小圈（图18-1-44、图18-1-45）。

27. 另一侧操作同对侧。

28. 在双侧固位弓丝第一磨牙近中画线（图18-1-46~图18-1-48）。

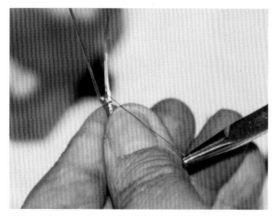

图18-1-35

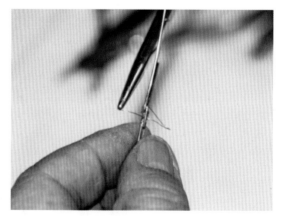

图18-1-36

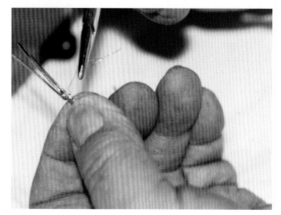

图18-1-37

29. 切断钳切端标记处。

30. 装置完成示意图（图18-1-49、图18-1-50）。

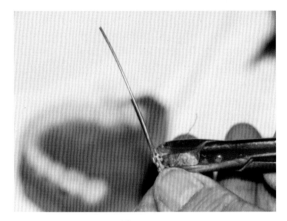

图18-1-38

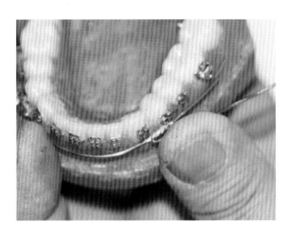

图18-1-39

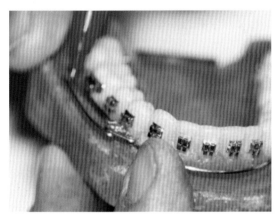

图18-1-40

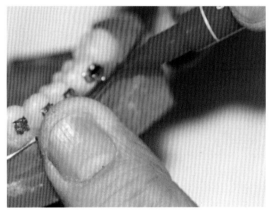

图18-1-41

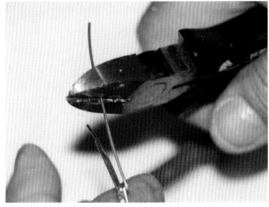

图18-1-42

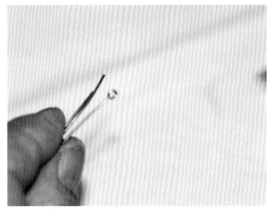

图18-1-43

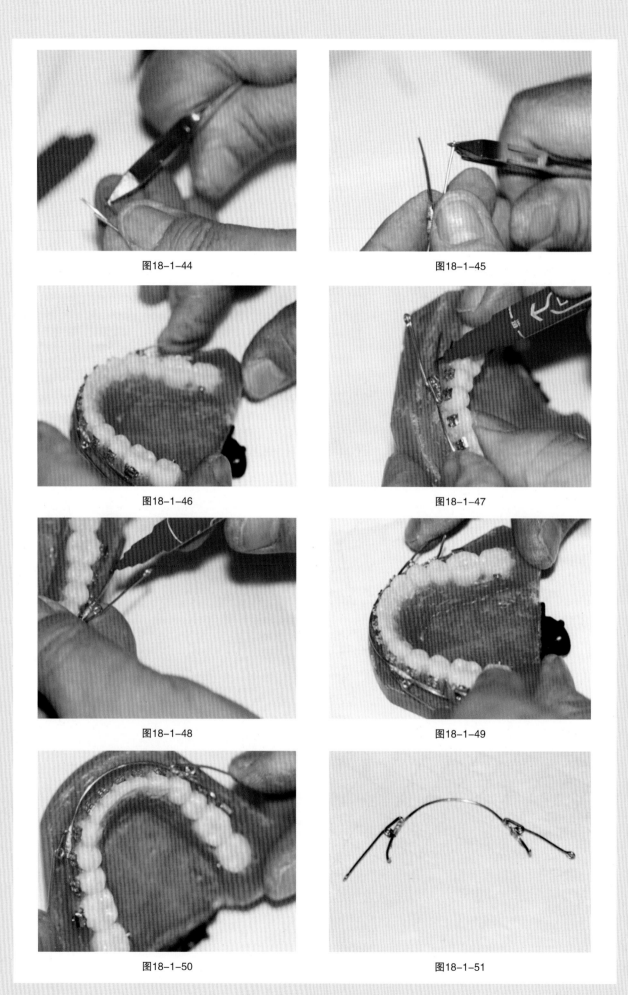

图18-1-44

图18-1-45

图18-1-46

图18-1-47

图18-1-48

图18-1-49

图18-1-50

图18-1-51

第二节 单侧双臂弹力扩展辅弓弯制步骤

【弯制步骤】

单侧固定弓丝与扩展弓丝弯制焊接步骤同前。

1. 取一段0.25mm结扎丝，穿过扩展弓丝小圈（图18-2-1）。

2. 再绕过扩展弓丝（图18-2-2）。

3. 重复缠绕数圈，使小圈固定在固位弓丝上（图18-2-3）。

4. 结扎丝拧紧。

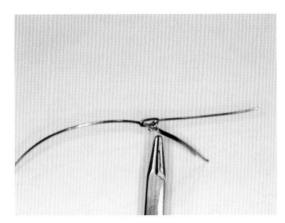

图18-2-1

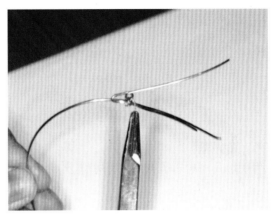

图18-2-2

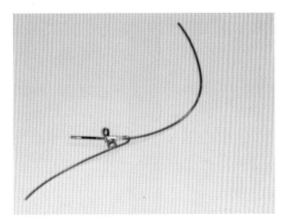

图18-2-3

5. 结扎丝末端留出3mm，将其剪断。

6. 扩展弓丝第二磨牙近中画线（图18-2-4）。

7. 切断钳切端标记处。

8. 圆喙在内，持住辅弓末端，向龈端弯制小圈（图18-2-5）。

9. 在固位弓丝第一磨牙近中画线（图18-2-6）。

10. 切断钳切端标记处（图18-2-7）。

11. 固定住固位弓丝，指压扩展弓丝，检查力量大小是否合适（图18-2-8~图18-2-15）。

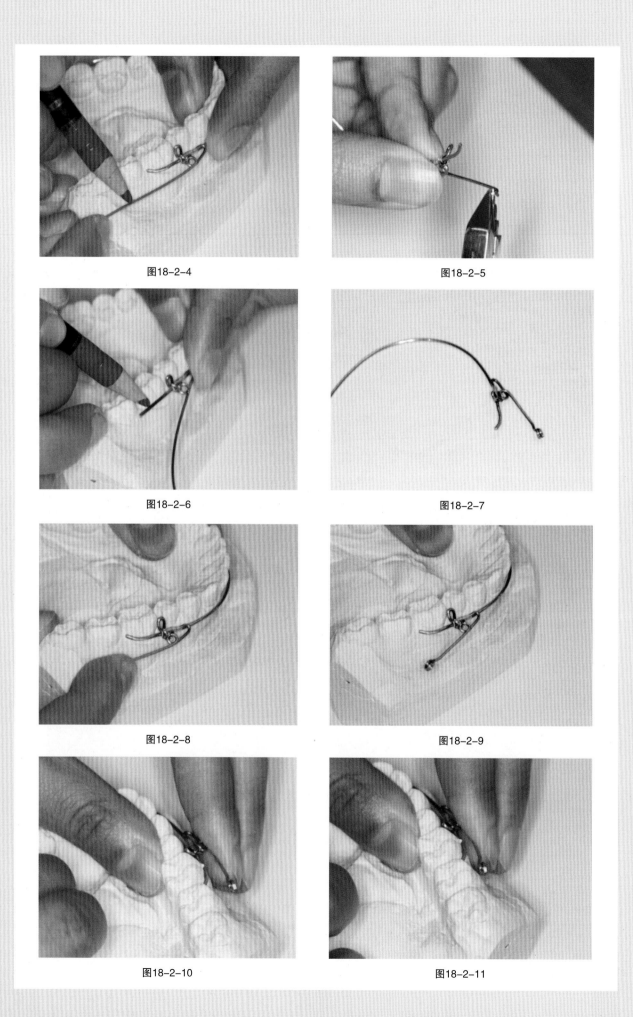

图18-2-4

图18-2-5

图18-2-6

图18-2-7

图18-2-8

图18-2-9

图18-2-10

图18-2-11

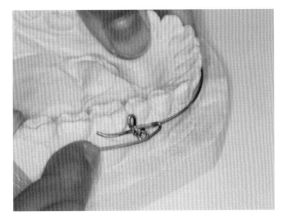

图18-2-12

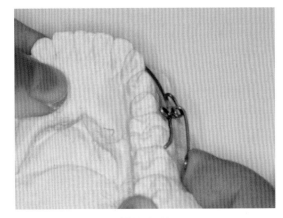

图18-2-13

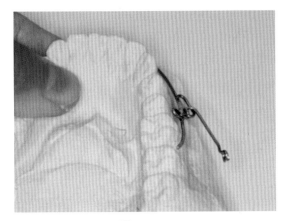

图18-2-14

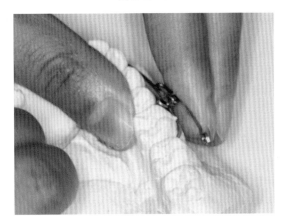

图18-2-15

第三节 双臂弹力扩展辅弓矫治正锁𬌗案例（图18-3-1～图18-3-6）

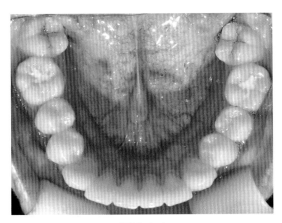

图18-3-1

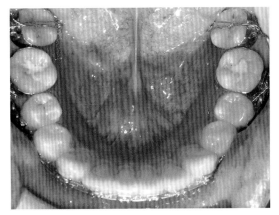

图18-3-2

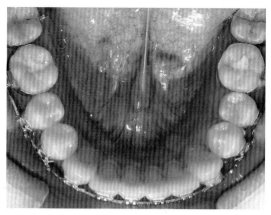

图18-3-3

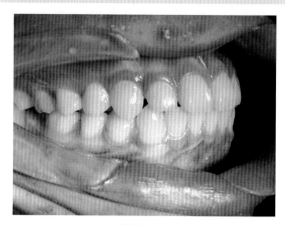

图18-3-4

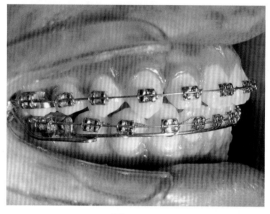

图18-3-5

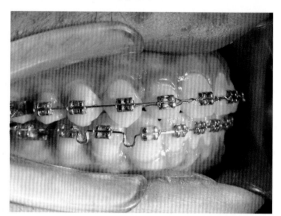

图18-3-6

第四节　双臂扩展辅弓矫治正锁𬌗案例组图

【临床应用经验】

1. 双臂扩展辅弓的优点可能在于对于第二磨牙的力量更柔和、更持久，因为力臂更长。

2. 对于装上带环引起前牙开𬌗的病例，如果是低角病例，采取常规方法牵引，高角就要慎重对待了。先找出导致前牙升高的原因，针对问题处理，比如带环的边缘是否过高，操作有无欠缺。

3. 双臂弹力扩展辅弓是矫治锁𬌗的有效手段，解决临床问题效果明显。认真学习并掌握该技术的要领，选择适宜的病例，就会不断提高自己的矫治水平。

4. 该患者下颌的双臂扩展辅弓在制作上除了要有一定的技工功底外，拿到患者口里操作时，一定要把双臂扩展辅弓的末端（靠近磨牙唇向）弯成小圈，一方面便于结扎，更主要的是避免扎到患者的口腔，同时在结扎时，熟练掌握其操作要领也很重要，这样才更有利于患者和医生的配合（图18-4-1~图18-4-5）。

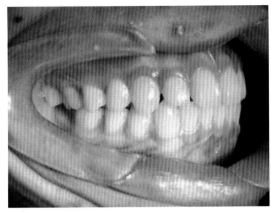

图18-4-1

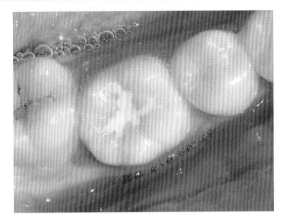

图18-4-2

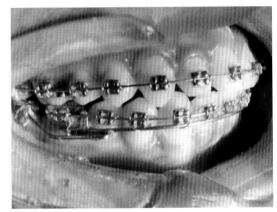

图18-4-3

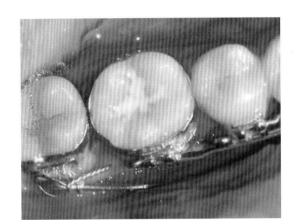

图18-4-4

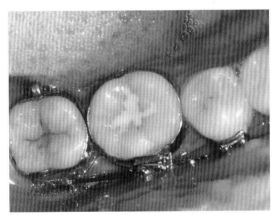

图18-4-5

Chapter 19 第十九章

菱形可调控推杆制作与应用

【制作步骤】

1. 取一根直径0.8mm不锈钢丝,根据牙模上颌牙列4到4的长度处截断(图19-1-1、图19-1-2)。

2. 用记号笔在中切牙之间画线做标记(图19-1-3)。

3. 使用尖头钳夹住标记点(图19-1-4)。

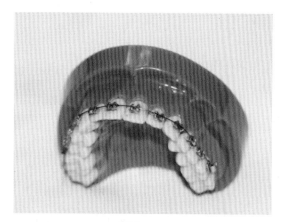

图19-1-1

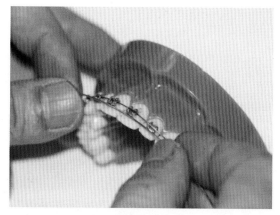

图19-1-2

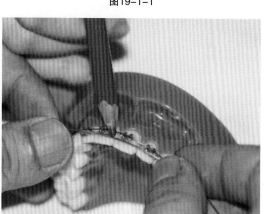

图19-1-3

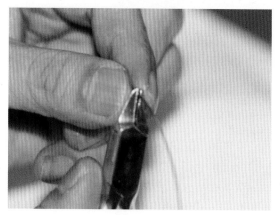

图19-1-4

4. 右手持钳夹住钢丝，左手沿钳喙推压弯折钢丝成锐角（图19-1-5~图19-1-8）。

5. 钳夹钢丝转角处，以尖嘴钳钳喙前段的距离（约5mm）向内弯折钢丝（图19-1-9）。

6. 移动钳子，按上述尺寸钳夹钢丝转角，朝外弯制钢丝形成半个菱形竖突（图19-1-10）。

7. 移动钳子，按上述尺寸钳夹对侧钢丝转角，向内弯折钢丝（图19-1-11~图19-1-13）。

8. 注意弯折钢丝保持对称性，两边弯制的角度尽量做到一致（图19-1-14、图19-1-15）。

9. 向下钳夹钢丝转角处，朝外弯折钢丝（图19-1-16、图19-1-17）。

10. 弯制钢丝注意使菱形竖突底端两侧钢丝在一条直线上（图19-1-18、图19-1-19）。

11. 用钳子精细调整菱形曲竖突（图19-1-20、图19-1-21）。

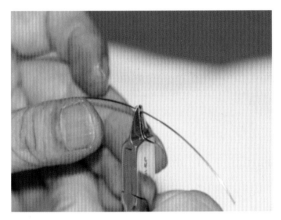
图19-1-5

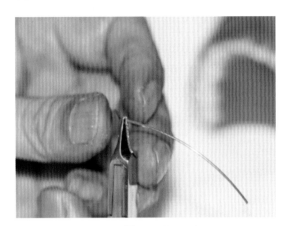
图19-1-6

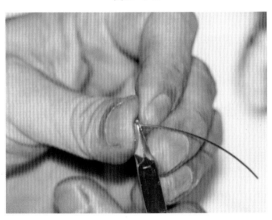
图19-1-7

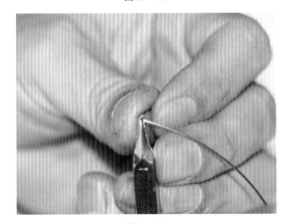
图19-1-8

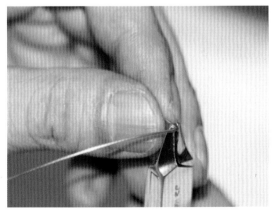
图19-1-9

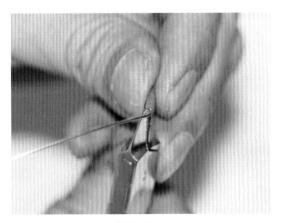
图19-1-10

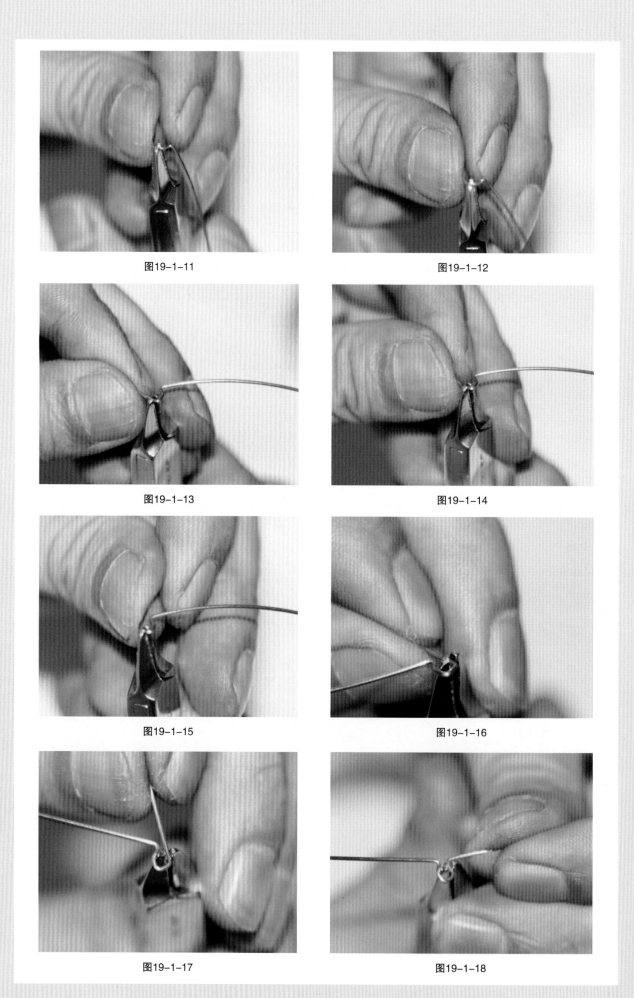

图19-1-11

图19-1-12

图19-1-13

图19-1-14

图19-1-15

图19-1-16

图19-1-17

图19-1-18

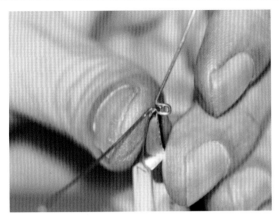

图19-1-19

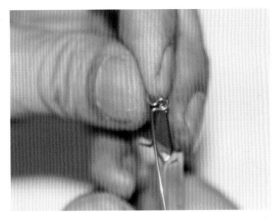

图19-1-20

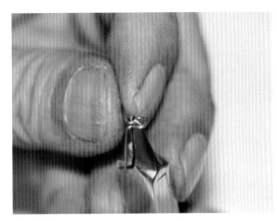

图19-1-21

12. 弯折好菱形竖突的钢丝状况（图19-1-22）。

13. 将菱形竖突从牙模龈方上颌切牙托槽插入正畸主弓丝下方中（图19-1-23）。

14. 用记号笔在左侧牙模上颌侧切牙与尖牙之间的钢丝上画线做标记（图19-1-24、图19-1-25）。

15. 用记号笔在右侧牙模上颌侧切牙与尖牙之间的钢丝上画线做标记（图19-1-26）。

16. 离标记点远中5mm处用斜口钳截断钢丝（图19-1-27、图19-1-28）。

17. 持针钳夹持钢丝中段，将标记点至钢丝末端这一段用焊枪烧红退火（图19-1-29、图19-1-30）。

18. 依上述方法将另一端钢丝用焊枪烧红退火（图19-1-31、图19-1-32）。

19. 放置冷水中降温，然后用正畸细丝钳钳夹已经退火的钢丝末端（图19-1-33）。

20. 与菱形曲成垂直角度方向朝外弯折钢丝（图19-1-34）。

21. 弯折半圆，继续弯折钢丝（图19-1-35、图19-1-36）。

22. 钢丝沿细丝钳圆喙弯折，逐渐形成偏向一侧的小圈（图19-1-37~图19-1-39）。

23. 钳子夹住小圈圆向对侧弯折，将圆圈摆正调整至与钢丝在一条直线上（图19-1-40~图19-1-43）。

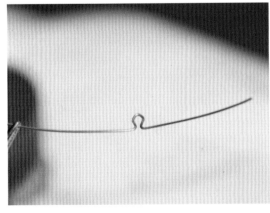

图19-1-22

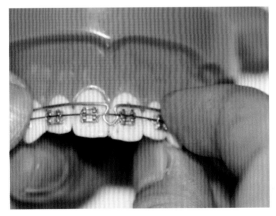

图19-1-23

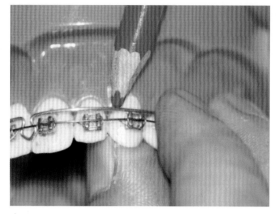

图19-1-24

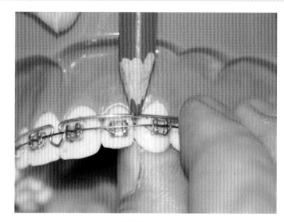

图19-1-25

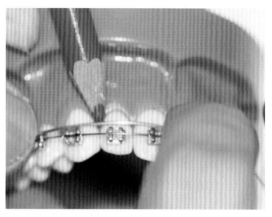

图19-1-26

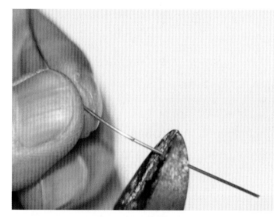

图19-1-27

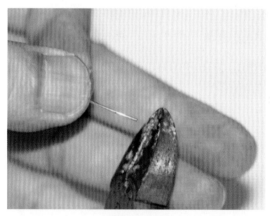

图19-1-28

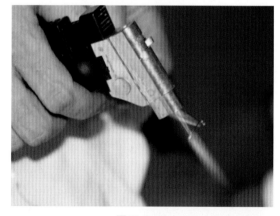

图19-1-29

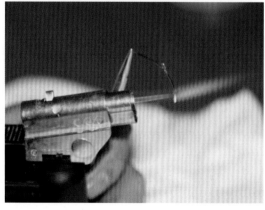

图19-1-30

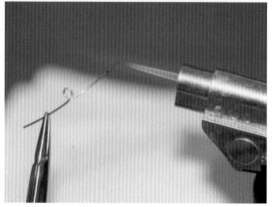

图19-1-31

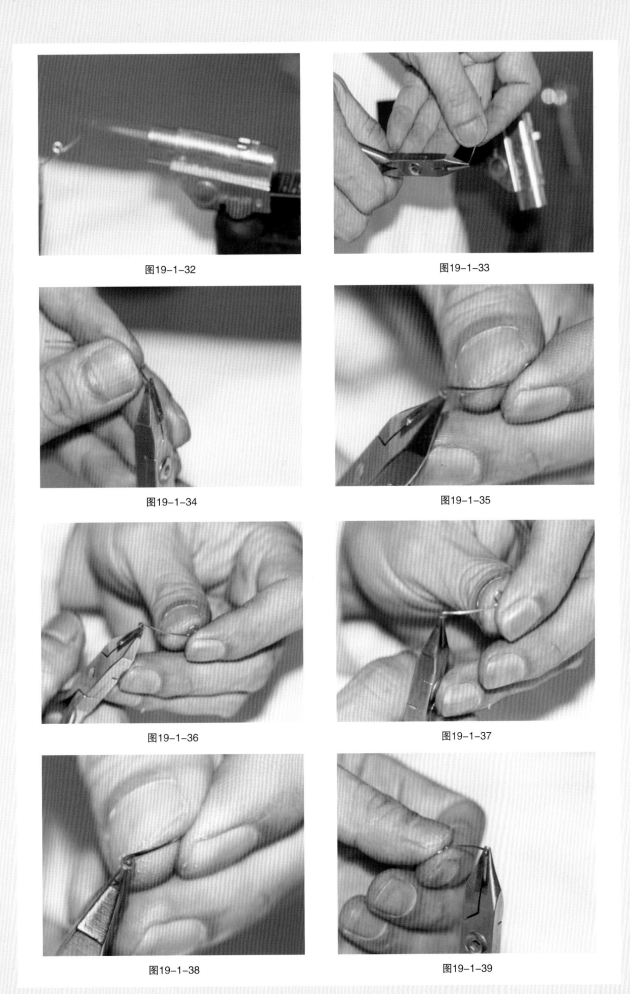

图19-1-32

图19-1-33

图19-1-34

图19-1-35

图19-1-36

图19-1-37

图19-1-38

图19-1-39

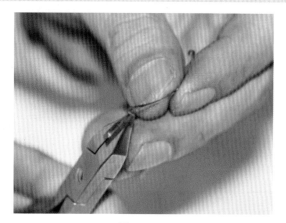

图19-1-40

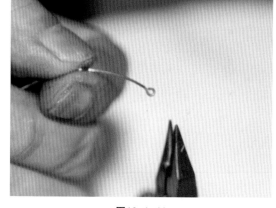

图19-1-41

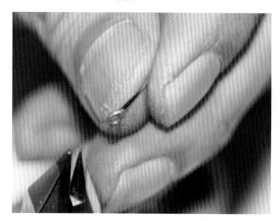

图19-1-42

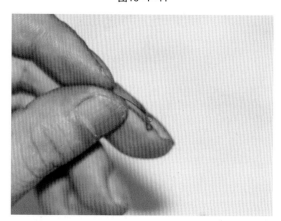

图19-1-43

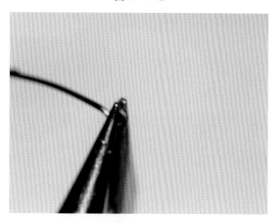

图19-1-44

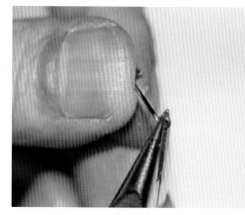

图19-1-45

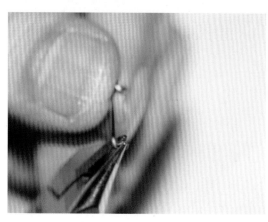

图19-1-46

24. 钳子平行夹住小圈，然后朝上弯折90°形成挂钩，挂钩与菱形曲在一个方向（图19-1-44~图19-1-46）。

25. 已经弯制完毕的菱形可调推杆辅弓形状（图19-1-47）。

26. 将菱形可调推杆从牙模龈方插入上颌中切牙之间的正畸主弓丝下方，挂钩倒挂在相应的主弓丝上（图19-1-48）。

27. 拆除辅弓，在上颌侧切牙与中切牙之间的正畸主弓丝上套入镍钛推簧，推簧长度略小于相邻托槽间距，用金冠剪剪断（图19-1-49、图19-1-50）。

28. 依照上述方法在另一侧上颌侧切牙与中切牙之间的正畸主弓丝上套入镍钛推簧（图19-1-51~图19-1-53）。

29. 然后将菱形可调推杆插入牙列，挂钩稍稍打开，钩住正畸主弓丝，压缩推簧，挂钩用持针钳夹紧，使之小于推簧直径即可（图19-1-54~图19-1-58）。

30. 可以采用0.25mm结扎丝先在推簧近中打结，然后向远中牵拉压缩弹簧（助手协助操作），再将挂钩钩住正畸主弓丝，用持针钳夹紧挂钩缩小其内径，然后将结扎丝松开（图19-1-59~图19-1-63）。

31. 这样菱形推杆就位后两侧推簧就呈压缩状态，然后使用0.25mm结扎丝将辅弓结扎固定在正畸主弓丝一侧中切牙托槽上（图19-1-64~图19-1-68）。

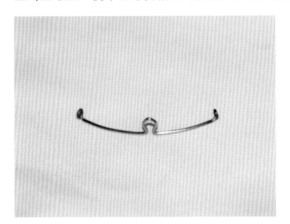

图19-1-47

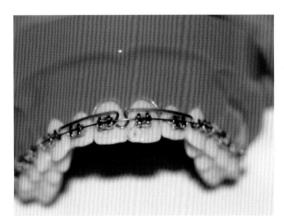

图19-1-48

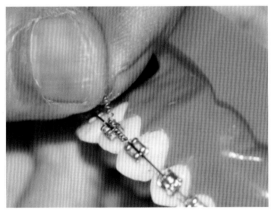

图19-1-49

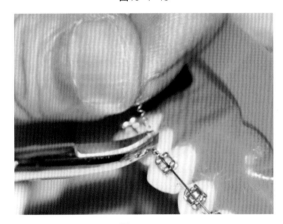

图19-1-50

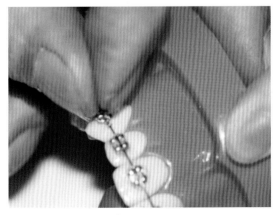

图19-1-51

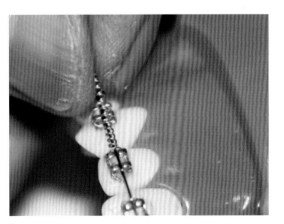

图19-1-52

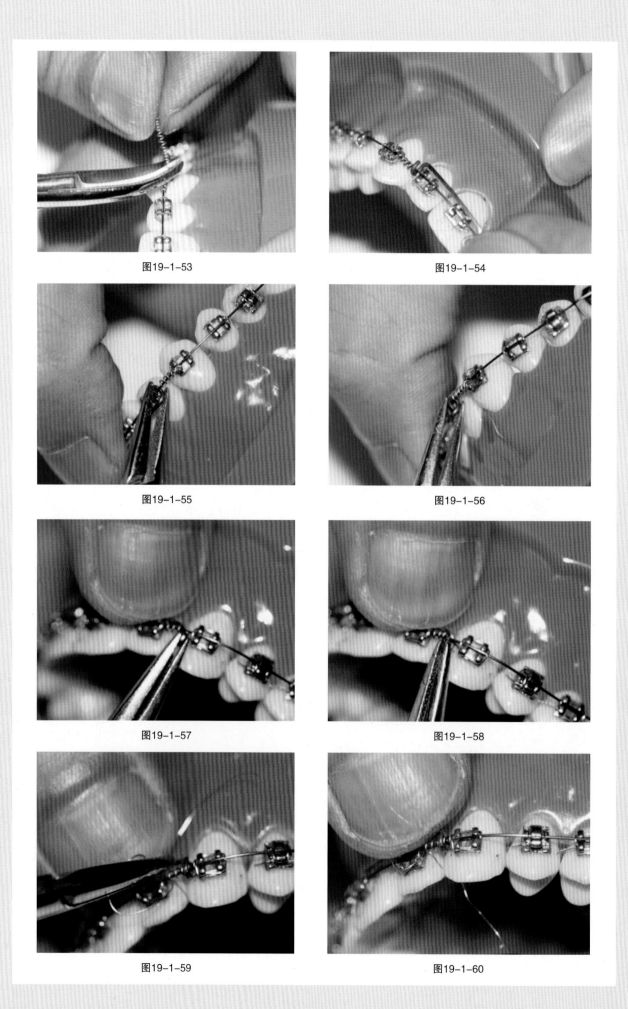

图19-1-53

图19-1-54

图19-1-55

图19-1-56

图19-1-57

图19-1-58

图19-1-59

图19-1-60

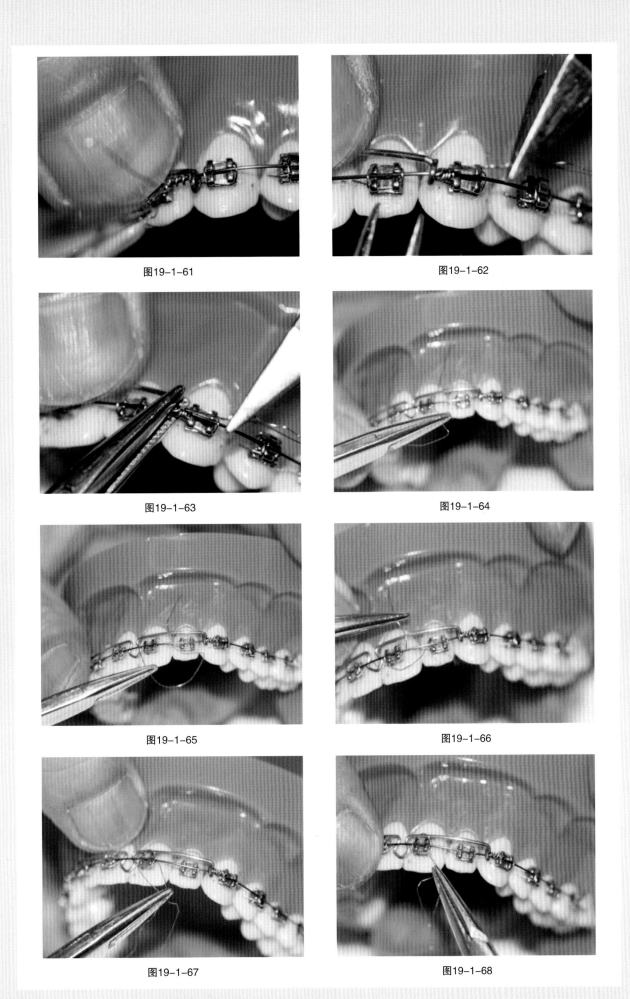

图19-1-61

图19-1-62

图19-1-63

图19-1-64

图19-1-65

图19-1-66

图19-1-67

图19-1-68

32. 打结后预留3mm长度剪断结扎丝，将结扎丝末端塞入主弓丝下方（图19-1-69）。

33. 依照上述方法，将辅弓结扎固定在正畸主弓丝另一侧中切牙托槽上（图19-1-70~图19-1-73）。

34. 打结后预留3mm长度剪断结扎丝，将结扎丝末端塞入主弓丝下方（图19-1-74~图19-1-76）。

35. 结扎完毕的菱形可调推杆（图19-1-77、图19-1-78）。

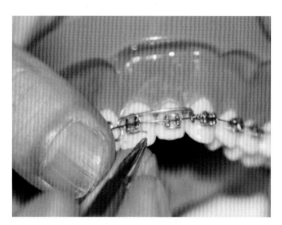

图19-1-69

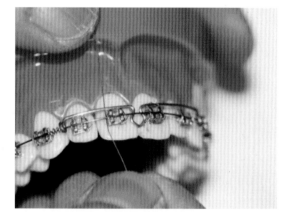

图19-1-70

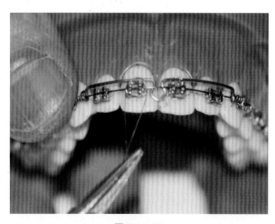

图19-1-71

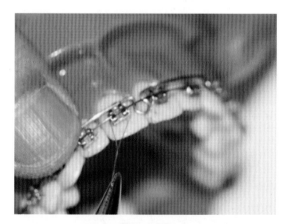

图19-1-72

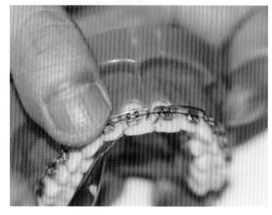

图19-1-73

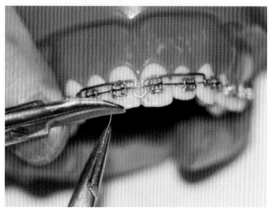

图19-1-74

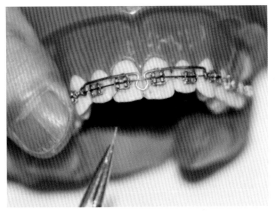

图19-1-75

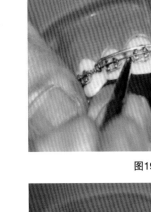

图19-1-76

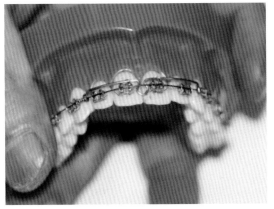

图19-1-77

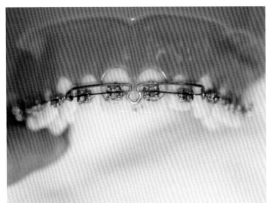

图19-1-78

第二节 利用前牙支抗远移尖牙技巧

【临床应用经验】

1. 该病例采用辅弓很好地避开了前牙托槽的干扰，而又很好地利用了其力的传导，来配合推簧远移尖牙。

2. 此辅弓采用0.8mm的不锈钢丝弯制而成，而非成品。

3. 该病例初期矫治阶段上前牙拥挤需要尖牙远移提供间隙，故4颗切牙没有结扎固定在一起（后期牙齿排齐后，4颗切牙应该扎在一起）。

4. 螺旋弹簧是该技术移动牙齿的重要组成部分，不能缺少。直接用垂直扩大曲远移尖牙对该病例不太适宜，其反作用力会使前牙的突度更突，而且几乎看不到尖牙远移的效果。

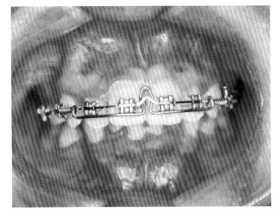

图19-2-1

5. 此矫治设计构思很独特，利用不锈钢丝做力的传导，将左侧推簧的作用力与右侧推簧的作用力抵消；中切牙之间的曲起到制锁固位作用。

6. 辅弓上中切牙之间弯制的曲是菱形曲（图19-2-1、图19-2-2），除了具有制锁固位作用外，还可以用来调整粗丝辅弓力臂的长度，通过增加压缩镍钛螺旋推簧的力度来推尖牙向远中移动（图19-2-3、图19-2-4）。

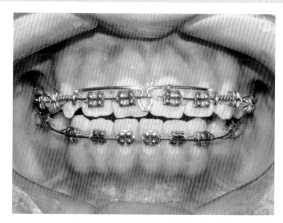

图19-2-2

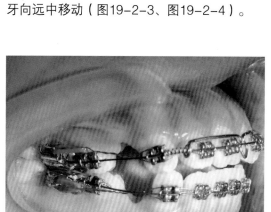

图19-2-3

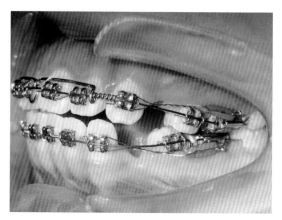

图19-2-4

Chapter 20 第二十章

前牙转矩辅弓（梅花弓）弯制及应用

【制作步骤】

1. 取一截0.18in澳丝，在上颌尖牙与侧切牙之间画线做标记（图20-1-1、图20-1-2）。

2. 用细丝钳弯折90°，形成垂直臂1，将澳丝水平段平行置于牙列托槽切缘，垂直臂1在切牙托槽上方约3mm处画线做标记，钳夹澳丝标记处沿圆喙朝近中弯折90°（图20-1-3~图20-1-6）。

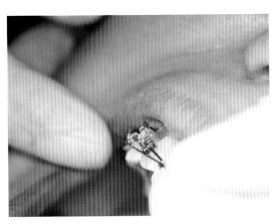

图20-1-1

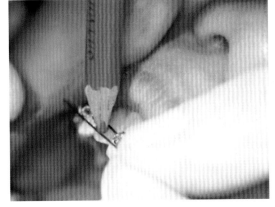

图20-1-2

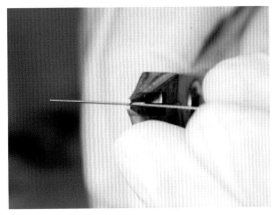

图20-1-3

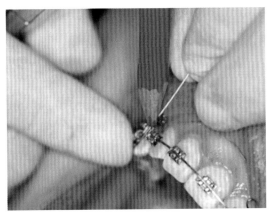

图20-1-4

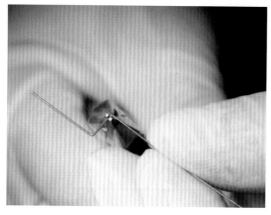

图20-1-5

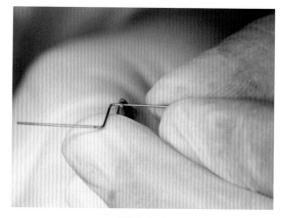

图20-1-6

3. 钳子向近中移动3mm沿圆喙向下弯折形成水平曲，注意上下水平段弓丝保持平行（图20-1-7）。

4. 移动钳子在靠近垂直臂1处留出约1mm间隙夹住弓丝，向下弯折90°，形成垂直臂2；钳子夹持两垂直臂紧靠起始端弓丝一端，方喙在内，弯折90°，与起始段弓丝呈一条直线，形成第1个靴形曲（图20-1-8）。

5. 再将弓丝置放于侧切牙与中切牙之间画线做标记，钳夹弓丝弯折90°（图20-1-9~图20-1-11）。

6. 依上述步骤，将澳丝水平段平行置于牙列托槽切缘，在中切牙托槽上方约3mm处画线做标记（图20-1-12）。

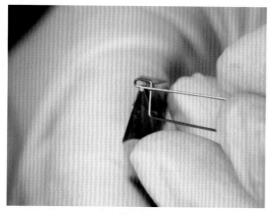

图20-1-7

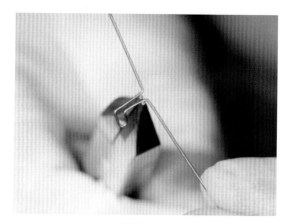

图20-1-8

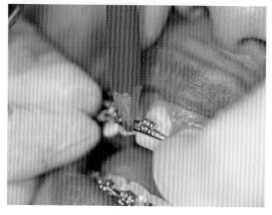

图20-1-9

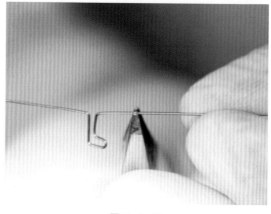

图20-1-10

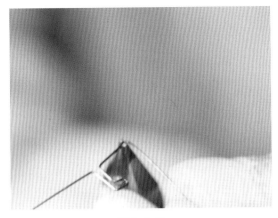

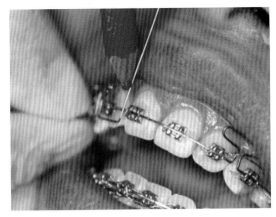

图20-1-11　　　　　　　　　　　　　　　　图20-1-12

7. 钳夹澳丝标记处沿圆喙朝近中弯折90°形成垂直臂2；钳子夹持两垂直臂紧靠起始端弓丝一端，方喙在内，弯折90°，与起始段弓丝呈一条直线，形成第2个靴形曲（图20-1-13~图20-1-18）。

8. 弯制完毕一侧弓丝两个靴形曲状况（图20-1-19）。

9. 依上述步骤，将澳丝水平段平行置于牙列托槽切缘，在对侧中切牙与侧切牙之间画线做标记（图20-1-20）。

10. 钳夹弓丝弯折90°，形成垂直臂。依上述步骤，将澳丝水平段平行置于牙列托槽切缘，在中切牙托槽上方约3mm处画线做标记（图20-1-21~图20-1-23）。

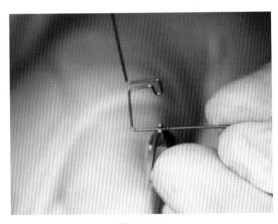

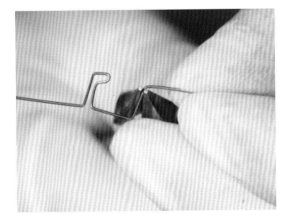

图20-1-13　　　　　　　　　　　　　　　　图20-1-14

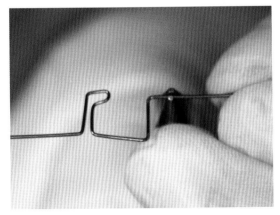

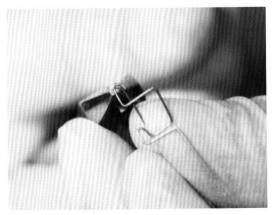

图20-1-15　　　　　　　　　　　　　　　　图20-1-16

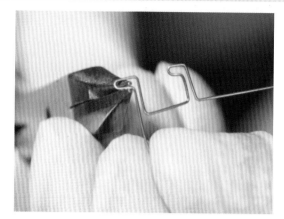

图20-1-17

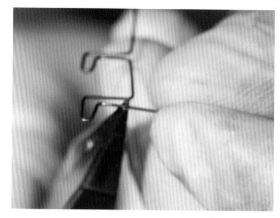

图20-1-18

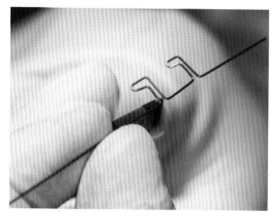

图20-1-19

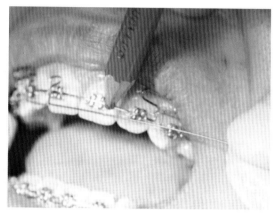

图20-1-20

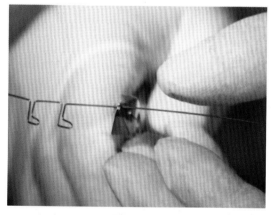

图20-1-21

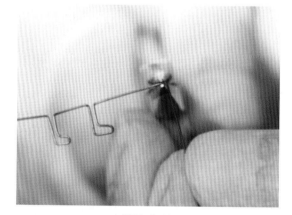

图20-1-22

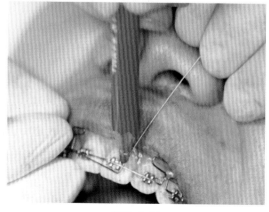

图20-1-23

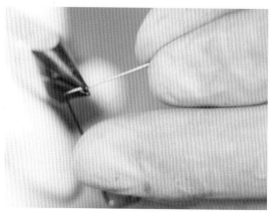

图20-1-24

206

11. 依上述步骤，细丝钳夹持澳丝弯折第3个靴形曲，注意该靴形曲与前两个靴形曲弯制的方向相反，大小相同（图20-1-24~图20-1-30）。

12. 依上述步骤，将澳丝水平段平行置于牙列托槽切缘，在对侧侧切牙与尖牙之间画线做标记（图20-1-31）。

13. 钳夹弓丝弯折90°，形成垂直臂。依上述步骤，将澳丝水平段平行置于牙列托槽切缘，在中切牙托槽上方约3mm处画线做标记（图20-1-32）。

14. 依上述步骤，细丝钳夹持澳丝弯折第4个靴形曲，注意该靴形曲与第3个靴形曲弯制的方向相同（图20-1-33~图20-1-36）。

15. 将澳丝水平段平行置于牙列托槽切缘，在尖牙与前磨牙之间画线做标记（图20-1-37）。

16. 在标记点的远中末端3mm的弓丝，用切断钳将其切断（图20-1-38、图20-1-39）。

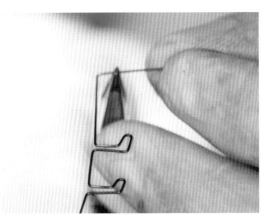

图20-1-25

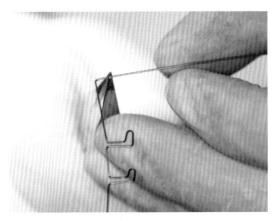

图20-1-26

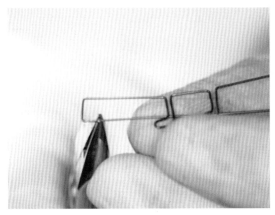

图20-1-27

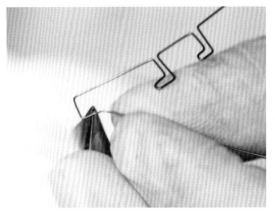

图20-1-28

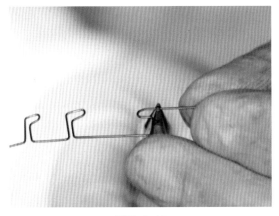

图20-1-29

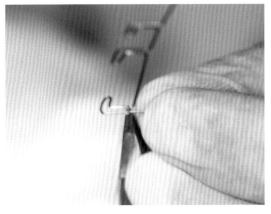

图20-1-30

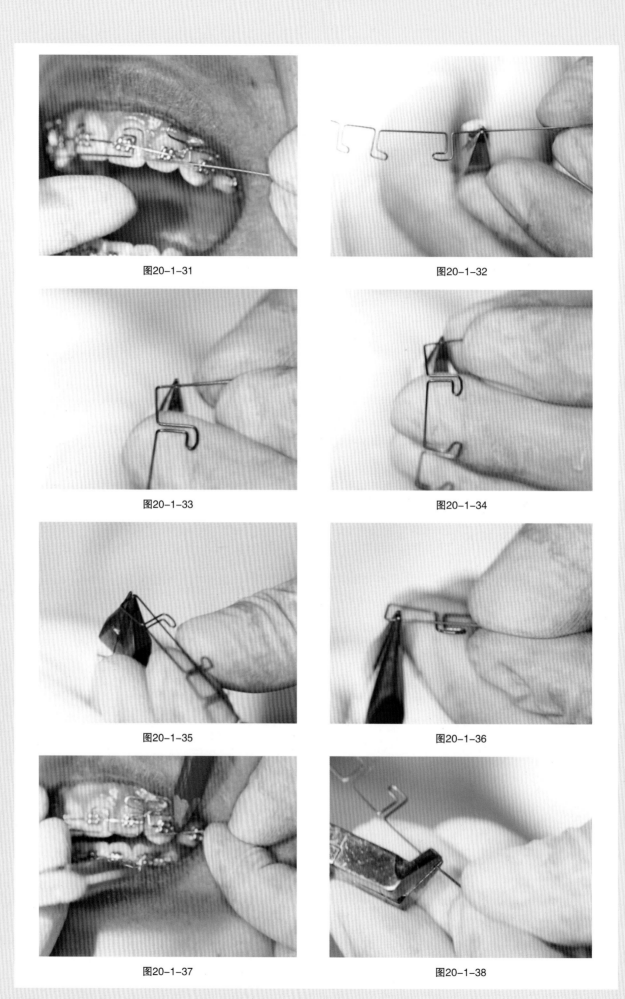

图20-1-31

图20-1-32

图20-1-33

图20-1-34

图20-1-35

图20-1-36

图20-1-37

图20-1-38

17.用镊子估量一侧第2个靴形曲的远中末端至弓丝末端的距离，来标记另一侧弓丝末端长度（图20-1-40~图20-1-42）。

18. 用细丝钳，圆喙朝外钳夹弓丝弯折平行小钩，然后方喙朝下钳夹小钩向下弯折90°形成末端挂钩（图20-1-43~图20-1-47）。

19. 细丝钳钳喙夹住靴形曲近中，依次弯折30°（图20-1-48）。

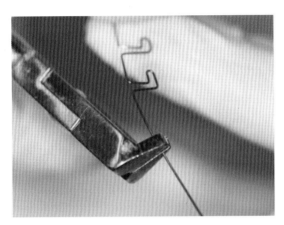

图20-1-39

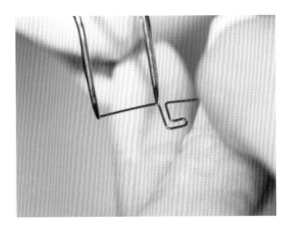

图20-1-40

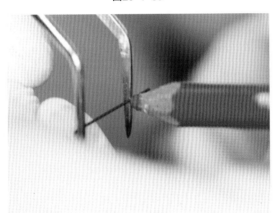

图20-1-41

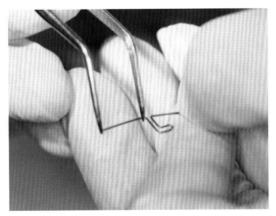

图20-1-42

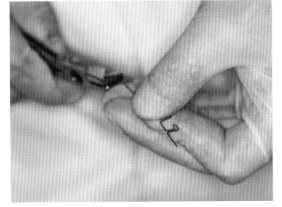

图20-1-43

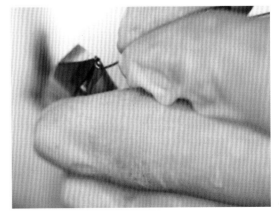

图20-1-44

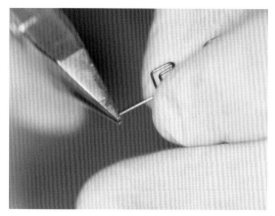

图20-1-45

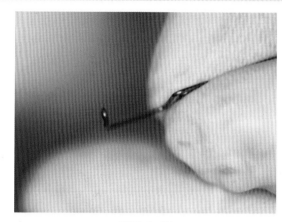

图20-1-46

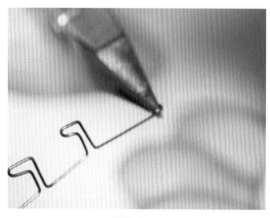

图20-1-47

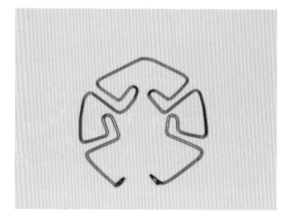

图20-1-48

20. 精细调整弓丝，使之对称平整。

【弯制步骤区别点】

用细丝钳弯折90°，形成垂直臂1，将澳丝水平段平行置于牙列托槽切缘，垂直臂1在切牙托槽上方约3mm处画线做标记，钳夹澳丝标记处沿圆喙朝近中弯折90°，钳子向近中移动3mm，弓丝绕圆喙转动形成小圈，并向下弯折形成水平曲，注意上下水平段弓丝保持平行，其余弯制步骤同前牙转矩辅弓（图20-2-1~图20-2-6）。

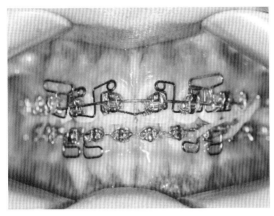

图20-2-1

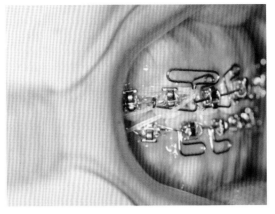

图20-2-2

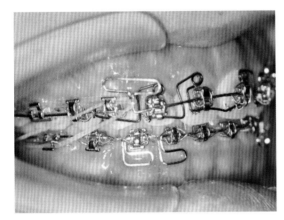

图20-2-3

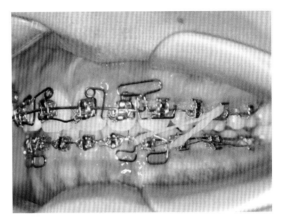

图20-2-4

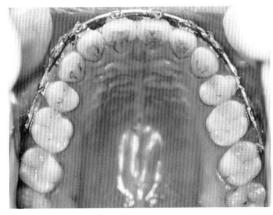

图20-2-5

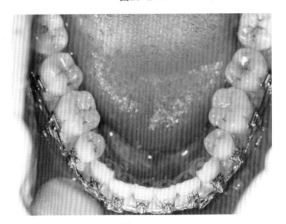

图20-2-6

第三节　临床结扎梅花弓操作步骤

【操作步骤】

1. 先将双侧对称第1个靴形曲从前牙切端向龈端放置在双侧中切牙与侧切牙之间，主弓丝下方（图20-3-1~图20-3-6）。

2. 再将双侧对称第2个靴形曲从前牙切端向龈端放置在侧切牙与尖牙之间，主弓丝下方（图20-3-7、图20-3-8）。

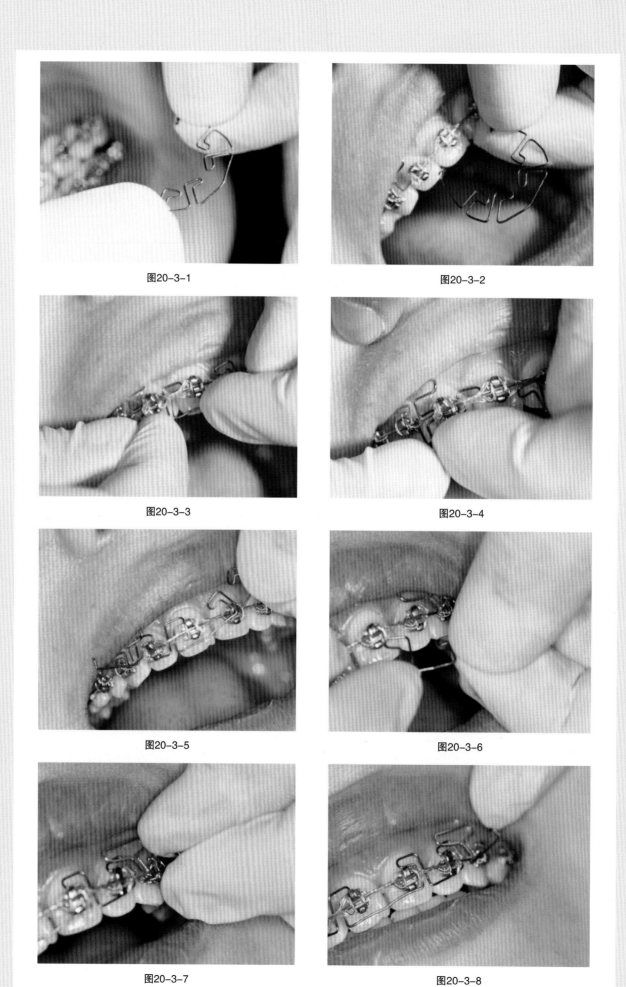

图20-3-1

图20-3-2

图20-3-3

图20-3-4

图20-3-5

图20-3-6

图20-3-7

图20-3-8

3. 持针钳夹住弓丝末端小钩，在主弓丝下由切端向龈端进入。助手用探针在尖牙第一前磨牙之间龈端钩住梅花弓小钩，使小钩的钩朝外钩住主弓丝（图20-3-9~图20-3-11）。

4. 另一侧操作方法与对侧一致（图20-3-12~图20-3-14）。

5. 取一段0.25mm结扎丝，一端从切端向龈端，穿过一侧中切牙托槽切端辅弓弓丝和主弓丝下方（图20-3-15）。

6. 结扎丝另一端从切端向龈端，穿过托槽切端辅弓弓丝上方和主弓丝下方（图20-3-16）。

7. 拧紧结扎丝，使托槽切端辅弓弓丝尽可能地靠近中切牙托槽切缘（图20-3-17~图20-3-20）。

8. 其他牙齿结扎方法同上。

9. 保留拧紧的结扎丝末端3mm，剪断过长结扎丝（图20-3-21~图20-3-23）。

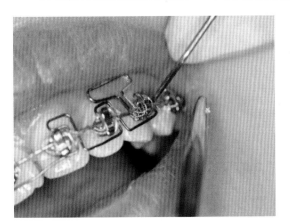

图20-3-9

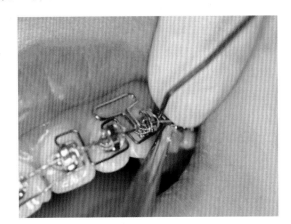

图20-3-10

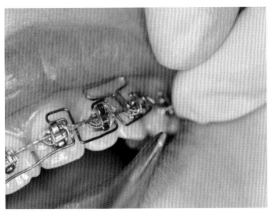

图20-3-11

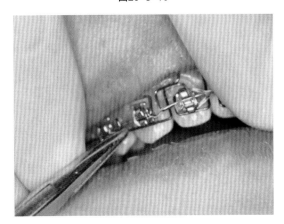

图20-3-12

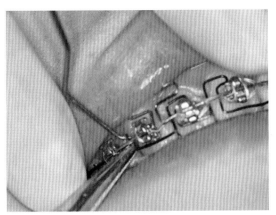

图20-3-13

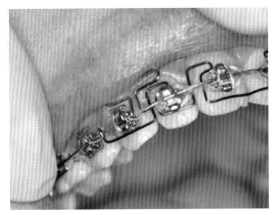

图20-3-14

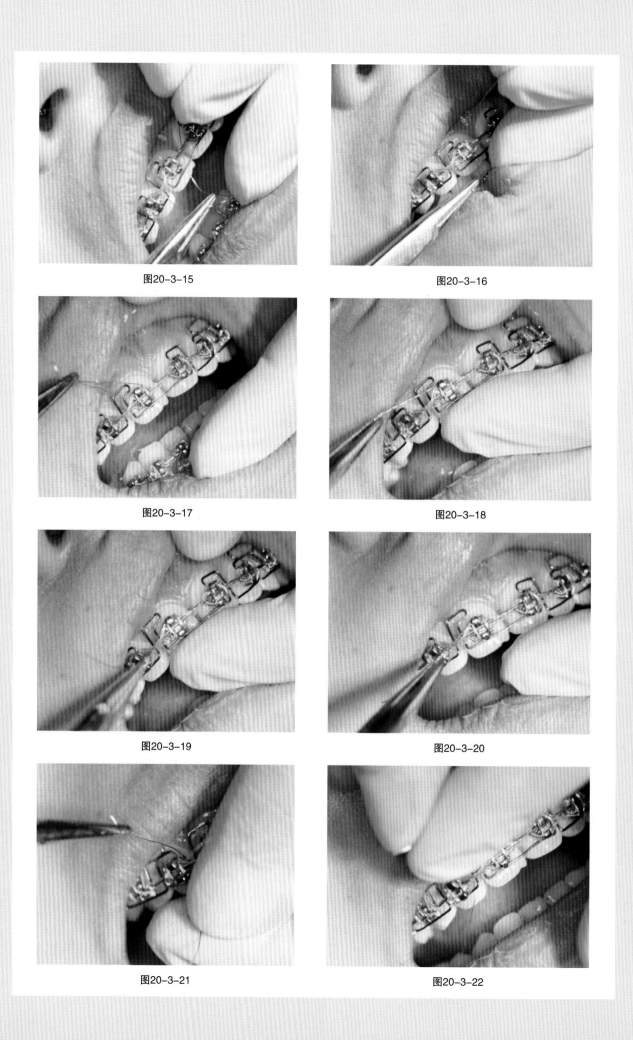

图20-3-15

图20-3-16

图20-3-17

图20-3-18

图20-3-19

图20-3-20

图20-3-21

图20-3-22

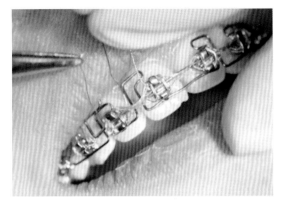

图20-3-23

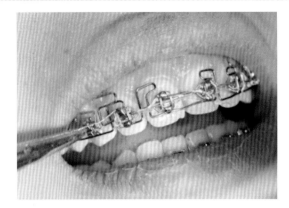

图20-3-24

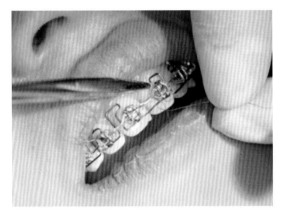

图20-3-25

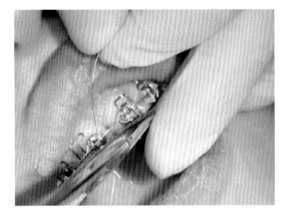

图20-3-26

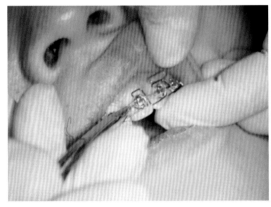

图20-3-27

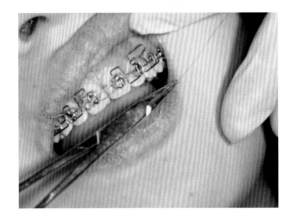

图20-3-28

10. 回弯结扎丝，使之藏于主弓丝下方（图20-3-24~图20-3-27）。

11. 装配完毕的梅花弓，用探针检查靴形曲水平部与切牙是否紧贴及力量的大小（图20-3-28~图20-3-32）。

【临床应用要点】

梅花弓的靴形曲常规放在上颌切牙牙冠的龈1/3处，主要实施正转矩功能。临床上常用于上切牙牙轴过于直立或舌倾，需要实施冠唇向/根舌向正转矩的病例。由于该辅弓装置不需纳入固定矫治器的托槽槽沟结扎，因而可以与多种唇侧固定矫治器配套使用，比如直丝弓、方丝弓、活动翼以及自锁托槽矫治器。

另外，梅花弓还可以反扎，即其靴形曲置入切牙托槽𬌗方切缘，实施负转矩功能，矫治需要上颌切牙牙冠舌向/根唇向移动的病例（图20-3-33~图20-3-36）。

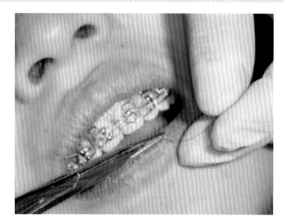

图20-3-29

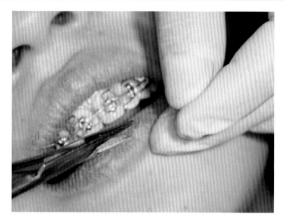

图20-3-30

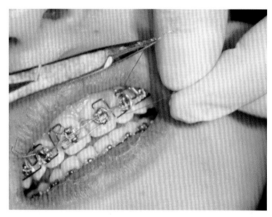

图20-3-31

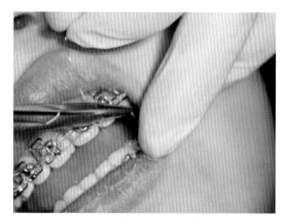

图20-3-32

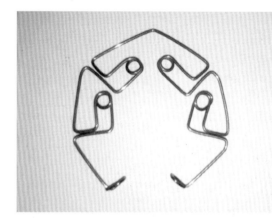

图20-3-33

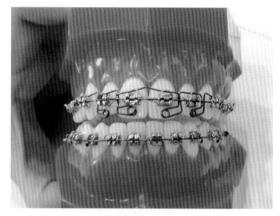

图20-3-34

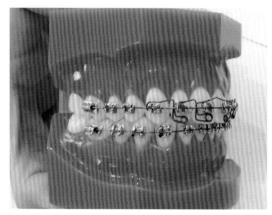

图20-3-35

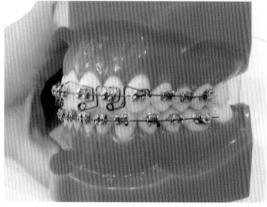

图20-3-36

Chapter 21 第二十一章

前牙压低辅弓（蛤蟆弓）弯制及应用

第一节	前牙压低弹力辅弓 II 型（蛤蟆弓）弯制步骤

【弯制步骤】

1. 取一根0.18in的澳丝，测量牙模弓形长度，确定弓丝长短。圆喙朝外钳夹弓丝末端弯折与弓丝平行小钩（图21-1-1~图21-1-4）。

2. 方喙向下，钳夹住弓丝末端小钩，弯折成90°形成挂钩（图21-1-5~图21-1-7）。

3. 将弓丝末端挂钩倒挂在第一磨牙近中，弓丝远中段沿牙面托槽龈缘置放，在尖牙与第一前磨牙之间画线做标记点（图21-1-8~图21-1-10）。

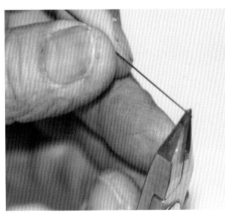

图21-1-1

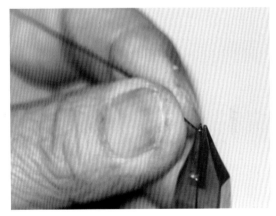

图21-1-2

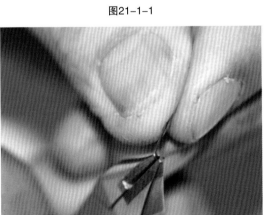

图21-1-3

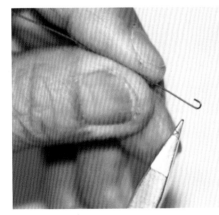

图21-1-4

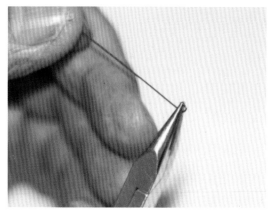

图21-1-5

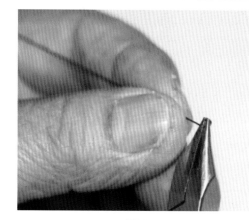

图21-1-6

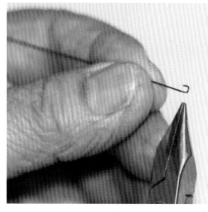

图21-1-7

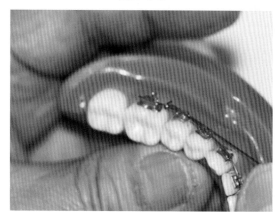

图21-1-8

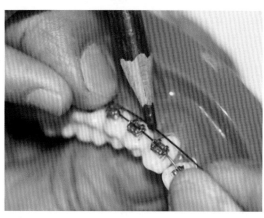

图21-1-9

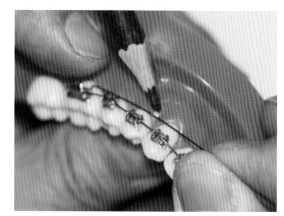

图21-1-10

4. 更换kim钳，钳夹住弓丝标记点处，圆喙向内弯折（图21-1-11、图21-1-12）。

5. 弓丝绕圆喙转动弯制成小圈曲，小圈曲方向与挂钩方向一致（注：小圈曲的弯制须用kim钳的圆喙弯制）（图21-1-13~图21-1-15）。

6. 细丝钳夹住小圈曲远中段，用拇指与食指弯制弓丝（图21-1-16~图21-1-18）。

7. 将弓丝置于牙列托槽龈方，在对侧尖牙与第一前磨牙之间画线做标记点（图21-1-19、图21-1-20）。

8. 钳夹弓丝依照上述方法弯制小圈曲，然后用手指弯制前牙弓弧度，注意两侧远中段弓丝要置于前牙段弓丝的外侧（图21-1-21~图21-1-27）。

9. 用镊子作标尺，取弯制好的一端小圈曲与挂钩间的距离作标准（图21-1-28）。

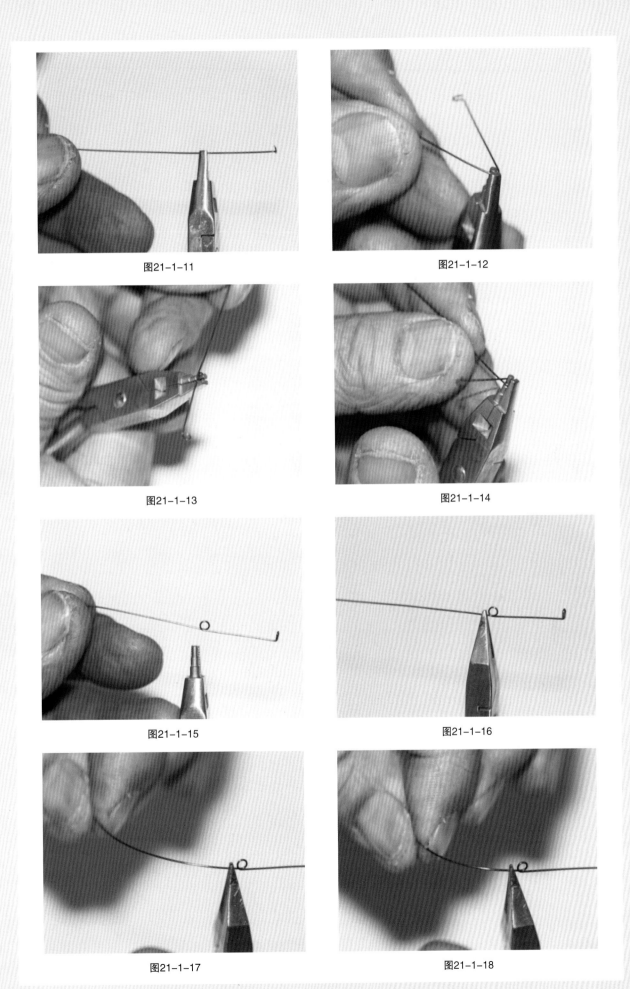

图21-1-11

图21-1-12

图21-1-13

图21-1-14

图21-1-15

图21-1-16

图21-1-17

图21-1-18

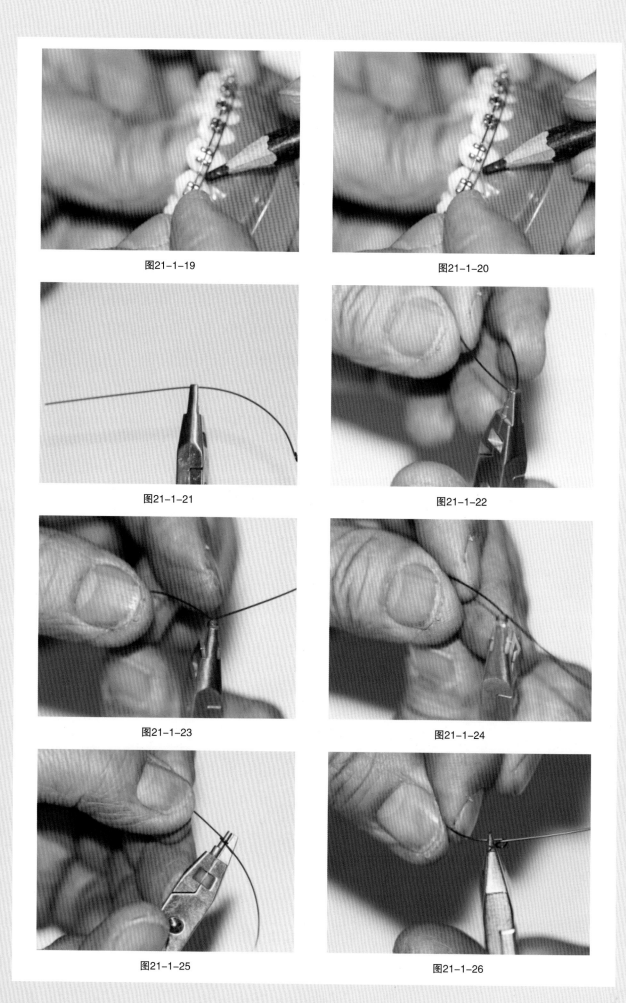

图21-1-19

图21-1-20

图21-1-21

图21-1-22

图21-1-23

图21-1-24

图21-1-25

图21-1-26

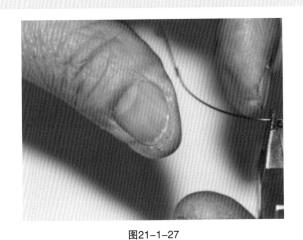

图21-1-27

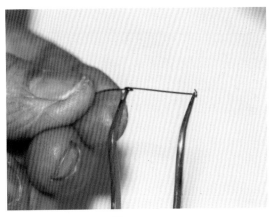

图21-1-28

10. 用笔在对侧依照镊子所取的长度画线做标记点（图21-1-29、图21-1-30）。

11. 在标记点的末端3mm处切断弓丝（图21-1-31）。

12. 更换细丝钳，圆喙朝外钳夹弓丝弯折平行小钩，然后方喙朝下钳夹小钩向下弯折90°形成末端挂钩（图21-1-32~图21-1-37）。

13. 调整弓形使两端弓丝对称、协调（图21-1-38~图21-1-40）。

14. 圆喙放置在小圈曲内，前牙段弓丝向下弯折30°（图21-1-41、图21-1-42）。

15. 另一侧同样操作，将前牙段弓丝调整成30°~40°的角度（图21-1-43、图21-1-44）。

16. 已弯制好的蛤蟆弓形态（图21-1-45~图21-1-48）。

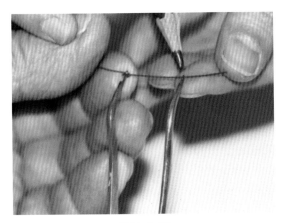

图21-1-29

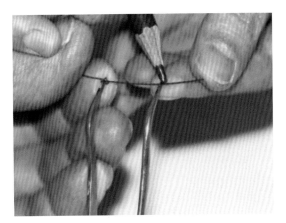

图21-1-30

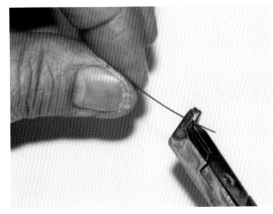

图21-1-31

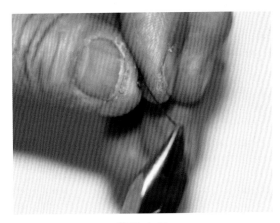

图21-1-32

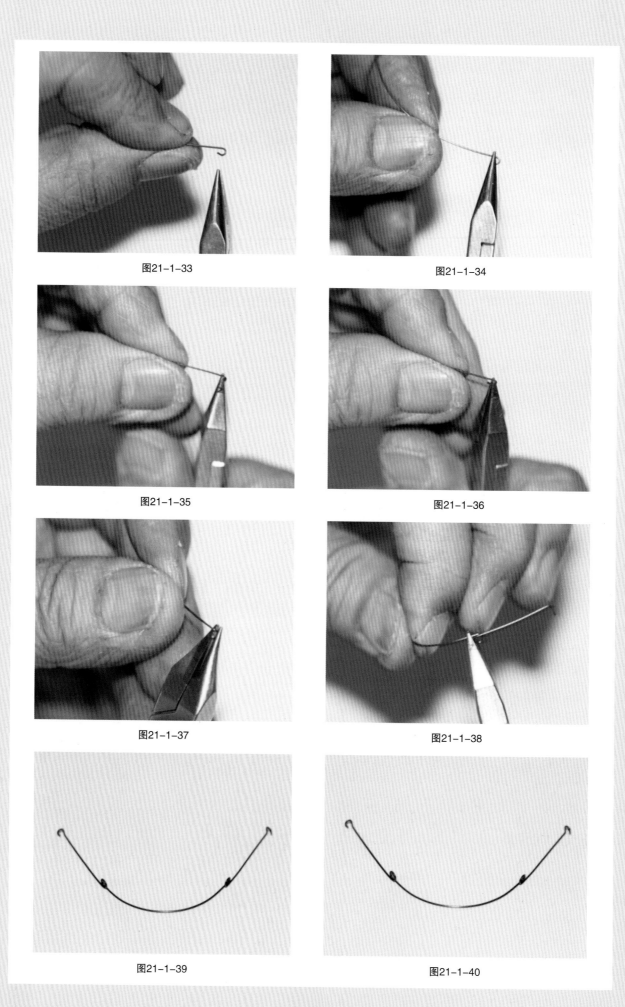

图21-1-33

图21-1-34

图21-1-35

图21-1-36

图21-1-37

图21-1-38

图21-1-39

图21-1-40

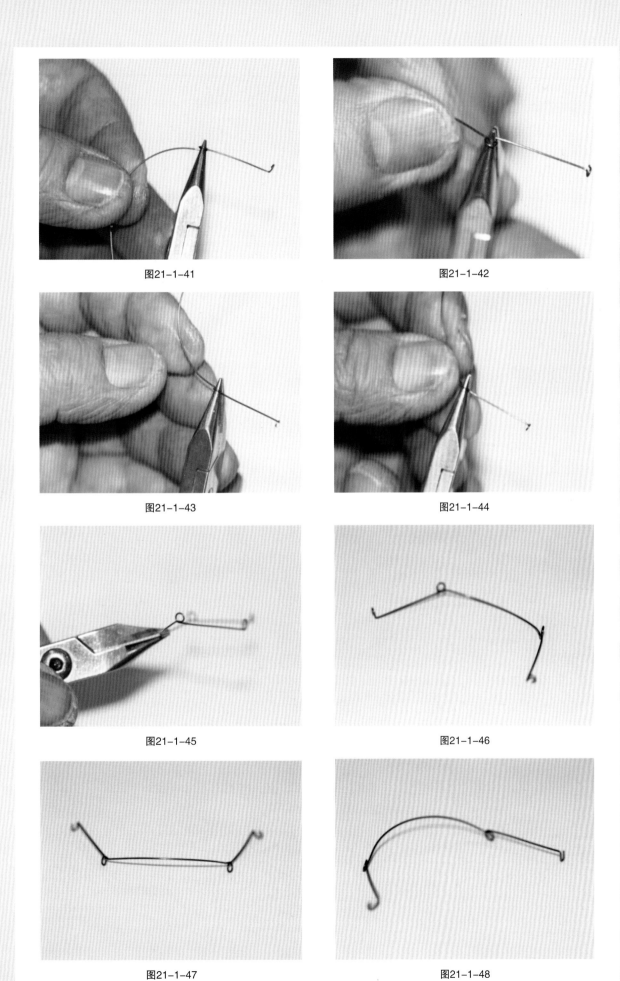

图21-1-41

图21-1-42

图21-1-43

图21-1-44

图21-1-45

图21-1-46

图21-1-47

图21-1-48

牙模演示结扎固定蛤蟆弓操作步骤

【操作步骤】

1. 将蛤蟆弓两末端挂钩分别倒挂在磨牙颊面管前的主弓丝上（图21-1-49）。

2. 前牙段弓丝未结扎前基本位于前庭沟底处（图21-1-50~图21-1-53）。

3. 用0.25in结扎丝套住前牙段弓丝，穿过中切牙托槽下方主弓丝（图21-1-54、图21-1-55）。

4. 拧紧结扎丝，将蛤蟆弓前牙段弓丝固定在前牙牙列托槽的龈方（图21-1-56~图21-1-58）。

5. 依次按上述方法将其他3颗切牙结扎固定蛤蟆弓（图21-1-59~图21-1-63）。

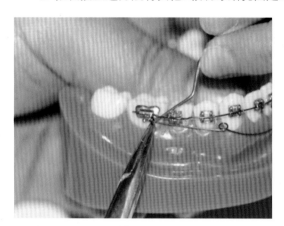

图21-1-49

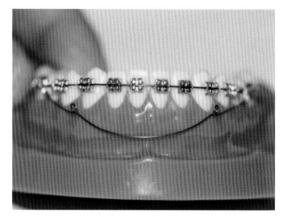

图21-1-50

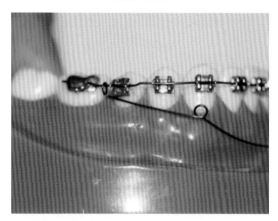

图21-1-51

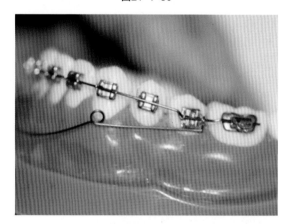

图21-1-52

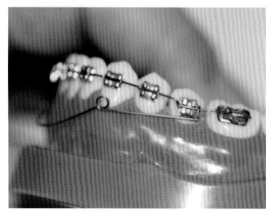

图21-1-53

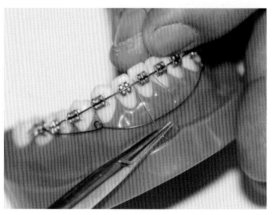

图21-1-54

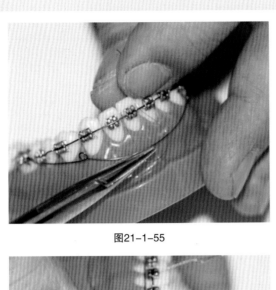

图21-1-55

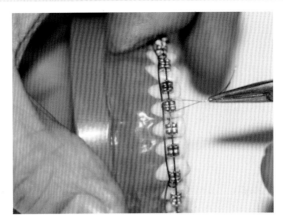

图21-1-56

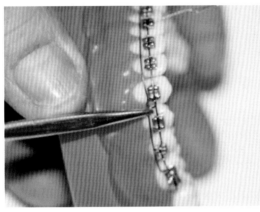

图21-1-57

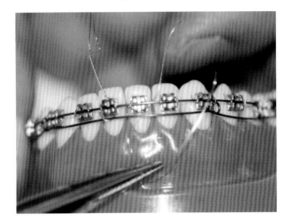

图21-1-58

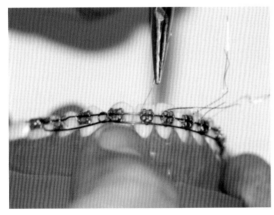

图21-1-59

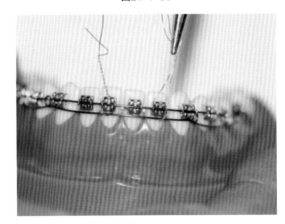

图21-1-60

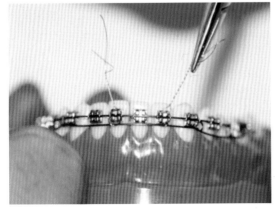

图21-1-61

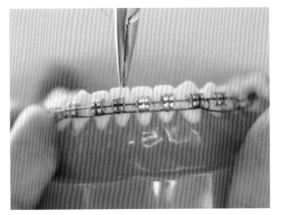

图21-1-62

6. 保留拧紧的结扎丝末端3mm，剪断过长结扎丝（图21-1-64）。

7. 将其结扎丝末端置于切牙托槽主弓丝下方（图21-1-65）。

8. 装配完毕的蛤蟆弓，注意小圈曲位于正畸主弓丝的内侧，不需要结扎（图21-1-66~图21-1-68）。

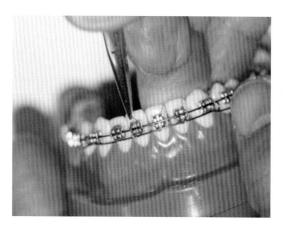

图21-1-63

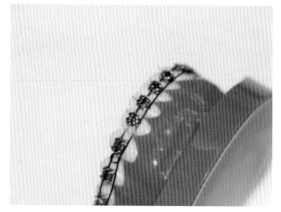

图21-1-64

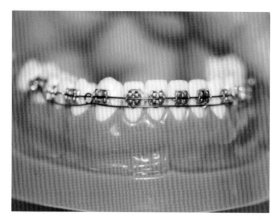

图21-1-65

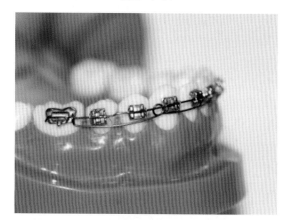

图21-1-66

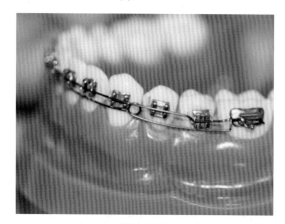

图21-1-67

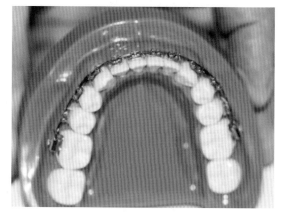

图21-1-68

【临床结扎蛤蟆弓操作步骤】

临床结扎固定方法与牙模演示结扎固定蛤蟆弓操作步骤基本相同。为了避免蛤蟆弓置放挂钩时前牙段弓丝压迫前庭处软组织，常规先挂一侧末端挂钩，然后将前牙段弓丝拴结在一个切牙托槽附近，然后再挂另一侧末段挂钩，将3颗切牙结扎固定蛤蟆弓前牙段弓丝（图21-1-69~图21-1-100）。

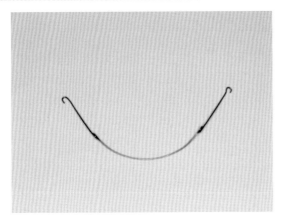

图21-1-69

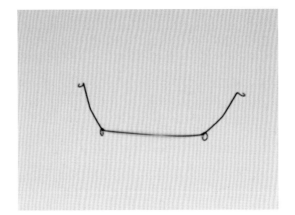

图21-1-70

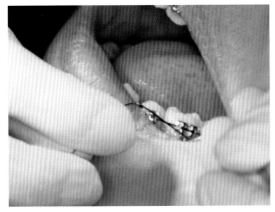

图21-1-71

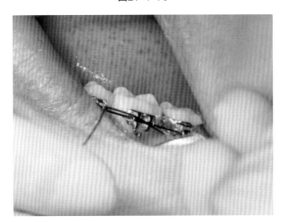

图21-1-72

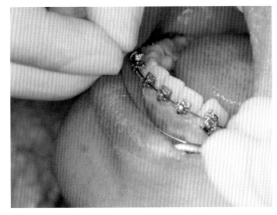

图21-1-73

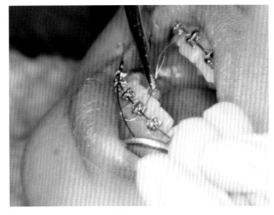

图21-1-74

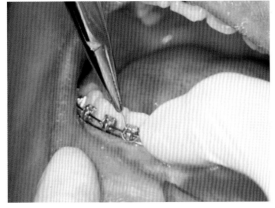

图21-1-75

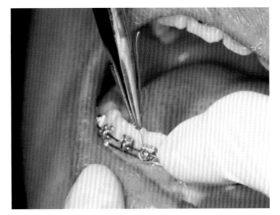

图21-1-76

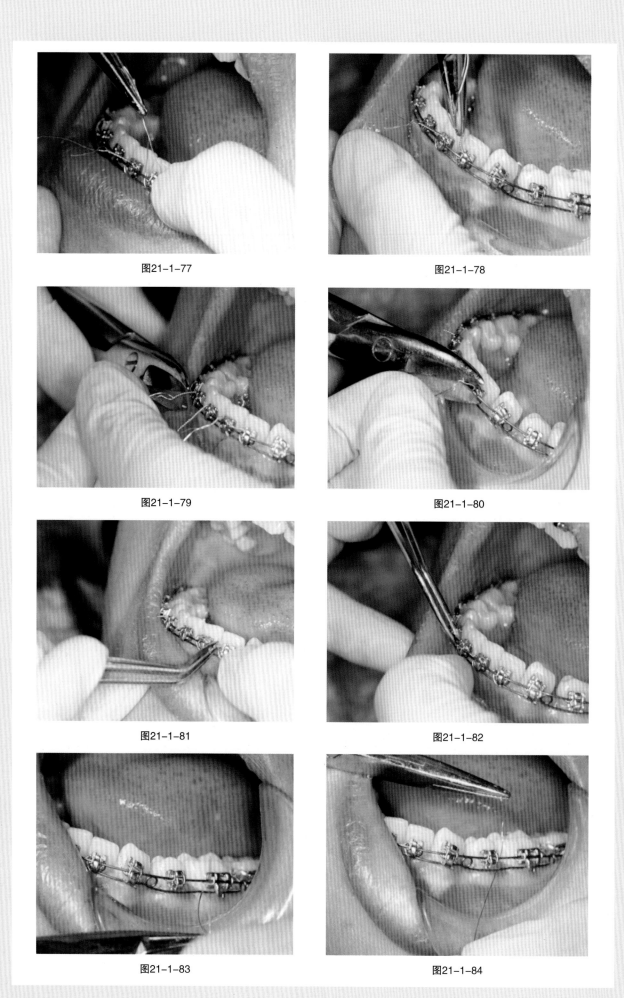

图21-1-77

图21-1-78

图21-1-79

图21-1-80

图21-1-81

图21-1-82

图21-1-83

图21-1-84

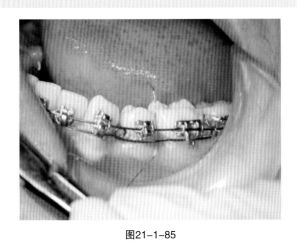

图21-1-85

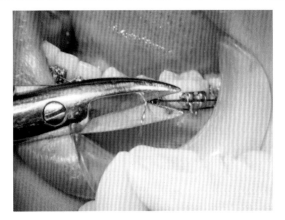

图21-1-86

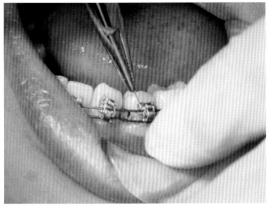

图21-1-87

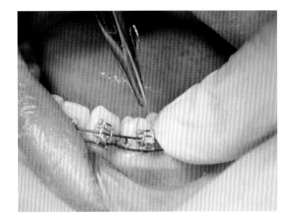

图21-1-88

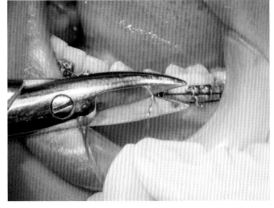

图21-1-89

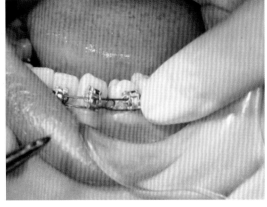

图21-1-90

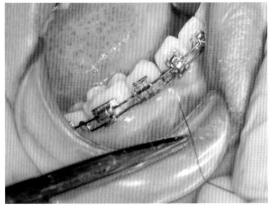

图21-1-91

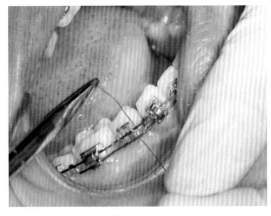

图21-1-92

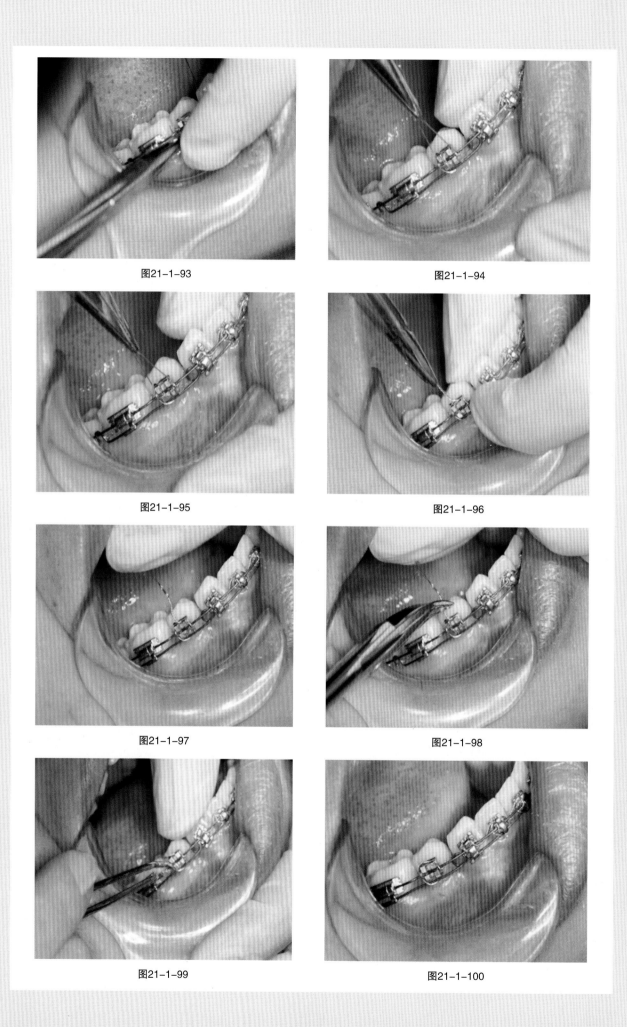

图21-1-93

图21-1-94

图21-1-95

图21-1-96

图21-1-97

图21-1-98

图21-1-99

图21-1-100

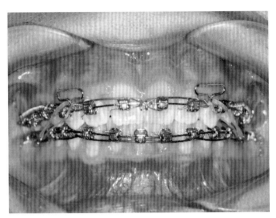

图21-2-1

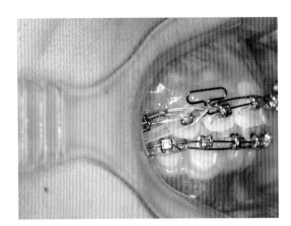

图21-2-2

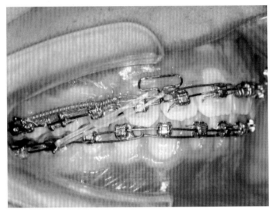

图21-2-3

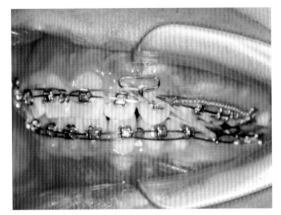

图21-2-4

注：该患者上下颌牙列均使用了前牙压低弹力辅弓，上颌使用了武氏弓，下颌使用了蛤蟆弓（下颌3切牙病例，图21-2-1～图21-2-4）。

如果下颌第二磨牙纳入矫治器系统，那么蛤蟆弓的末端挂钩则设置在第一、第二磨牙之间。这时通常在第二前磨牙、第一磨牙之间弯制5°～15°的后倾弯，即两个弯曲构成蛤蟆弓的大腿与小腿。加大了蛤蟆弓的曲度，增强了压低前牙、升高后牙的功能。这时为了保持整个蛤蟆弓的稳定性，我们一般在下颌第二前磨牙托槽处用结扎丝将辅弓扎起来。

Chapter 22 第二十二章

正畸弓丝结扎技巧

一、临床操作步骤

【操作步骤】

1. 用直径0.25mm一截较长的结扎丝，持针钳夹住结扎丝一端穿过磨牙带环颊面管（图22-1-1、图22-1-2）。

2. 移动钳子夹住穿过颊面管远中端的结扎丝游离端，向后向上提拉结扎丝，然后折返于颊面管近中，从内侧穿过主弓丝下方，并与主弓丝编织在一起（图22-1-3~图22-1-5）。

3. 在接近前磨牙托槽远中处持针钳夹住结扎丝，将结扎丝从前磨牙托槽近中主弓丝内侧穿过，在主弓丝内侧环绕托槽翼沟结扎。一般情况下，按相同结扎方式向近中连续"8"字结扎2~3个托槽即可（图22-1-6~图22-1-8）。

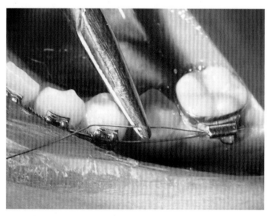
图22-1-1

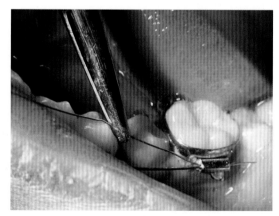
图22-1-2

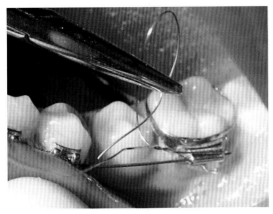

图22-1-3

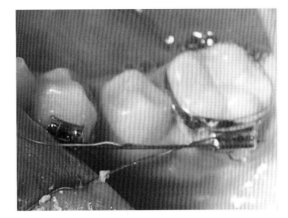

图22-1-4

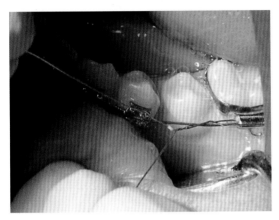

图22-1-5

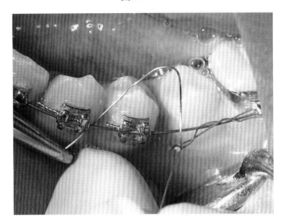

图22-1-6

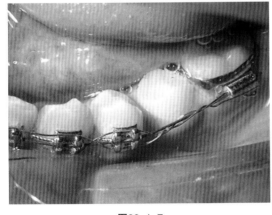

图22-1-7

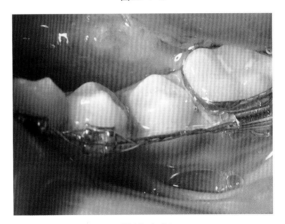

图22-1-8

二、有关保护性结扎丝的应用特点

保护性结扎丝主要适用于镍钛丝排牙阶段某些病例，如第一磨牙拔除或第二前磨牙萌出高度不够粘托槽，致使第一磨牙前弓丝空段距离较大，在咀嚼压力下，常使镍钛丝末端滑出颊面管，刺伤软组织（图22-1-9），影响矫治效果。保护性结扎丝能有效防止矫治弓丝滑脱，维持弓形的稳定，利于拥挤的牙列排齐。操作时注意应采用0.25mm的结扎丝，穿过磨牙颊面管，先用手交叉打几个结，其长度相当于磨牙颊面管近中缘与最后一个牙齿托槽间距1/3，然后将结扎丝一端穿过镍钛丝打几个结，使结扎丝与镍钛丝缠绕编织在一起，其末端与相邻2~3个牙齿托槽连续"8"字结扎（图22-1-10~图22-1-12）。

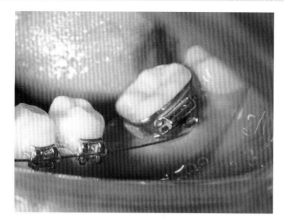

图22-1-9

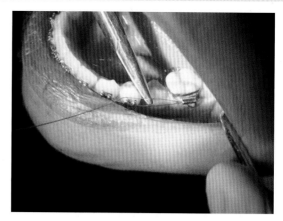

图22-1-10

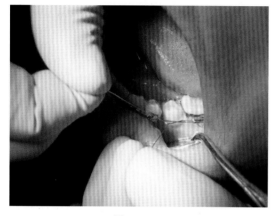

图22-1-11

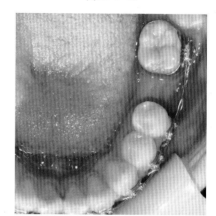

图22-1-12

第二节　双环锁扣结扎技术

　　正畸临床上常常在矫治某一阶段需要将第二磨牙纳入矫治体系，或者第一磨牙颊面管脱落后，没有及时粘接颊面管，间隔复诊时间太长。这个时候磨牙的牙位并不是在正确的位置上，有的会出现近中倾斜，有的会呈现低位或者高位，新粘接的磨牙颊面管与托槽槽沟没能在一条直线上，这时正畸弓丝就无法置放进去，强压纳入就会导致刚粘接的颊面管脱落。如果重新按弓丝使用顺序，从软到硬、从细到粗地进行排牙……将耗费许多时间和精力。那么采用双环锁扣技术就是解决这一问题的有效办法。

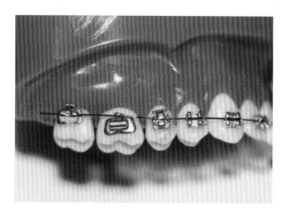

图22-2-1

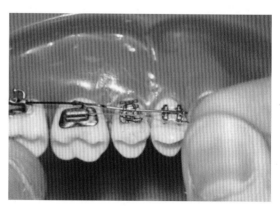

图22-2-2

【操作步骤】

1. 上颌第一与第二磨牙颊面管有落差，第一磨牙高位，颊面管部位偏殆方，前方牙列托槽槽沟直线化，这时正畸主弓丝（0.016in澳丝或镍钛丝）仅穿入第二磨牙颊面管，第一磨牙颊面管位于弓丝的龈方（图22-2-1）。

2. 用一截直径0.25mm结扎丝从第一磨牙颊面管近中穿过，从远中抽出（图22-2-2~图22-2-5）。

3. 持针钳夹住穿过颊面管远中的结扎丝末端，从殆方朝龈方绕过主弓丝（图22-2-6~图22-2-8）。

4. 将绕过主弓丝的结扎丝从第一磨牙颊面管远中折返穿过颊面管（图22-2-9~图22-2-12）。

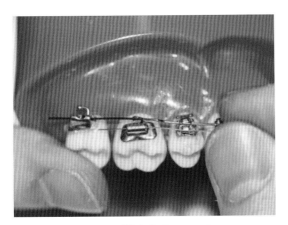

图22-2-3

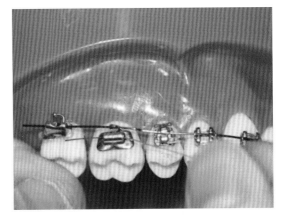

图22-2-4

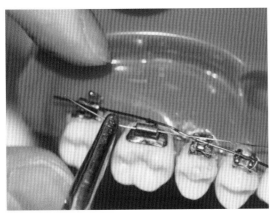

图22-2-5

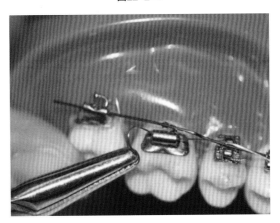

图22-2-6

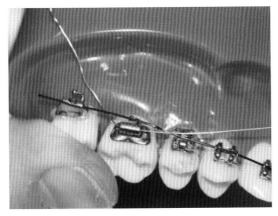

图22-2-7

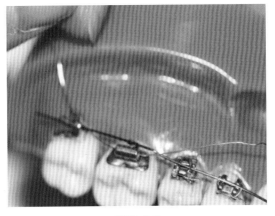

图22-2-8

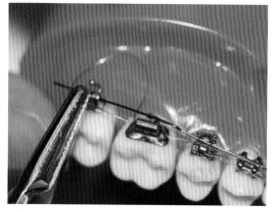

图22-2-9

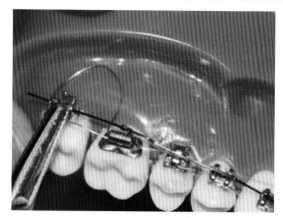

图22-2-10

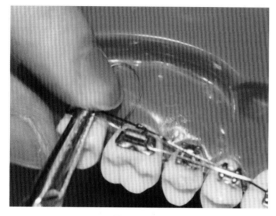

图22-2-11

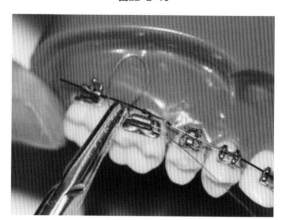

图22-2-12

5. 移动持针钳夹住穿过颊面管的近中段结扎丝向近中拉直，形成远中第一个扣环，使此段正畸主弓丝朝𬌗方移动紧贴磨牙颊面管龈侧壁（图22-2-13~图22-2-16）。

6. 持针钳夹住折返的结扎丝末端从第一磨牙近中主弓丝下方朝龈向穿过（图22-2-17~图22-2-19）。

7. 然后，绕过主弓丝与另一端结扎丝并拢，用持针钳将其夹在一起（图22-2-20）。

8. 持针钳将结扎丝拉直拧麻花结，使此段正畸主弓丝朝𬌗方移动紧贴磨牙颊面管龈侧壁形成近中端第二个环扣（图22-2-21~图22-2-24）。

9. 结扎丝拧紧后，预留3~5mm处用金冠剪剪断，用持针钳将其末端塞入正畸主弓丝内侧（图22-2-25~图22-2-29）。

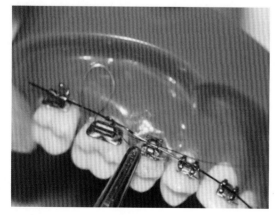

图22-2-13

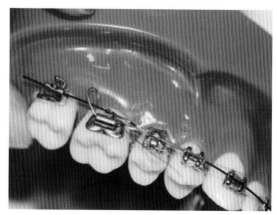

图22-2-14

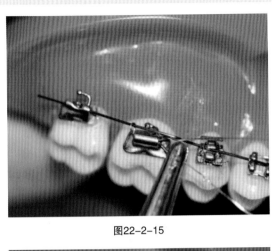

图22-2-15

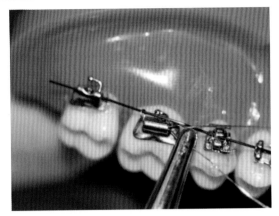

图22-2-16

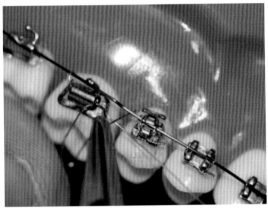

图22-2-17

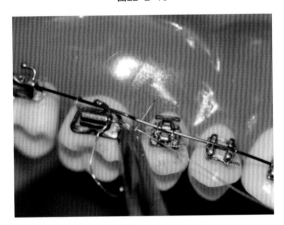

图22-2-18

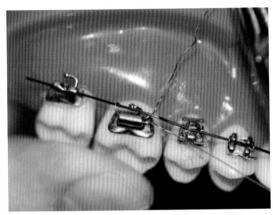

图22-2-19

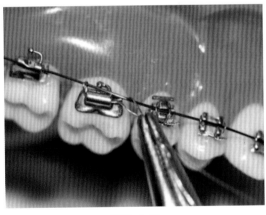

图22-2-20

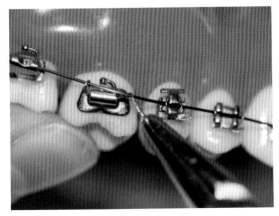

图22-2-21

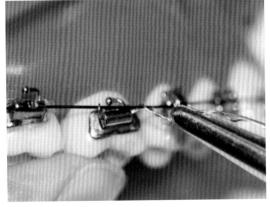

图22-2-22

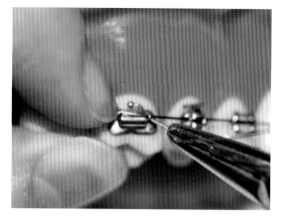

图22-2-23

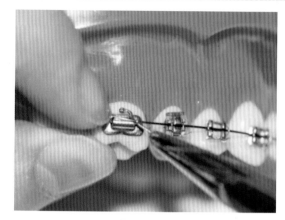

图22-2-24

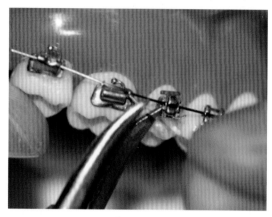

图22-2-25

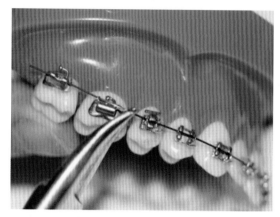

图22-2-26

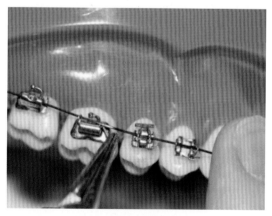

图22-2-27

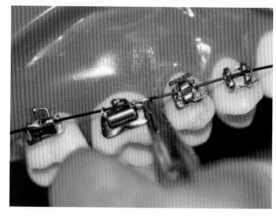

图22-2-28

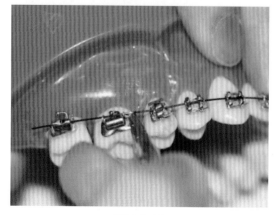

图22-2-29

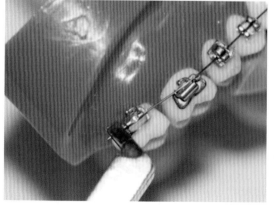

图22-2-30

10. 用切断钳将弓丝末端3mm处切断，持针钳回弯弓丝末端（图22-2-30~图22-2-32）。

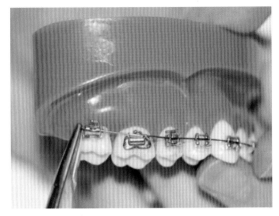

图22-2-31

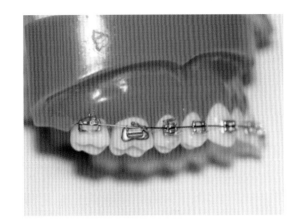

图22-2-32

【临床应用案例】

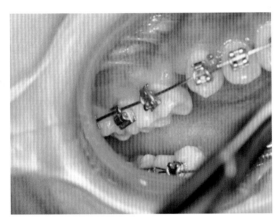

图22-2-33

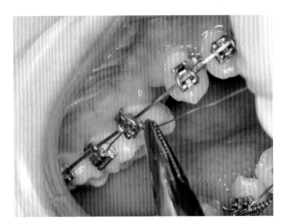

图22-2-34

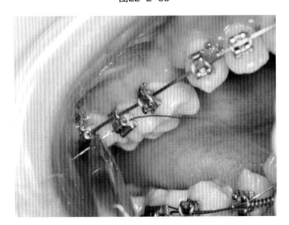

图22-2-35

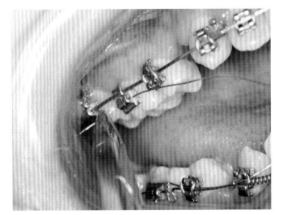

图22-2-36

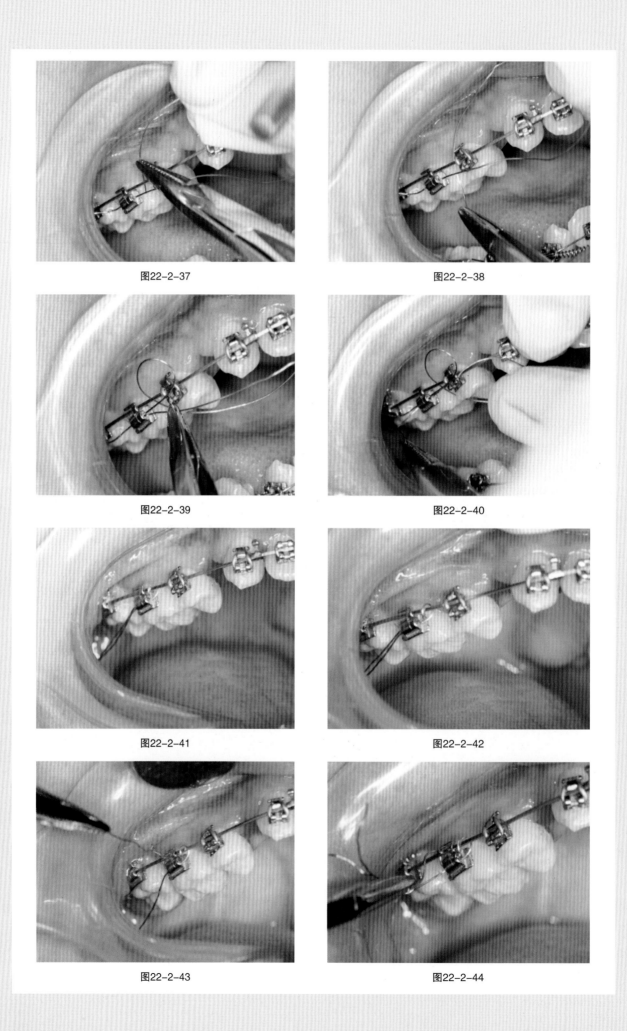

图22-2-37

图22-2-38

图22-2-39

图22-2-40

图22-2-41

图22-2-42

图22-2-43

图22-2-44

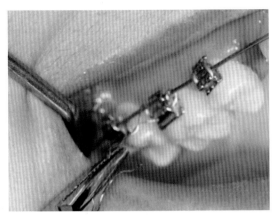

图22-2-45

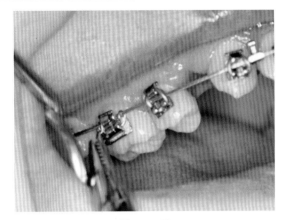

图22-2-46

【临床应用经验】

双环锁扣结扎技术临床病例操作步骤（图22-2-33 ~ 图22-2-47）和前面模型操作是一样的，强调的是正畸主弓丝不能使用较粗的不锈钢丝及不锈钢方丝，可以使用镍钛方丝，比如0.17in、0.25in镍钛方丝。

一般情况下，使用双环锁扣结扎技术只是一个过渡性结扎技术，它的近远中两个环扣类似于磨牙托槽的两个结扎翼，稳定性能好，医生通过掌控结扎丝的松紧度而具有一定的调节功能。

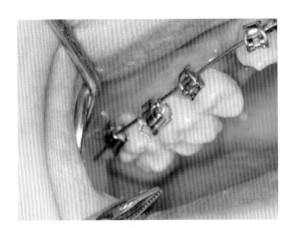

图22-2-47

当正畸主弓丝移动牙齿到接近正常位置后，即主弓丝不用结扎即可与直线化的托槽槽沟在一条水平线上或接近水平线上的时候，将正畸主弓丝纳入颊面管内常规结扎排牙，省去了重新排牙、整平的程序，既节省了时间，又提高了疗效。

第三节　固定翼托槽弓丝结扎技巧

一、操作步骤

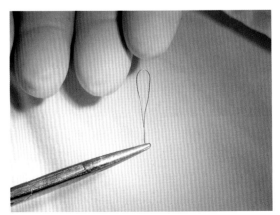

图22-3-1

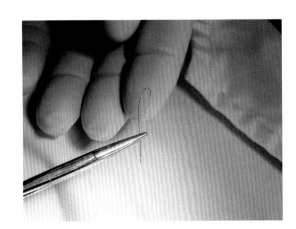

图22-3-2

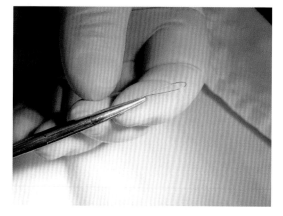

图22-3-3

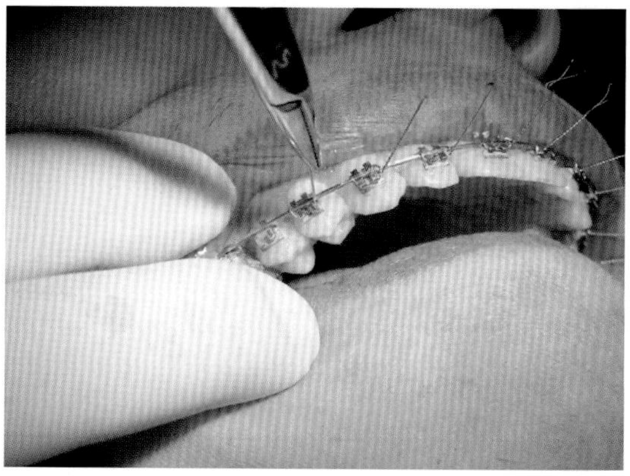

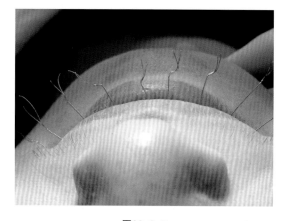

图22-3-4

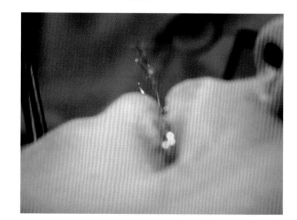

图22-3-5

图22-3-6

1. 将结扎丝对折成一个小环圈，持针钳夹住对折后结扎丝末端的 1/3 处，将成一条直线（图 22-3-1~图22-3-3）。

2. 结扎丝套住托槽翼，手握持针钳将其夹紧打结，拧直使其垂直于主弓丝（图22-3-4~图 22-3-6）。

注：图22-3-4~图22-3-6是上颌牙列的固定翼托槽结扎操作，正面观结扎完的扎丝呈扇形排列，横向观呈一条直线排列。

3. 下颌牙弓固定翼托槽结扎方式与上颌牙弓相同（图22-3-7~图22-3-12）。

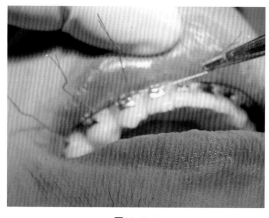

图22-3-7

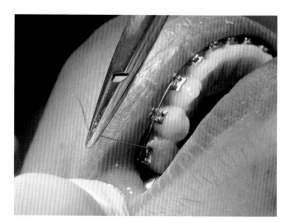

图22-3-8

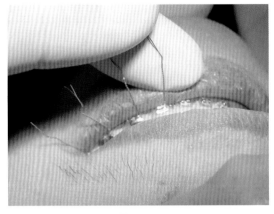

图22-3-9

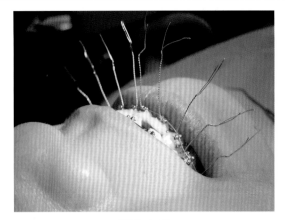

图22-3-10

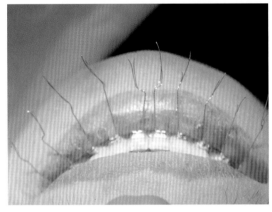

图22-3-11

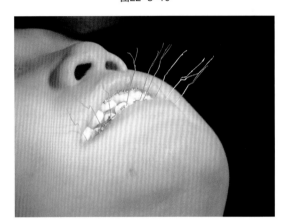

图22-3-12

【临床应用经验】

持针钳结扎法是临床上最常用的结扎方法。首先将一根结扎丝对折呈环圈状，持针钳夹住结扎丝对折末端的1/3处，用手将其末端贴近持针器柄，这样，持针钳旋转打结时，不会与邻近结扎丝缠绕。每结扎完一个托槽应将结扎丝立起与牙弓弧段垂直，呈扇形排列，位于牙弓外侧，这样不会扎伤患者嘴唇，也便于下一步骤的操作。

二、剪断结扎丝及结扎丝末端处理

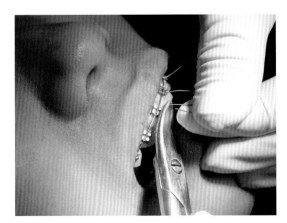

图22-3-13

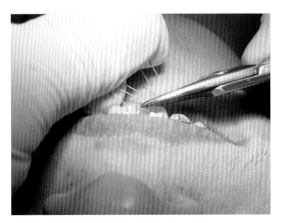

图22-3-14

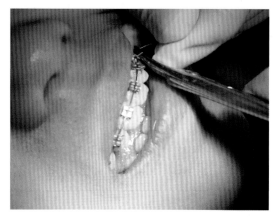

图22-3-15

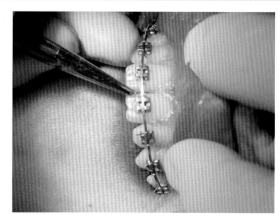

图22-3-16

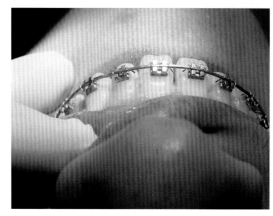

图22-3-17

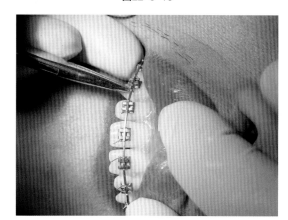

图22-3-18

【临床应用经验】

1. 直立排列的结扎丝非常便于剪断程序的操作。在剪断结扎丝时，不要剪一根丢一根。笔者习惯用左手指捏住2~3根结扎丝，右手持金冠剪预留3~4mm长，剪断这组结扎丝后，左手指略松开向旁边移动，再捏住邻近结扎丝2~3根，右手持金冠剪剪断，如此交替操作，可一口气剪完半口牙弓结扎丝，既便利又快捷（图22-3-13、图22-3-16）。

2. 正畸弓丝结扎丝末端处理方法。结扎丝末端留3~4mm长，笔者常规用持针器钳喙尖头将结扎丝末端从骀向龈方塞入矫正弓丝下方；拆除时操作正相反，用牙科探针从龈方向骀方挑出结扎丝末端，持针器将其夹紧，反向旋转松解后拆除或用结扎丝切断钳剪断后取出（图22-3-17、图22-3-18）。

第四节 制作正畸结扎丝牵引钩操作步骤

【临床应用经验】

1. 在正畸临床上，许多医生习惯直接用持针器夹住结扎丝拧几圈后，就扎在托槽翼上使用。这样拧紧制作的结扎丝牵引钩根据医生的喜好、习惯各有差异，不是长就是短（有的医生拧的牵引钩圈数多，有的医生拧的圈数少）；不是粗就是细（有的医生用0.25mm结扎丝，甚至有人用0.20mm结扎丝制作）；结扎丝对折处形成的小圈不圆，大小不一；太长的会扎嘴，容易损伤患者的颊侧软组织。有的医生钳夹结扎丝时拧紧使用的劲大了，结扎丝有刻痕容易折断。笔者采用自制的结扎丝牵引钩成型器制作，规格一致，材料采用0.30mm结扎丝，每个结扎丝仅拧4圈。这样制作的结扎丝牵引钩没有钳伤刻痕，末端小圈统一大小，边缘圆滑，不容易损伤软组织。预成的结扎丝牵引钩，可在平时做好。用橡皮圈扎成一小捆备用。需要时抽出来扎在患者牙齿托槽上就可完成结扎丝牵引钩的放置，医生椅旁工作时间短，操作非常便利。

2. 在制作结扎丝牵引钩的时候，两个人操作比较方便。在拧结扎丝圈时，尽量使结扎丝保持在160°左右的角度旋转，这样拧出来的小圈近似平行排列，密贴美观、占位小。制作出来的牵引钩紧密有力度，可以抵抗牵引的力量，以免承受不住牵引橡皮圈的力量变形。

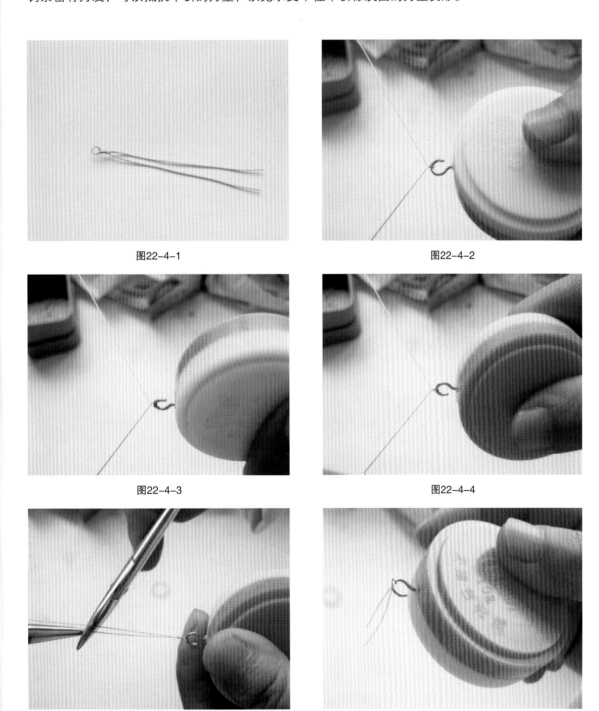

图22-4-1　　　　　　　　　　　　　　图22-4-2

图22-4-3　　　　　　　　　　　　　　图22-4-4

图22-4-5　　　　　　　　　　　　　　图22-4-6

3. 钳夹制作的方法结扎丝有刻痕容易折断，采用成型器制作的结扎丝牵引钩规格统一、漂亮。临床应用很方便，不需拆下主弓丝就能扎上牵引钩，而且在调整时不带主弓丝的牙托槽也能方便地结扎上牵引钩进行牵引。在操作时应该注意检查扎在托槽上的牵引钩结要牢固不松动，否则，也会影响挂橡皮圈牵引的效果（图22-4-1~图22-4-10）。

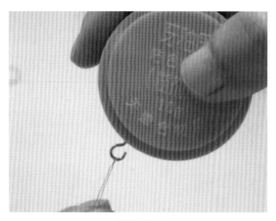

图22-4-7

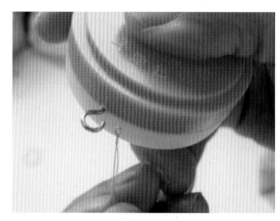

图22-4-8

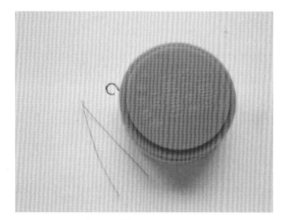

图22-4-9

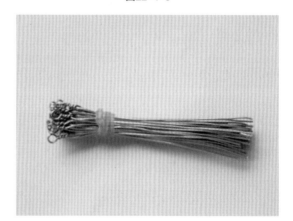

图22-4-10

第五节　结扎丝牵引钩临床结扎技巧（一拖二）

【操作步骤】

1. 采用结扎丝牵引钩成型器制作牵引钩（图22-5-1~图22-5-4）。

2. 持针钳夹住预先制作好的结扎丝一端（图22-5-5）。

3. 将结扎丝牵引钩从上颌尖牙托槽正畸主弓丝下方的龈端插入（图22-5-6）。

4. 钳子在正畸主弓丝（下端）骀方夹住结扎丝两端（图22-5-7）。

5. 持针钳夹住结扎丝朝远中使力拉紧（图22-5-8）。

6. 双手捏住结扎丝向远中拉紧打结，使结扎丝环卡于托槽翼沟内，牵引钩则置于尖牙托槽近中转角处（图22-5-9、图22-5-10）。

7. 双手打结在向远中延伸至第一前磨牙托槽近中约2mm处暂停（图22-5-11~图22-5-13）。

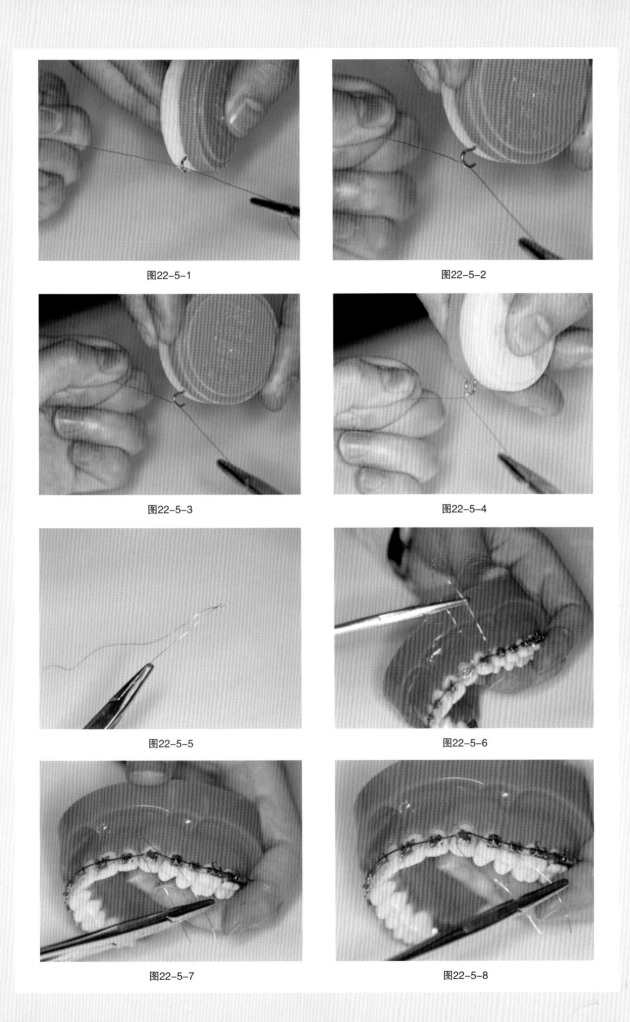

图22-5-1

图22-5-2

图22-5-3

图22-5-4

图22-5-5

图22-5-6

图22-5-7

图22-5-8

8. 持针钳夹住一端结扎丝，从第一前磨牙龈端穿过正畸主弓丝下方，使结扎丝环卡于托槽四周翼沟内，然后钳子夹住两端结扎丝向远中拉紧打结（图22-5-14~图22-5-18）。

9. 持针钳夹住结扎丝朝远中拧紧打结，直到结扎丝将第一前磨牙托槽翼沟环卡扎紧（图22-5-19、图22-5-20）。

10. 预留3~5mm结扎丝，用金冠剪剪断（图22-5-21）。

11. 用持针钳将结扎丝末端塞入正畸主弓丝下方（图22-5-22、图22-5-23）。

12. 完成一拖二结扎丝牵引钩操作的牙列状况（图22-5-24）。

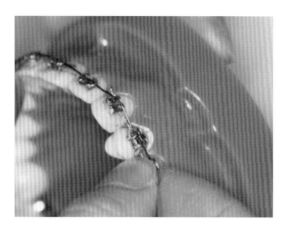

图22-5-9

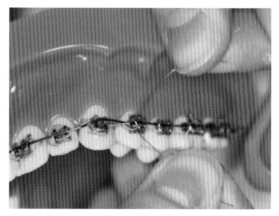

图22-5-10

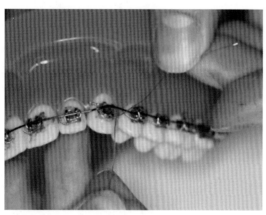

图22-5-11

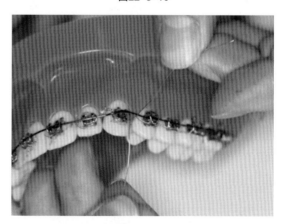

图22-5-12

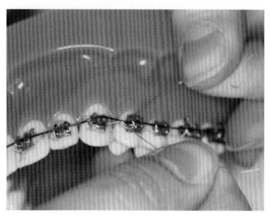

图22-5-13

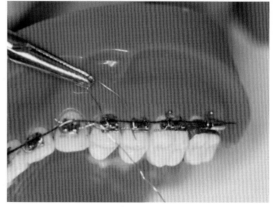

图22-5-14

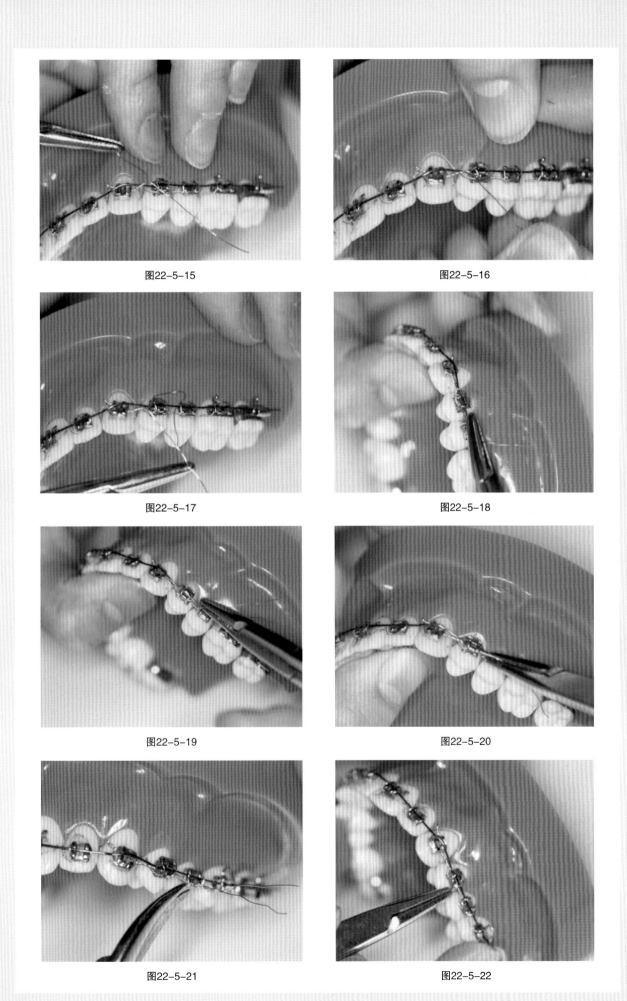

图22-5-15

图22-5-16

图22-5-17

图22-5-18

图22-5-19

图22-5-20

图22-5-21

图22-5-22

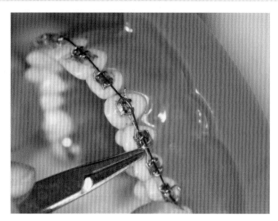
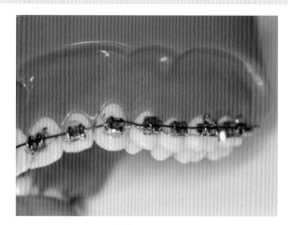

图22-5-23   图22-5-24

【临床应用经验】

使用结扎丝做牵引钩是临床医生常用的、非常简便的操作方法，但我们在基层诊所发现许多不到位的地方，比如年轻医生经常采用0.20mm结扎丝做丝钩，或者牵引钩设置在尖牙托槽远中转角处等。0.20mm结扎丝太细，没有一定刚度，稍一用力牵引钩子就会拉倒；结扎丝牵引钩设置在尖牙托槽远中转角处也是这样的，容易拉倒，起不到挂橡皮圈的作用。

根据对角线牵引的原理，我们的经验是上颌Ⅱ类颌间牵引钩的位置应处于托槽的近中缘，这是因为结扎丝钩相对刚度不够，如果放在托槽的远中缘很容易受力后钩子拉倒，失去牵引的意义。

临床上普遍的结扎丝的做法是使用一个托槽制作结扎丝钩，即结扎丝拴系在一个托槽的结扎翼沟上。这样做成的牵引钩会出现结扎丝绕托槽翼沟转动，影响牵引效果。

而采用两个托槽制作的结扎丝牵引钩（一拖二模式），就不会发生结扎丝牵引钩转动的现象，更不会发生结扎丝牵引钩脱落的问题，确保挂橡皮圈进行颌间牵引的治疗效果。

Chapter 23 第二十三章

橡皮链穿针引线结扎技巧

【操作步骤】

1. 术者用持针钳夹住一截0.25mm不锈钢结扎丝的末段约10mm处，将结扎丝一端穿过链状橡皮圈游离端的最外侧的一个圈（图23-1-1~图23-1-3）。

2. 穿过皮圈后，将结扎丝后对折起来，持针钳夹住对折的结扎丝拉成一条直线（图23-1-4、图23-1-5）。

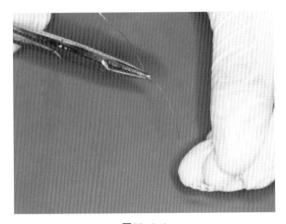

图23-1-1

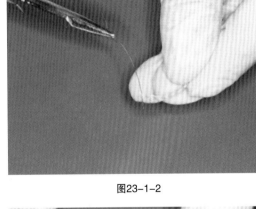

图23-1-2

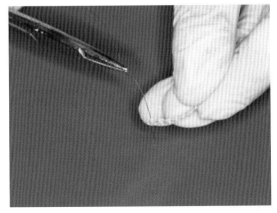

图23-1-3

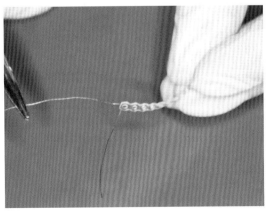

图23-1-4

3. 左手捏住链状橡皮圈最外侧的一端，右手握住持针钳夹住对折结扎丝处，拧紧旋转打麻花结（图23-1-6、图23-1-7）。

4. 然后留长约2cm处用金冠剪剪断，做成引线用的针（图23-1-8~图23-1-10）。

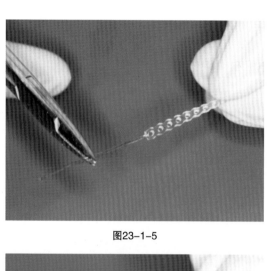

图23-1-5

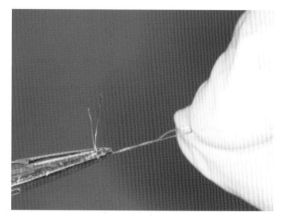

图23-1-6

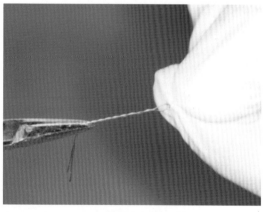

图23-1-7

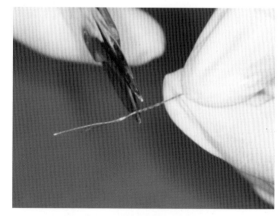

图23-1-8

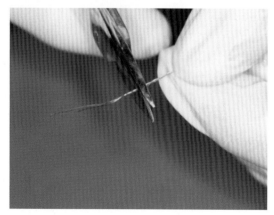

图23-1-9

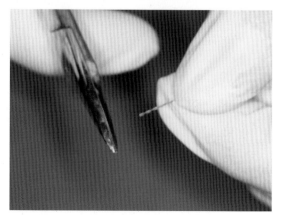

图23-1-10

第二节 **临床应用案例（阻生尖牙正畸导萌）**

【操作步骤】

1. 持针钳夹住一截0.25mm结扎丝，穿过橡皮链一头最末端的一个皮圈（图23-2-1）。

2. 将结扎丝对折，用右手握着持针钳夹住其末端，左手捏住穿过皮圈处结扎丝，旋转持针钳拧紧结扎丝打麻花结，然后在打结后的结扎丝预留2cm处，用金冠剪剪断（图23-2-2~图23-2-5）。

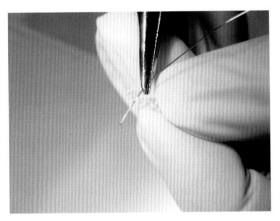

图23-2-1

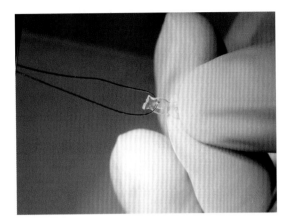

图23-2-2

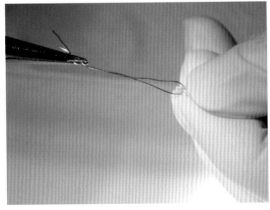

图23-2-3

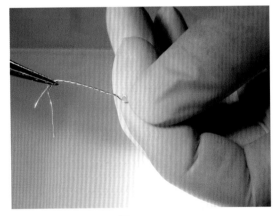

图23-2-4

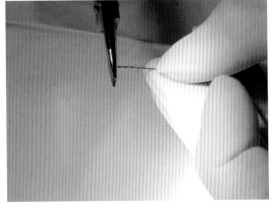

图23-2-5

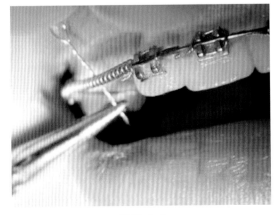

图23-2-6

3. 持针钳夹住结扎丝的"针柄"，在主弓丝螺旋弹簧的内侧，从龈方朝𬌗方穿出来（图23-2-6）。

4. 然后将结扎丝的针尖穿过橡皮链最后的一个皮圈，向下拉，直到将整个橡皮链拉出来锁扣住（图23-2-7~图23-2-9）。

5. 持针钳夹住结扎丝向下拉，将针眼处的皮圈挂在阻生尖牙腭侧粘接的舌侧扣上。然后剪断结扎丝抽出，即完成整个治疗程序（图23-2-10~图23-2-14）。

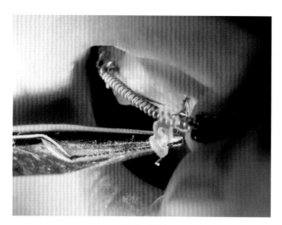

图23-2-7

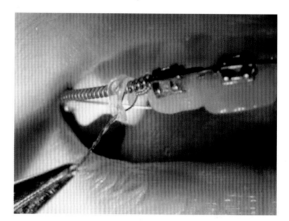

图23-2-8

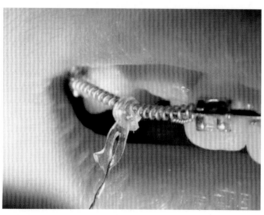

图23-2-9

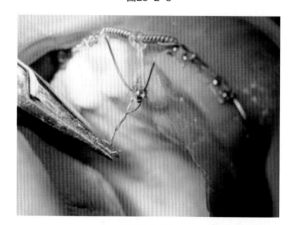

图23-2-10

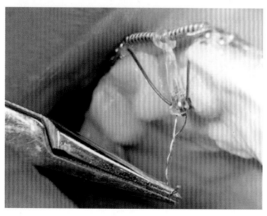

图23-2-11

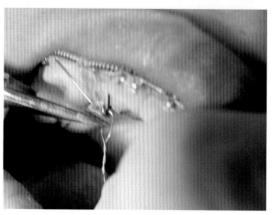

图23-2-12

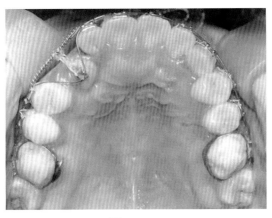

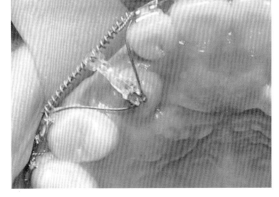

图23-2-13 图23-2-14

【操作要点】

穿针引线挂橡皮链方法，结扎丝起到穿针引线的作用，结扎丝易穿过橡皮链小圈做扣套固定，打结时注意要把链圈扣套的头个圈放在内侧，以便减少对颊黏膜的刺激。

【临床应用经验】

对该病例笔者采用稳定弓丝加镍钛螺旋推簧保持扩展的尖牙间隙，用片段镍钛圆丝辅弓加主弓丝单圈扣套橡皮链方法共同协力牵引阻生尖牙纳入牙弓。

第三节 下颌第二前磨牙近中移动临床案例

这是一个利用橡皮链的弹力牵引关闭减数下颌第一前磨牙间隙的案例，为了增加前牙支抗力量，该患者前牙段使用了牵引辅弓（扁担弓）。

持针钳夹持已经做好的链状橡皮圈引针，从下颌第二前磨牙与第一磨牙正畸主弓丝（稳定弓丝）龈方向骀方带动橡皮链穿过，然后再穿过链状橡皮圈游离端最后一个圈（图23-3-1~图23-3-6）。

扯紧朝外提拉，直至橡皮链末端（橡皮圈2）接触橡皮圈1底套紧打结，使橡皮链扣在第二前磨牙托槽远中的主弓丝上，钳夹引针朝近中拉伸橡皮链挂在扁担弓的牵引钩上（图23-3-7~图23-3-10）。

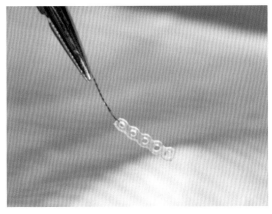

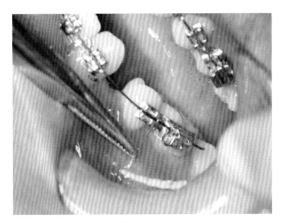

图23-3-1 图23-3-2

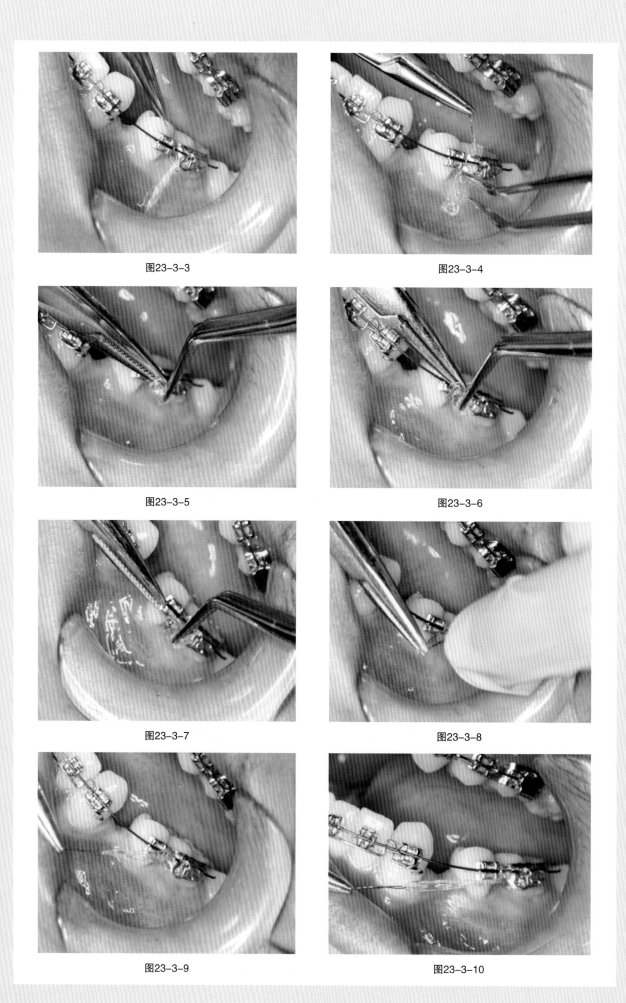

图23-3-3

图23-3-4

图23-3-5

图23-3-6

图23-3-7

图23-3-8

图23-3-9

图23-3-10

穿针引线挂橡皮链完成弹力牵引操作的口内左右两侧状况（图23-3-11、图23-3-12）。

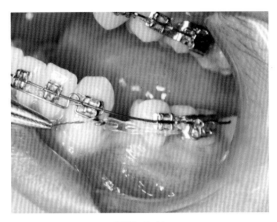

图23-3-11

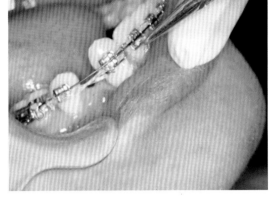

图23-3-12

【特别提示】

穿针引线挂橡皮链是一个非常实用的临床小技巧，特别是在使用陶瓷托槽的时候，由于陶瓷托槽的结扎翼沟比较浅，经与主弓丝结扎固定后，再挂橡皮链往往容易脱落，如果这时我们使用穿针引线挂橡皮链的方法就可避免发生脱落。还有，为了增强支抗某一段牙列采用连续"8"字紧密结扎后，挂橡皮链也是困难重重，托槽的结扎翼翼沟被结扎丝几乎占满，再想挂橡皮链非常容易脱落，甚至挂不上去。这种情况下采用穿针引线挂橡皮链技术就是解决问题的一个好办法。

Chapter 24 第二十四章

镍钛螺旋拉簧穿结扎丝技巧（一个鼻孔出气）

【操作步骤】

1. 用0.25mm结扎丝穿过镍钛螺旋拉簧末端结扎圈（图24-1）。

2. 持针钳将结扎丝拴系固定在磨牙颊面管的牵引钩上（图24-2~图24-4）。

3. 预留3~5mm结扎丝末端，用金冠剪将其剪断（图24-5、图24-6）。

4. 持针钳处理结扎丝末端（图24-7、图24-8）。

5. 用持针钳轻轻夹住拉簧近中端（夹持的力度能夹住不脱落即可），稍稍弯折一个角度，暴露连续圈簧之间的空隙（图24-9、图24-10）。

6. 用一根直径0.25mm平直结扎丝，从紧靠近中端5~8个圈簧之间穿过弯折暴露的空隙（图24-11、图24-12）。

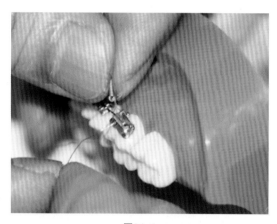

图24-1

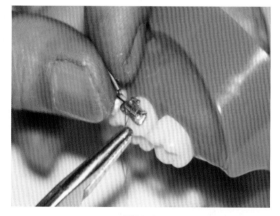

图24-2

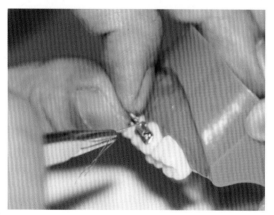

图24-3

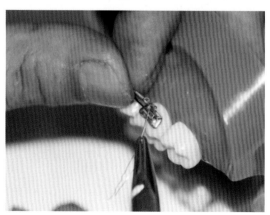

图24-4

7. 远中段结扎丝末端叫助手用另一把持针钳夹住，近中端夹住拉簧圈簧的钳子，稍稍朝近中移动2~3个圈簧，暴露连续圈簧之间的空隙，将远中段结扎丝穿过（图24-13、图24-14）。

8. 这样处理以后，结扎丝的两个末端均从镍钛螺旋拉簧的近中圈环孔中出来了（图24-15）。

9. 拉紧结扎丝带动拉簧向近中拟定的某个牙齿托槽翼结扎固定即可（图24-16）。

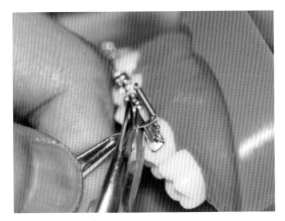

图24-5

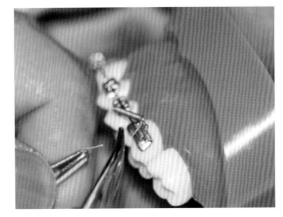

图24-6

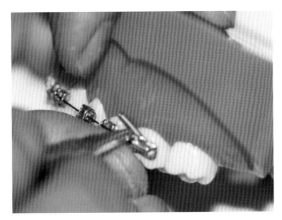

图24-7

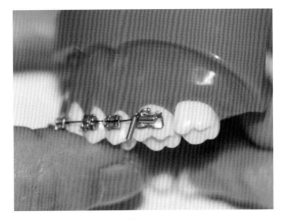

图24-8

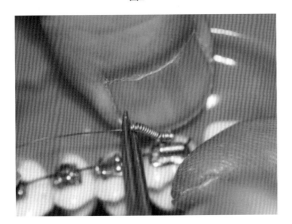

图24-9

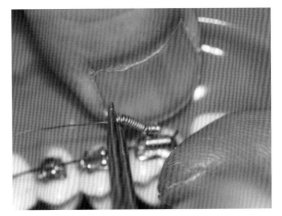

图24-10

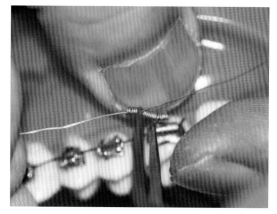

图24-11

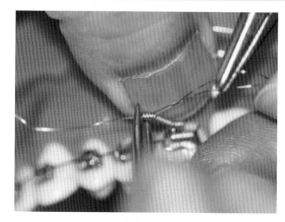

图24-12

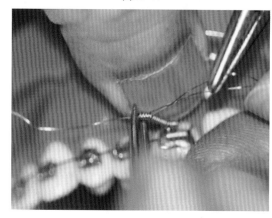

图24-13

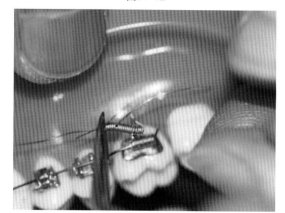

图24-14

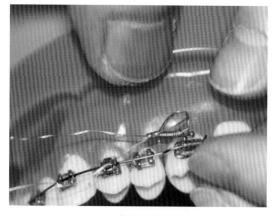

图24-15

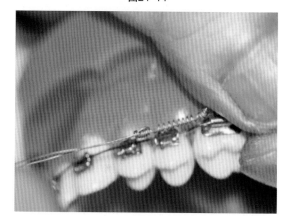

图24-16

【临床应用案例启示】（**图24-17 ~ 图24-20**）

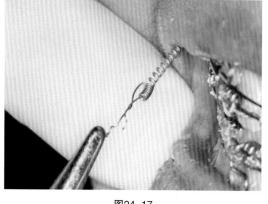

图24-17

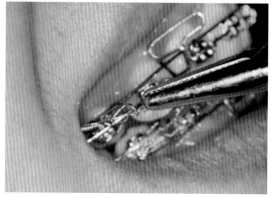

图24-18

260

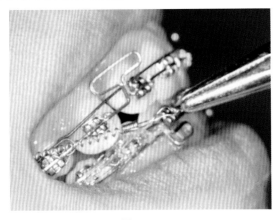
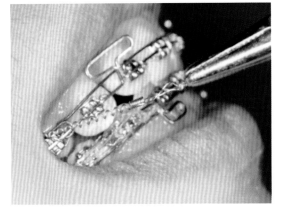

图24-19　　　　　　　　　　　　　　　　　　　图24-20

【临床应用经验】

　　正畸临床上常常使用镍钛螺旋拉簧关闭拔牙间隙、内收前突的牙弓、调整磨牙关系。有时我们发现成品拉簧一端的牵引小圈会发生折断，只好用0.25mm结扎丝穿过部分圈簧牵引；或者随着拔牙间隙逐渐关闭需要的弹簧拉力减小，于是将拉簧近中端剪断一截，然后继续牵引，这时就会出现前面出现的操作。

　　这种结扎牵引方式会造成拉簧近中端出现两个着力点，近中端的圈簧容易刺激嘴唇软组织，也易发生折断。

【笔者改进的临床操作方式】（**图24-21 ~ 图24-29**）

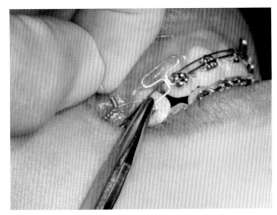
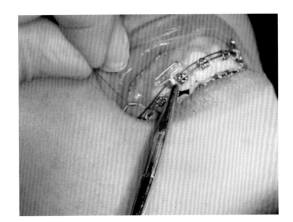

图24-21　　　　　　　　　　　　　　　　　　　图24-22

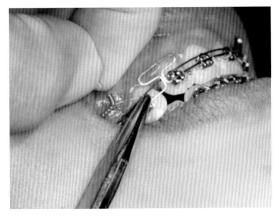
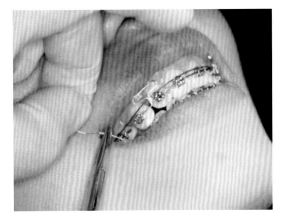

图24-23　　　　　　　　　　　　　　　　　　　图24-24

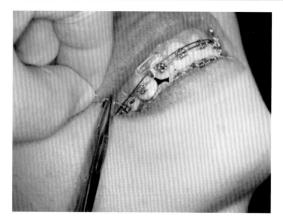

图24-25

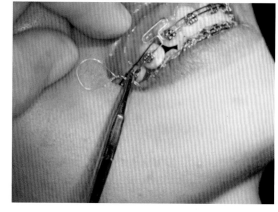

图24-26

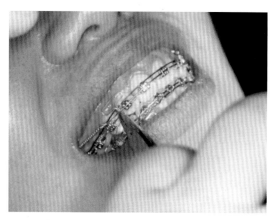

图24-27

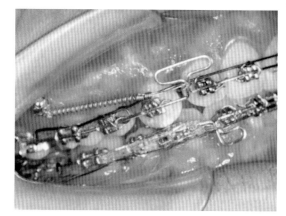

图24-28

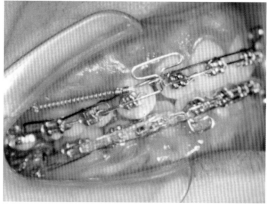

图24-29

　　我们把它戏称为一个鼻孔出气，即牵引结扎丝两端都从一个弹簧圈环孔中出来。

　　这样的优点是弹簧不易折断，也不会刮伤嘴唇黏膜，重要的是牵引拉簧的着力点在一条直线上。

　　这样做，实施正畸牵引的矫治力效果更好。

Chapter 25 第二十五章

改良式保持器

垂直牵引作用的改良保持器

这是广东潮州洪宝医生设计制作的一种可以垂直向控制的保持性矫治器。

适用于开殆畸形或具有开殆倾向高角病例患者矫治后的保持。

该矫治设计分为两部分：基托部分与传统保持器相似，磨牙固位采用长臂式卡环。

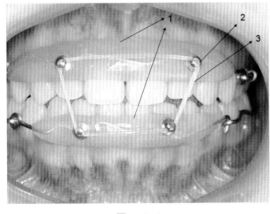

图25-1-1

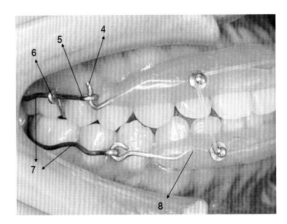

图25-1-2

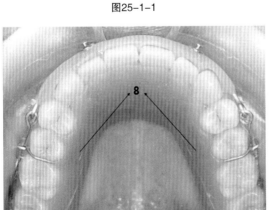

图25-1-3

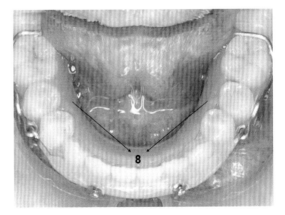

图25-1-4

改良保持器由主弓丝、颌间钩、唇侧前牙段基托、舌侧基托组成。唇侧前牙段基托为其设计特色部分，可活动，与主弓丝"袖扣"相连，其就位的方向、角度为水平就位。并在唇侧前牙段基托唇面上设置有牵引钩，可根据保持需要随时进行颌间牵引。

改良保持器作用与传统保持器不同。改良保持器不仅能防止矫治后牙齿的舌腭向、前牙唇向及牙列扭转的复发，还体现在具有对矫治后的牙齿垂直向反弹复发的控制，进一步保证开𬌗畸形矫治后的稳定性。

图25-1-1：箭头1指上下前牙基托，基托𬌗缘至唇面牙冠中1/2，基托龈缘至龈缘下3～4mm，两侧延伸至第一前磨牙唇轴嵴，基托板厚度为1.0～2.5mm。基托组织面须嵌入牙颈缘部，基托中部嵌有一抗力钢丝延伸出基托两端与主弓丝相连。

图25-1-2：箭头2标记牵引钩：分布在12、22、32、42相应牙位的基托上，上下居中，供牵挂弹力橡皮圈用。箭头3标记橡皮圈：常用1/4in橡皮牵引圈。箭头4标记S形固位钩丝，为前牙基托之"袖"，长4～5mm。与后牙固位小圈配套使用，主要锁扣住可摘前牙段基托垂直向就位，不易松脱。箭头5标记5固位钢丝小圈：形似"扣"，是主钢丝与前牙基托相连部位。箭头6标记邻间钩：越过咬合面，加强主钢丝的稳定性。箭头7标记主钢丝：直径为0.9mm不锈钢丝，具有环卡固位，连接保持器前后、内外各部分的作用。

图25-1-3、图25-1-4箭头8分别标记上下颌腭舌侧树脂基托，基托𬌗缘止于牙齿的外形高点，基托龈缘止于龈缘下4～8mm（让开唇舌系带），后缘止于第一或第二磨牙远中，形成U形基托。

第二节　改良式上下颌环绕式保持器

洪宝医生矫正的开𬌗病例引起了广泛的关注，大家同时对他设计的改良式上下颌环绕式保持器也产生了极浓厚的兴趣。以下图片展示该病例开𬌗矫治完成后，佩戴改良式上下颌环绕式保持器的状况（图25-2-1～图25-2-5）。

【临床应用经验】

开𬌗病例矫治结束后，如何稳固新建立起来的上下前牙的覆𬌗、覆盖关系是正畸临床上防止复发的要点。由于传统的活动保持器垂直方位的保持功能较弱。洪宝医生针对开𬌗病例特点设计

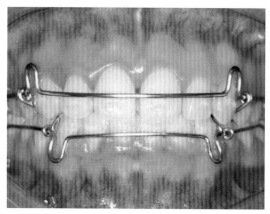

图25-2-1

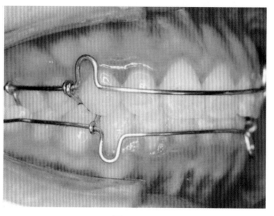

图25-2-2

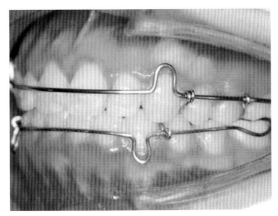

图25-2-3

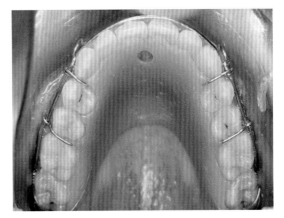

图25-2-4

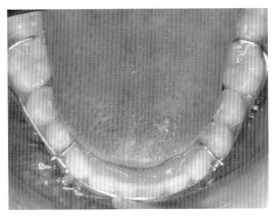

图25-2-5

了改良式上下颌环绕式保持器，即在尖牙远中和第一磨牙近中设置了越𬌗细连接丝（采用直径0.7mm不锈钢丝材料制作），将环绕式唇弓与基板连在一起，这样改进的保持器稳固性能好，并且在上下颌4到4唇面堆砌牙釉质粘接剂形成阻挡门槛，以便双曲唇弓能够稳固地放置于牙颈1/3处，有效防止牙齿朝龈向回缩导致复发。另外，洪宝医生在上颌保持器的切牙乳头处设计了舌位置诱导孔，嘱患者舌尖轻触此孔，破除不良吐舌习惯，消除导致开𬌗复发可能存在的不利因素。以上措施均达到了良好的保持效果。

【改良式上下颌环绕式保持器特点】

1. 环绕式保持器的弹性好，可以轻松地越过堆砌牙釉质粘接剂形成阻挡门槛，传统的保持器没有环绕式保持器的弹性好。

2. 上下颌的U形曲比传统的U形曲小，这是为了与堆砌牙釉质粘接剂形成的阻挡门槛相接触，不让前牙复发。

3. 切牙乳头处设计了舌位置诱导孔，患者舌尖舔此孔有利破除不良吐舌习惯，消除导致开𬌗复发可能存在的不利因素。

4. 越𬌗细连接丝（采用直径0.7mm不锈钢丝材料制作）将环绕式唇弓与基板连在一起，但是不要焊接，焊接后会影响环绕钢丝的滑动性，不能很好地关闭拆除带环所遗留的间隙。

Chapter 26 第二十六章
颌间弹力牵引艺术

第一节	颌间Ⅱ类短三角牵引

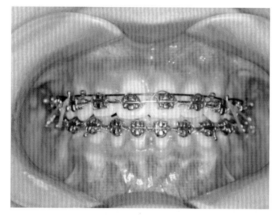

图26-1-1

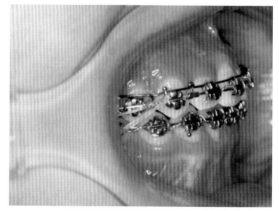

图26-1-2

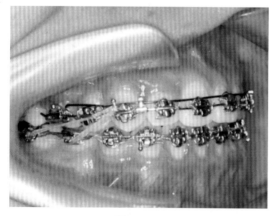

图26-1-3

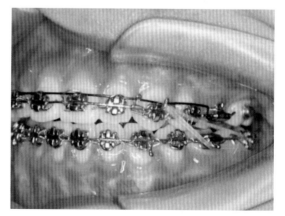

图26-1-4

【临床应用经验】

这是一个Ⅱ类错𬌗减数矫治病例后期调整磨牙关系的牵引模式。该病例上颌使用了正畸附件蛤蟆弓，用以对抗Ⅱ类牵引可能导致的上前牙伸长的反作用力。上颌尖牙托槽牵引钩为三角牵引的一个作用力点，下颌以第一磨牙、第二磨牙颊面管牵引钩作为三角牵引的两个作用力点，我们把这种牵引模式叫作正三角Ⅱ类牵引（图26-1-1~图26-1-4）。

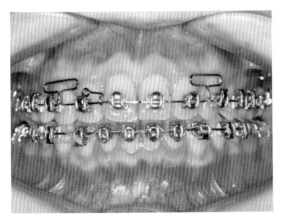

图26-2-1

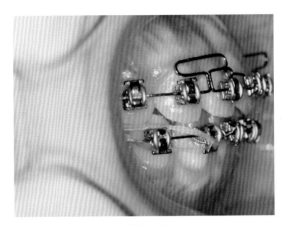

图26-2-2

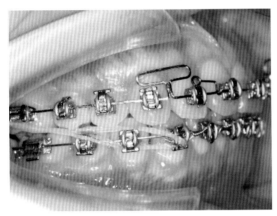

图26-2-3

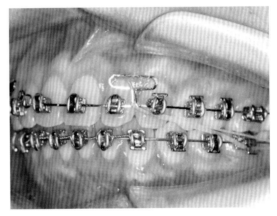

图26-2-4

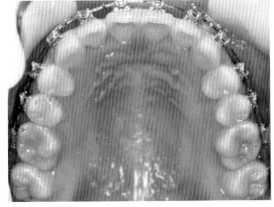

图26-2-5

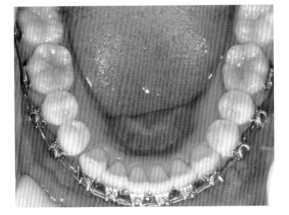

图26-2-6

【临床应用经验】

Ⅱ类加Ⅲ类颌间弹力牵引模式，常用于两侧磨牙关系不一致、前牙区上下牙列中线不齐的矫治。该病例亦采用了三角牵引模式。该患者下颌右侧尖牙与第一前磨牙之间有间隙，笔者采用了将下颌3到3连续"8"字结扎的方式，右侧下颌3与4的托槽牵引钩作为三角牵引的两个作用力点与上颌第二磨牙颊面管牵引钩（一个作用力点），构成一个矢量为Ⅲ类的正三角颌间牵引，左侧则利用上颌弓丝T形曲作为一个作用力点，下颌第一、第二磨牙颊面管牵引钩为三角牵引的两个作用力点构成一个矢量为Ⅱ类的正三角颌间牵引（图26-2-1～图26-2-6）。

第三节 不对称加斜形颌间牵引

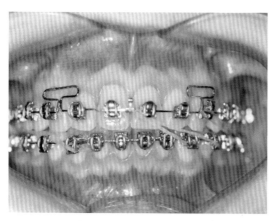

图26-3-1

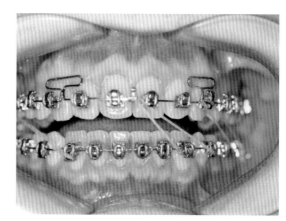

图26-3-2

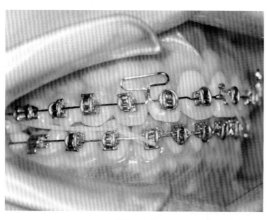

图26-3-3

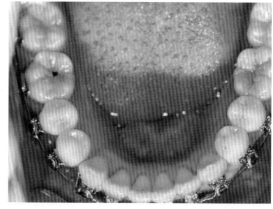

图26-3-4

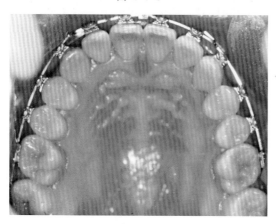

图26-3-5

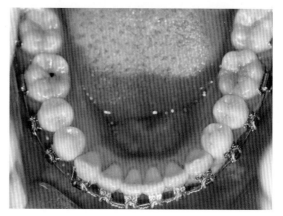

图26-3-6

【临床应用经验】

不对称斜形颌间牵引主要应用于上下牙列中线偏斜，磨牙关系需要调整的病例。

该牵引模式在上颌牙弓中切牙之间加了一个钳夹固定式游离牵引钩。该患者下颌3到3采用连续紧密"8"字结扎。右侧上7与下颌3做Ⅲ类颌间牵引，左侧采用了2个Ⅱ类矢量的三角颌间牵引，上颌左侧T形曲与下6、7挂2类三角牵引，上颌中切牙之间牵引钩与下颌4、5挂三角牵引。这种方式主要适用于调整上下牙列中线不齐，双三角颌间牵引用于调整一侧尖牙关系、磨牙关系（图26-3-1~图26-3-6）。

第四节　不对称力量Ⅱ类颌间牵引

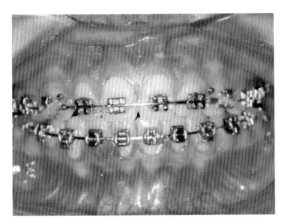

图26-4-1

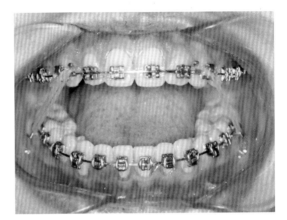

图26-4-2

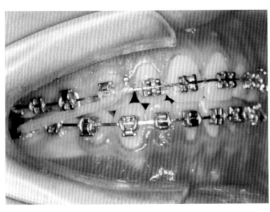

图26-4-3

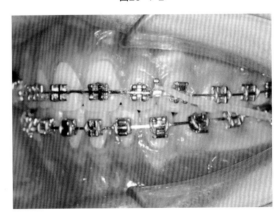

图26-4-4

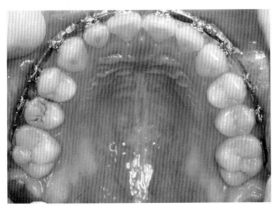

图26-4-5

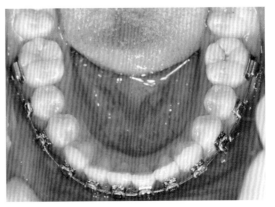

图26-4-6

不对称力量Ⅱ类颌间牵引，是矫治Ⅱ类错𬌗调整磨牙关系的差异化模式，该种错𬌗畸形往往伴有上下牙列中线不齐，两侧磨牙关系不一致。这种情况或许一侧是轻度磨牙远中关系，另一侧磨牙是完全远中关系，也可能是中性偏远中关系。这种设计的目的是通过不对称力量的Ⅱ类颌间牵引，使两侧磨牙不对等的近中移动达到磨牙中性𬌗咬合关系（图26-4-1～图26-4-6）。

第五节　短四边形Ⅱ类颌间牵引

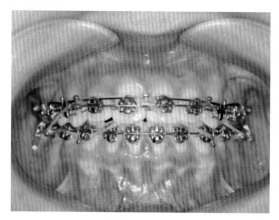

图26-5-1

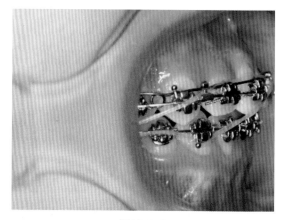

图26-5-2

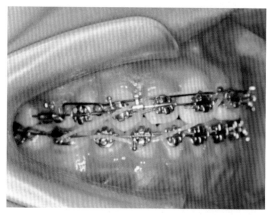

图26-5-3

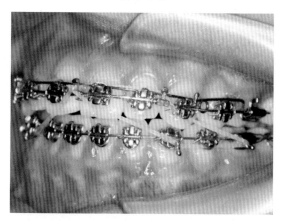

图26-5-4

【临床应用经验】

短四边形Ⅱ类颌间牵引是进行轻微调整磨牙关系，侧重调整尖牙关系和前牙覆𬌗、覆盖关系的一种牵引模式。这种牵引模式有助于下颌前牙的直立和覆𬌗的加深。该牵引设计利用上颌正畸弓丝中切牙之间的牵引钩和两侧2、3之间的牵引钩，与下颌3、6的牵引钩构成两个短四边形颌间牵引（图26-5-1～图26-5-5）。

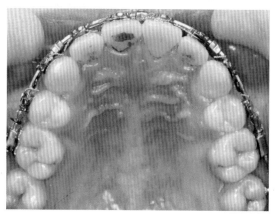

图26-5-5

| 第六节 | W形连续倒三角形颌间垂直牵引 |

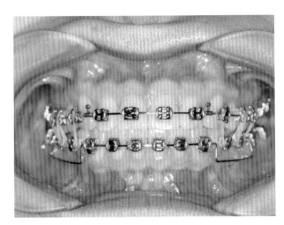

图26-6-1

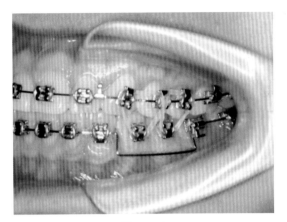

图26-6-2

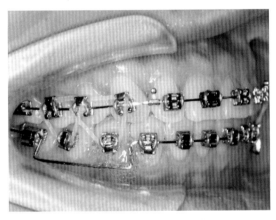

图26-6-3

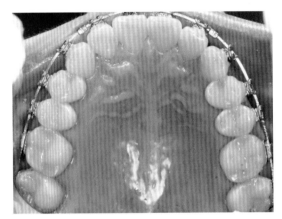

图26-6-4

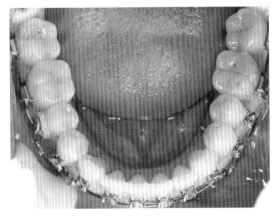

图26-6-5

【临床应用经验】

　　何谓倒三角，即上颌使用两个作用点、下颌使用一个作用力点，这样构成的三角形底边在上，称之倒三角。该案例上牙弓使用了平直方丝为主弓丝，下颌牙弓使用了改良多用途唇弓，即第一前磨牙、第二前磨牙牙位处设计了桥形曲，第一前磨牙、第二前磨牙托槽与主弓丝没有关联，为调整前磨牙颌间牵引提供了条件。该患者牙弓中段即前磨牙区采用了两个倒三角颌间弹力牵引模式，其中上颌第一前磨牙为两个倒三角交叉处。其牵引模式主要是让下颌前磨牙伸长与对颌前磨牙建立紧密咬合关系（图26-6-1～图26-6-5）。

一、临床应用案例

临床应用案例1

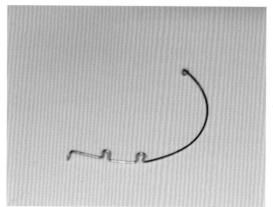

图26-7-1

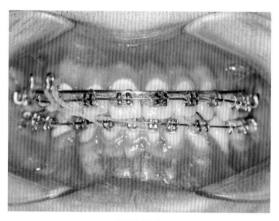

图26-7-2

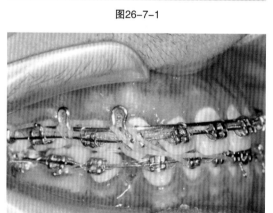

图26-7-3

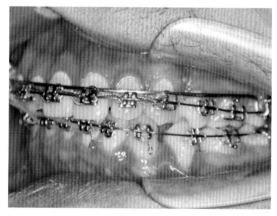

图26-7-4

【临床应用经验】

颌间伞形牵引实质上是一种整个上下牙弓之间的横向的跨颌牵引，也可理解为整个上下牙弓宽度之间的交互牵引。

主要用于偏颌畸形，牙列中线明显偏斜的病例。该病例上颌使用了粗丝辅弓（直径1.0mm不锈钢丝）作为支抗辅弓，并在右上第一磨牙近中弯制了两个连续欧米伽曲（间隔一个牙位）作为牵引钩挂橡皮圈使用。牵引橡皮圈采用两个变一个的方法，即将两根1/4in橡皮圈通过打结构成一根连在一起的橡皮圈（图26-7-1～图26-7-5）（操作方法见后述）。

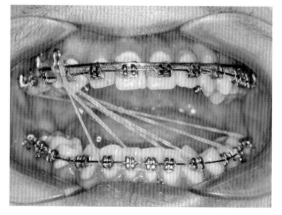

图26-7-5

临床应用案例2

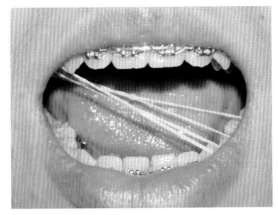

图26-7-6

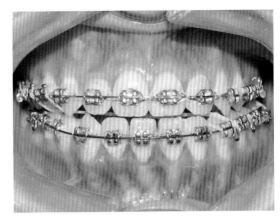

图26-7-7

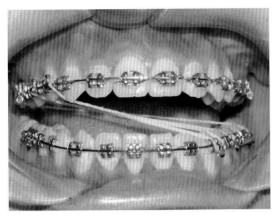

图26-7-8

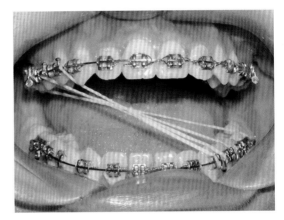

图26-7-9

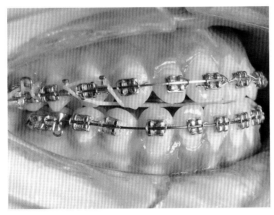

图26-7-10

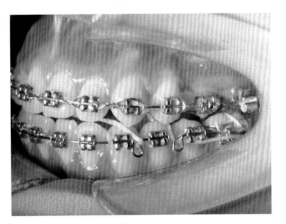

图26-7-11

【临床应用经验】

该患者也是偏颌畸形，程度较例1轻。治疗采用整个上下牙弓之间的横向跨颌牵引，矫治上下牙弓之间的宽度不调。该患者上牙弓没有使用粗丝支抗辅弓，但上颌不锈钢方丝比下颌牙弓粗（图26-7-6～图26-7-11）。

二、橡皮圈两个变一个的操作步骤

（一）橡皮圈双手打结连接方法

【操作步骤】

1. 取两根1/4in橡皮圈（图26-7-12、图26-7-13）。

2. 方便套在两个手的大拇指与食指上，然后交叉打结（图26-7-14~图26-7-17）。

3. 用一根橡皮圈的边将另一根橡皮圈的边通过打结方式套在一起（图26-7-18、图26-7-19）。

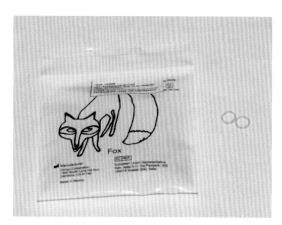

图26-7-12

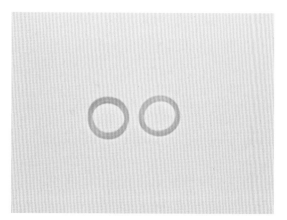

图26-7-13

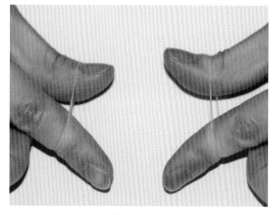

图26-7-14

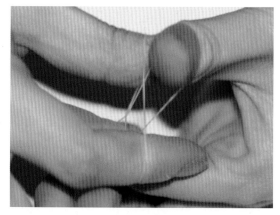

图26-7-15

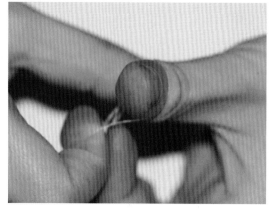

图26-7-16

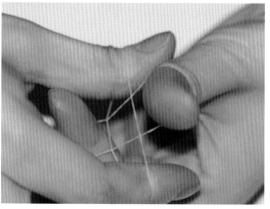

图26-7-17

4. 将两根橡皮圈打完结，使其连接成一根长度增加一倍的连体橡皮圈（图26-7-20、图26-7-21）。

（二）橡皮圈持针钳打结连接方法

【操作步骤】

1. 持针钳与两根1/4in橡皮圈（图26-7-22、图26-7-23）。

2. 左手捏住一个橡皮圈1，右手用持针钳夹住另一个橡皮圈2，将橡皮圈2的上端塞入左手捏住的橡皮圈1的圈环内（图26-7-24~图26-7-26）。

3. 左手中指控制橡皮圈2的下端，持针钳夹住穿过橡皮圈1的圈环的橡皮圈2的上端（图26-7-27）。

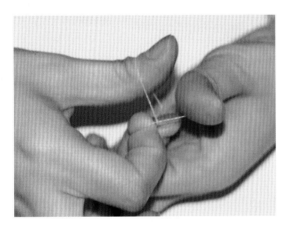

图26-7-18

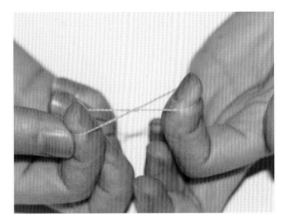

图26-7-19

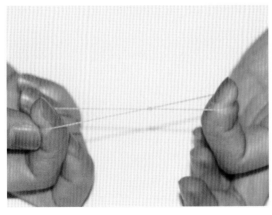

图26-7-20

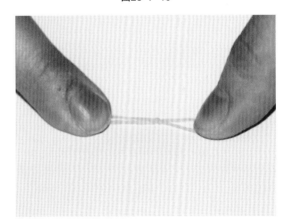

图26-7-21

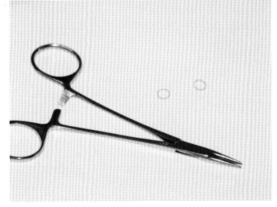

图26-7-22

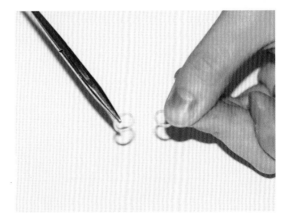

图26-7-23

4. 持针钳夹住穿过橡皮圈2的上端朝外侧对折方向移动（图26-7-28~图26-7-30）。

5. 越过对折底端的橡皮圈2，移动持针钳夹住下面的橡皮圈边缘（图26-7-31）。

6. 持针钳夹住后朝外拉紧橡皮圈（图26-7-32、图26-7-33）。

7. 逐渐拉紧橡皮圈打结成一条直线（图26-7-34、图26-7-35）。

8. 松开后像一个"8"字，两个橡皮圈打结后连接成一根橡皮圈，完成两个变一个橡皮圈的操作步骤（图26-7-36、图26-7-37）。

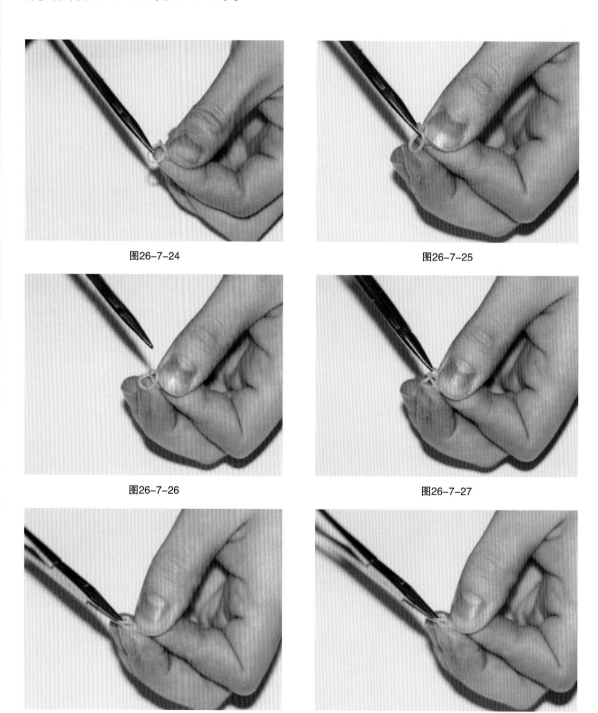

图26-7-24

图26-7-25

图26-7-26

图26-7-27

图26-7-28

图26-7-29

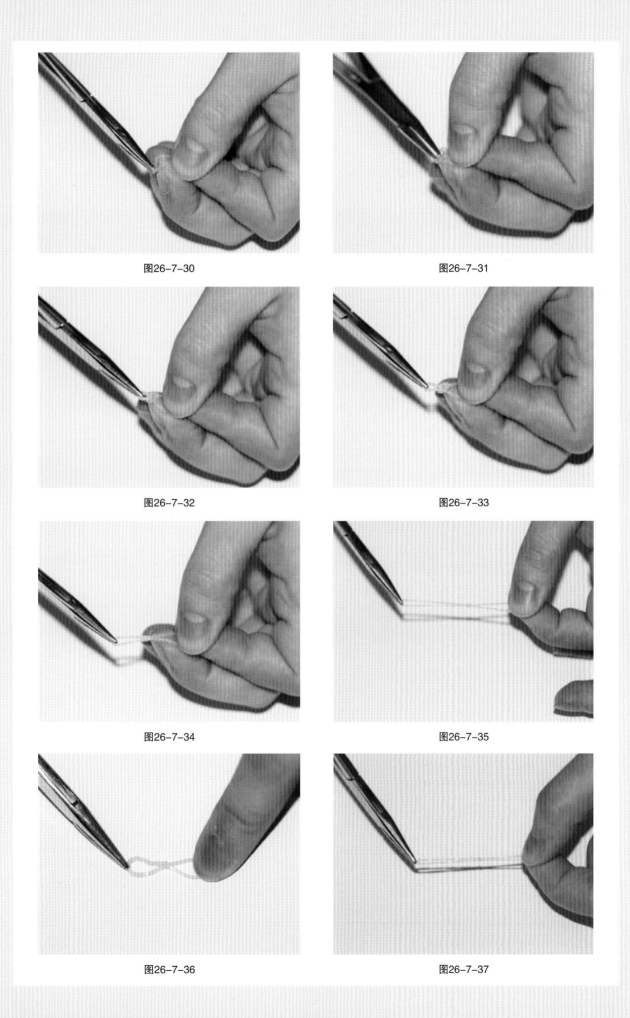

图26-7-30

图26-7-31

图26-7-32

图26-7-33

图26-7-34

图26-7-35

图26-7-36

图26-7-37

一、MEAW弓颌间弹力垂直牵引

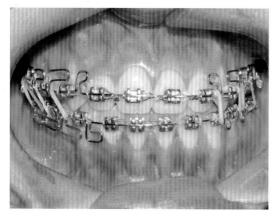

图26-8-1

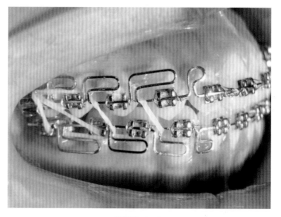

图26-8-2

【临床应用经验】

该患者上颌使用方丝弯制了MEAW，下颌一侧弯制了MEAW，另一侧弯制了两个连续欧米伽曲，上下颌牙弓进行斜四边形垂直距离牵引，主要用于调整后牙咬合关系。

仔细观察，右侧的斜四边形颌间弹力牵引有Ⅲ类牵引方向，左侧的斜四边形牵引则有Ⅱ类牵引方向。意味着上下牙列中线关系也在进行微小调整（图26-8-1～图26-8-3）。

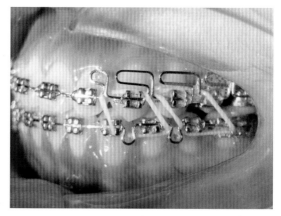

图26-8-3

二、单颌MEAW弓进行颌间三角牵引

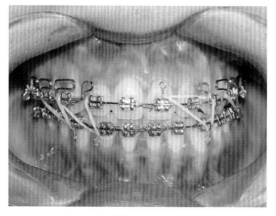

图26-8-4

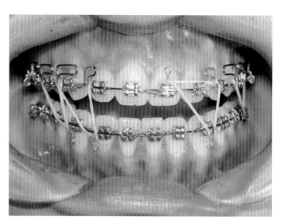

图26-8-5

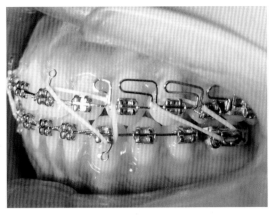

图26-8-6

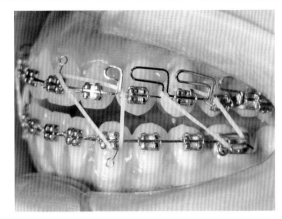

图26-8-7

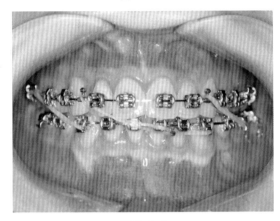

图26-8-8

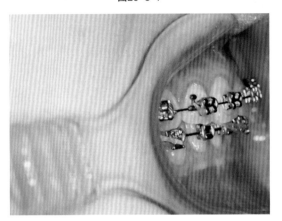

图26-8-9

【临床应用经验】

该患者上颌使用方丝弯制MEAW，1设置了结扎丝钩；下颌使用0.018in澳丝在磨牙颊面管前1mm处弯制停止曲，下颌弓丝32 13设置了结扎丝钩。图26-8-5张口像可以观察到该患者下颌中线右偏。故颌间牵引任务除了调整后牙咬合关系外，上下牙列中线不齐也是矫治目标。该患者采用连续倒三角颌间牵引模式。右侧连续两个三角形牵引是采用Ⅲ类牵引方向，左侧三角形颌间牵引不是连续的，但总的方向是Ⅱ类牵引模式（图26-8-4～图26-8-9）。

第九节 Ⅱ类Ⅲ类加颌间斜形牵引

【临床应用经验】

Ⅱ类Ⅲ类加颌间斜形牵引是矫治上下牙列中线不齐的一种常规模式。该患者是减数4颗第一前磨牙矫治病例，使用的是活动翼托槽，除了上下牙列中线不齐外，同时伴有磨牙关系咬合不紧密的问题。笔者在该患者上牙弓两边侧切牙与尖牙之间使用了钳夹固定式牵引钩，下颌在左侧中切牙与侧切牙之间弓丝上使用了钳夹固定式牵引钩。设计Ⅱ类Ⅲ类加颌间斜形牵引的目的矫治牙列中线不齐（图26-9-1～图26-9-4）。

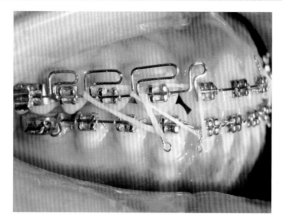

图26-9-1

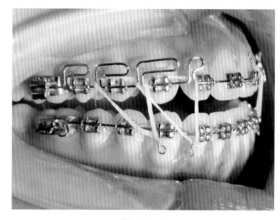

图26-9-2

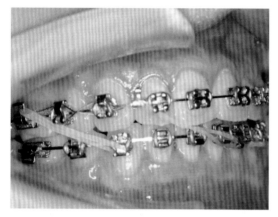

图26-9-3

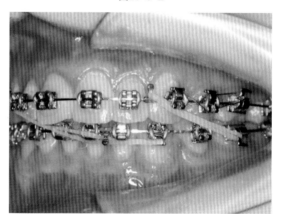

图26-9-4

第十节　橡皮圈Z形颌间牵引

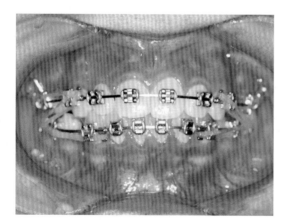

图26-10-1

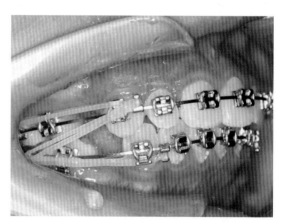

图26-10-2

【临床应用经验】

橡皮圈Z形颌间牵引，因为牵引方式像英文字母Z，故称之为Z形颌间牵引。该患者使用活动翼托槽，采用扁丝作为正畸主弓丝减数4颗第一前磨牙，使用1/4in橡皮圈两侧挂3根橡皮圈，没有附加支抗装置。上下弓丝在侧切牙与尖牙之间设置了钳夹固定式牵引钩，橡皮圈挂在弓丝牵引钩与磨牙颊面管牵引钩之间。这种牵引方式可以使前后牙相向移动，并维持良好的磨牙中性关系，加速关闭拔牙间隙。主要应用于安氏Ⅰ类错𬌗，双牙弓轻度前突的病例（图26-10-1~图26-10-3）。

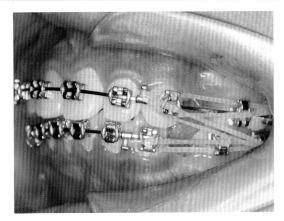

图26-10-3

第十一节　复合Ⅱ类颌间弹力牵引

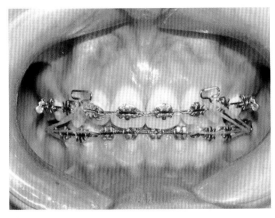

图26-11-1

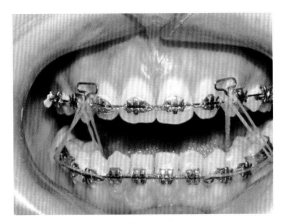

图26-11-2

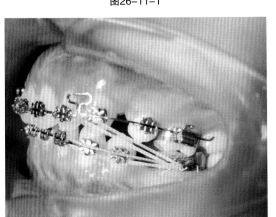

图26-11-3

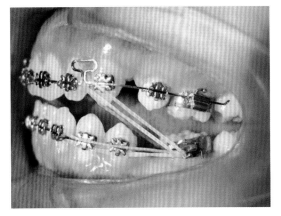

图26-11-4

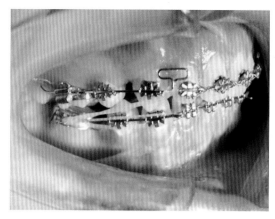
图26-11-5

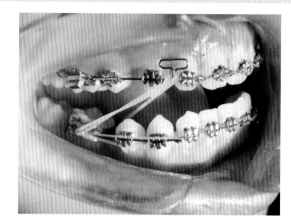
图26-11-6

【临床应用经验】

这种牵引模式主要依靠上颌前牙较强支抗，让下颌后牙近中移动的量大于上颌前牙内收的量，消耗下颌磨牙支抗。

该患者上颌使用0.018in×0.025in不锈钢方丝，侧切牙与尖牙之间设置了T形曲，为了加强前牙支抗，前牙段弯制了冠唇向转矩（人字曲），还可以对抗Ⅱ类牵引的副移动；下颌采用了颊舌侧同时挂Ⅱ类牵引，可以防止磨牙近中移动过程中出现旋转。下颌使用0.018in澳丝在侧切牙远中设置了小圈曲，在第一磨牙近中弯制了爬坡曲，防止磨牙移动过程中出现近中倾斜，下颌第一磨牙与小圈曲之间挂橡皮圈，通过一种协力加快下颌磨牙近中移动关闭拔牙间隙（图26-11-1~图26-11-6）。

第十二节　上下切牙倒三角形颌间牵引

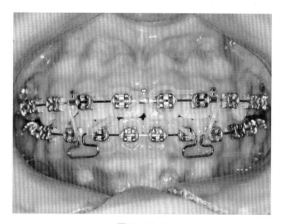
图26-12-1

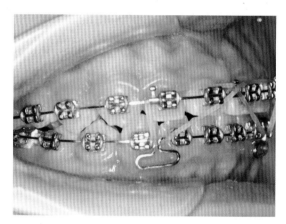
图26-12-2

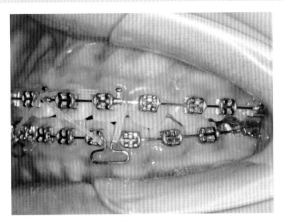

图26-12-3

【临床应用经验】

　　该患者上下颌均使用方丝，下颌侧切牙与尖牙之间设置了T形曲，上前牙设置了3个钳夹固定式牵引钩，即中切牙之间1个，左右侧切牙与尖牙之间各1个。

　　注意该患者下颌两个T形曲水平段弓丝朝𬌗方抬高1mm，借助两个倒三角弹力牵引主要实施𬌗向移动下切牙以期建立前牙覆𬌗关系。上颌中切牙之间设置的牵引钩是两个三角交叉接触点，每侧牵引设计是上颌两个点、下颌一个点，这种牵引方式形成两个倒置的三角形（图26-12-1~图26-12-3）。

Chapter 27 第二十七章

侧切牙控根簧（"老鼠夹"）弯制及应用

【操作步骤】

1. 取一根0.016in澳丝，在侧切牙与中切牙之间中点画线做标记（图27-1-1）。

2. 在侧切牙与尖牙之间做标记，弓丝末端留有3cm（图27-1-2）。

3. 细丝钳钳喙夹住距远中弓丝末端0.5cm处（图27-1-3）。

4. 圆喙在内，方喙在外，弓丝沿着圆喙弯折，形成小钩（图27-1-4~图27-1-6）。

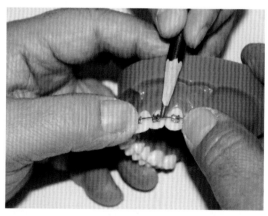

图27-1-1

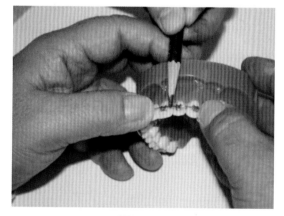

图27-1-2

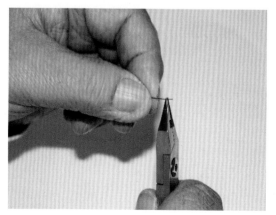

图27-1-3

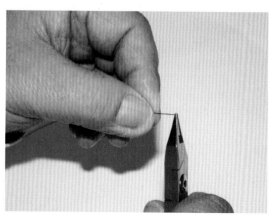

图27-1-4

5. 小钩倒钩在主弓丝方钢丝上，钩向外（图27-1-7）。

6. 持针钳夹住挂在方钢丝上的小钩与主弓丝，夹紧（图27-1-8）。

7. 另一端弓丝顺时针沿着主弓丝缠绕（图27-1-9）。

8. 依次重复紧密缠绕3圈（图27-1-10~图27-1-12）。

9. 把弓丝放置口腔内比对，缠绕好的弓丝置于中切牙与侧切牙之间（图27-1-13、图27-1-14）。

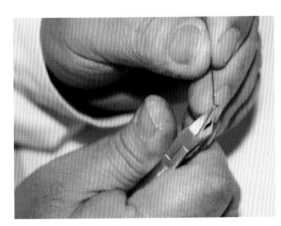

图27-1-5

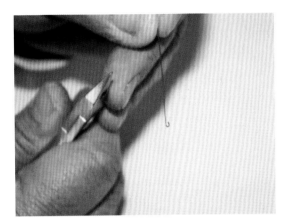

图27-1-6

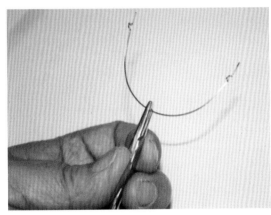

图27-1-7

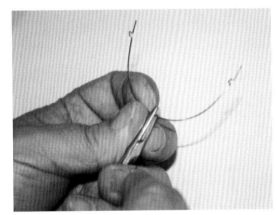

图27-1-8

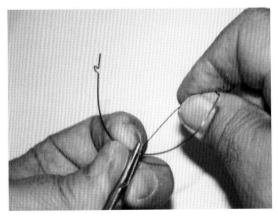

图27-1-9

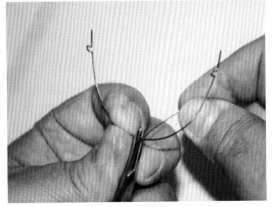

图27-1-10

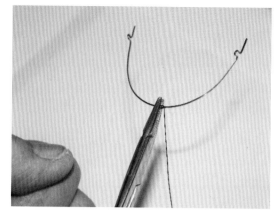

图27-1-11

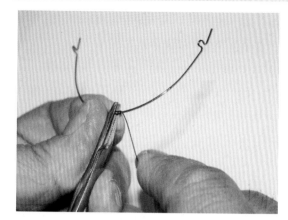

图27-1-12

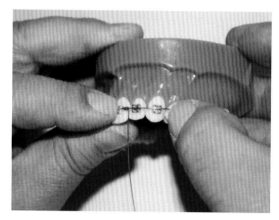

图27-1-13

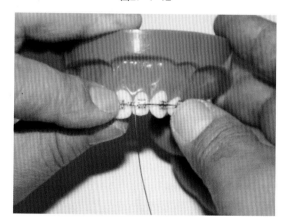

图27-1-14

10. 弓丝另一端朝向切端，在距切缘1~2mm处的弓丝上画线做标记（图27-1-15、图27-1-16）。

11. 细丝钳钳喙夹在标记点处（图27-1-17）。

12. 方喙在内，圆喙在外，弓丝沿着方喙向远中弯折90°（图27-1-18~图27-1-21）。

13. 弓丝放置口内比对（图27-1-22）。

14. 在距侧切牙远中边缘1mm处的水平弓丝上画线做标记（图27-1-23）。

15. 细丝钳钳喙夹住标记点（图27-1-24）。

16. 方喙在内，圆喙在外，弓丝沿着方喙弯折90°（图27-1-25、图27-1-26）。

17. 弓丝垂直部分平行，且至主弓丝距离相等（图27-1-27）。

18. 细丝钳抵住方钢丝夹住弓丝，与弓丝垂直部垂直（图27-1-28、图27-1-29）。

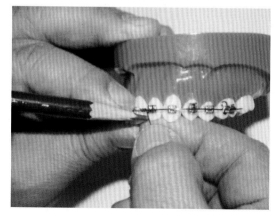

图27-1-15

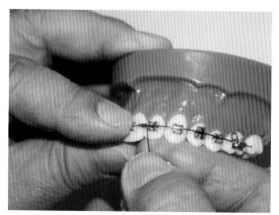

图27-1-16

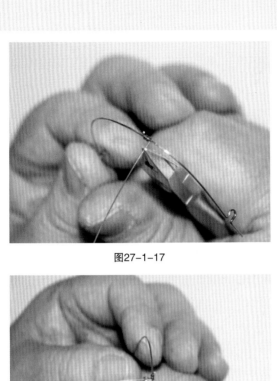

图27-1-17

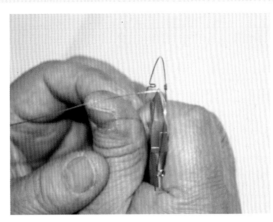

图27-1-18

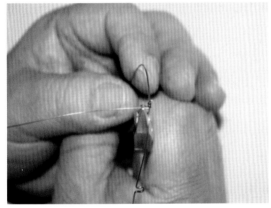

图27-1-19

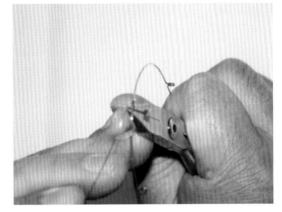

图27-1-20

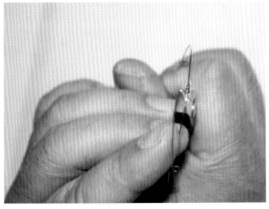

图27-1-21

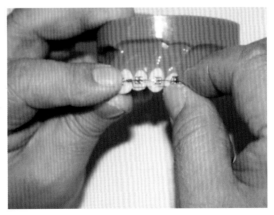

图27-1-22

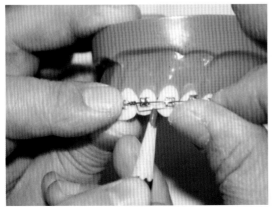

图27-1-23

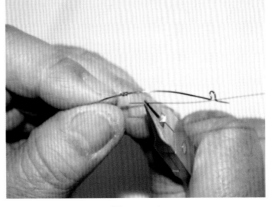

图27-1-24

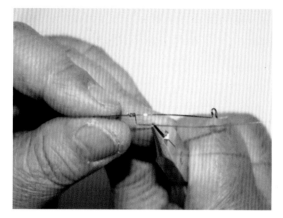

图27-1-25

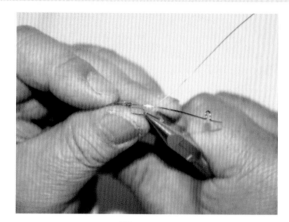

图27-1-26

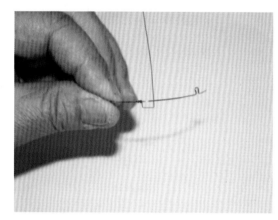

图27-1-27

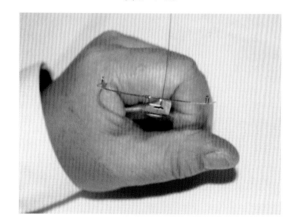

图27-1-28

19. 弓丝从方钢丝下方逆时针方向绕过（图27-1-30~图27-1-32）。

20. 持针钳夹住远中绕在方钢丝上的弓丝，夹紧（图27-1-33、图27-1-34）。

21. 逆时针，顺着方钢丝缠绕（图27-1-35、图27-1-36）。

22. 依次重复紧密缠绕3圈（图27-1-37、图27-1-38）。

23. 剪断多余的弓丝（图27-1-39~图27-1-42）。

24. 放置口内比对（图27-1-43、图27-1-44）。

25. 用转矩钳夹紧缠绕在方钢丝上的弓丝（图27-1-45~图27-1-50）。

26. 弓丝放入口腔中，"老鼠夹"在切牙切端，与切牙形成一个负角度（图27-1-51、图27-1-52）。

27. 用金刚砂车针将其间的方钢丝打磨圆钝（图27-1-53~图27-1-56）。

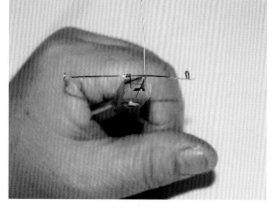

图27-1-29

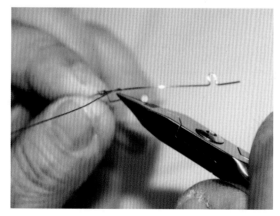

图27-1-30

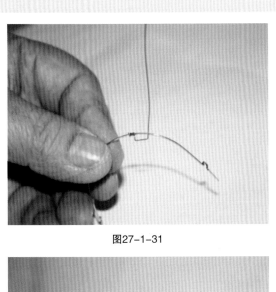

图27-1-31

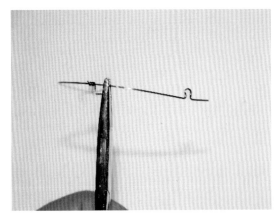

图27-1-32

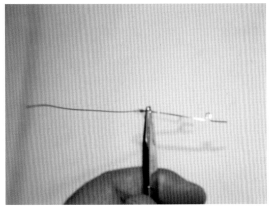

图27-1-33

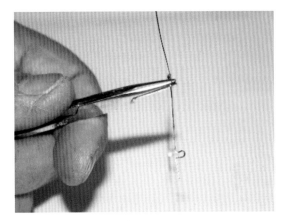

图27-1-34

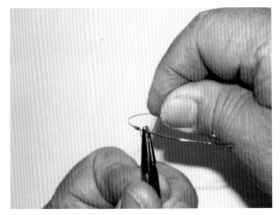

图27-1-35

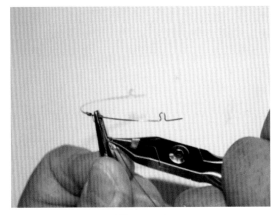

图27-1-36

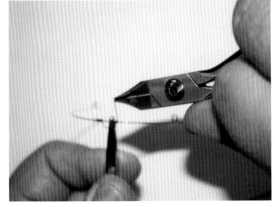

图27-1-37

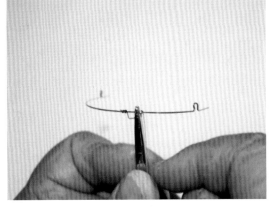

图27-1-38

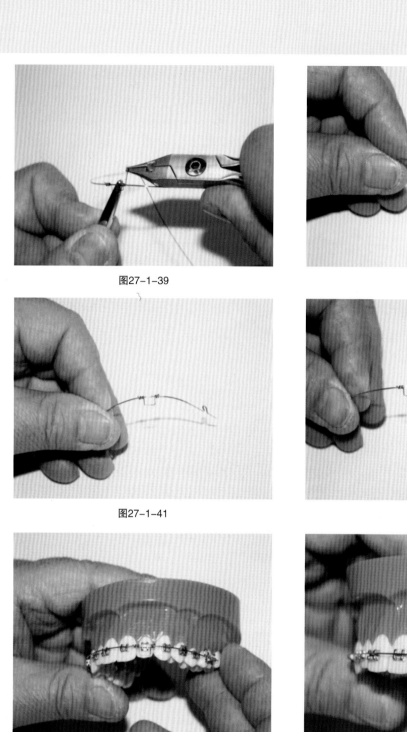

图27-1-39

图27-1-40

图27-1-41

图27-1-42

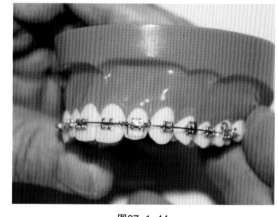

图27-1-43

图27-1-44

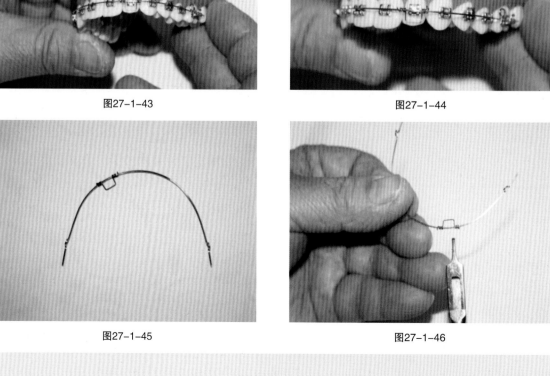

图27-1-45

图27-1-46

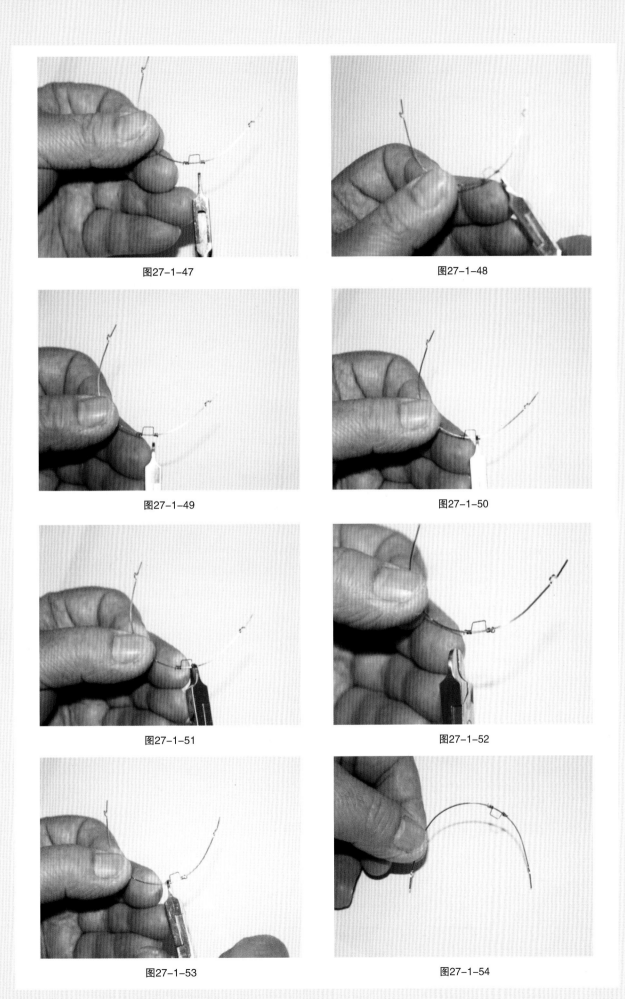

图27-1-47

图27-1-48

图27-1-49

图27-1-50

图27-1-51

图27-1-52

图27-1-53

图27-1-54

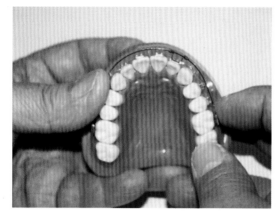

图27-1-55

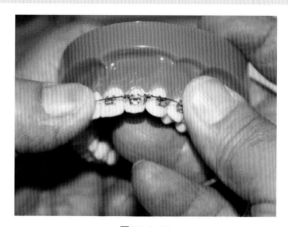

图27-1-56

28. 主弓丝入槽，结扎（图27-1-57~图27-1-60）。

29. 侧切牙主弓丝如常规入槽结扎（图27-1-61~图27-1-63）。

30. 结扎好后，可用探针放置于"老鼠夹"与侧切牙间，检查力量大小（图27-1-64）。

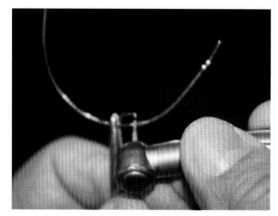

图27-1-57

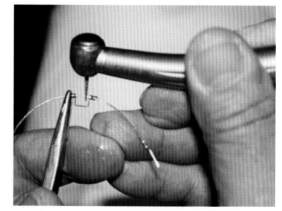

图27-1-58

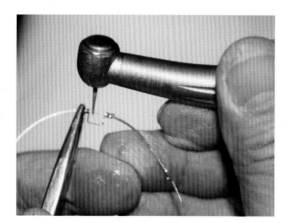

图27-1-59

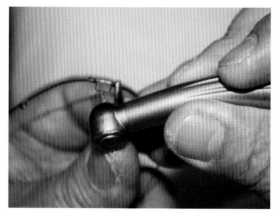

图27-1-60

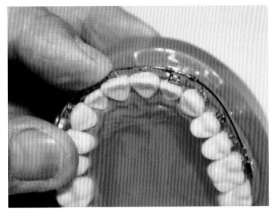

图27-1-61

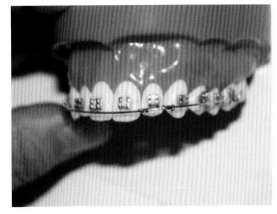

图27-1-62

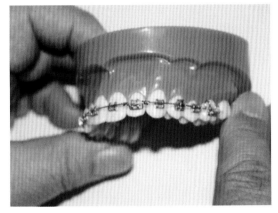

图27-1-63

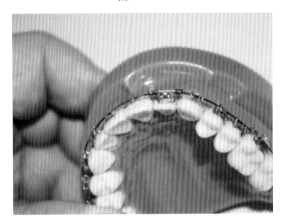

图27-1-64

第二节　临床应用侧切牙控根簧（"老鼠夹"）操作步骤

1. 将弯制好的"老鼠夹"用转矩钳夹紧缠绕部分（图27-2-1~图27-2-4）。

2. 弓丝放置口腔内，其余主弓丝入槽（图27-2-5）。

3. "老鼠夹"放置在切牙切端（图27-2-6）。

4. 将侧切牙此处主弓丝入槽，0.25mm结扎丝扎紧主弓丝（图27-2-7~图27-2-9）。

5. 结扎丝末端留有3mm，剪断（图27-2-10）。

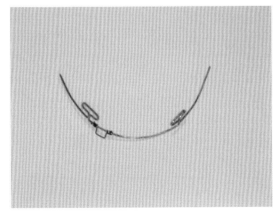

图27-2-1

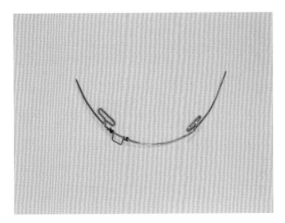

图27-2-2

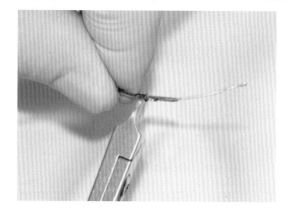

图27-2-3

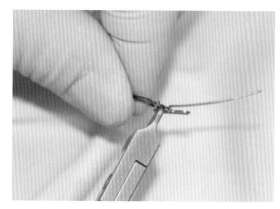

图27-2-4

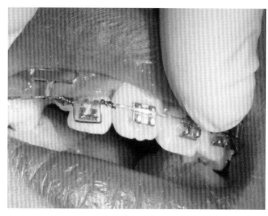

图27-2-5

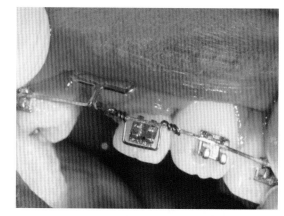

图27-2-6

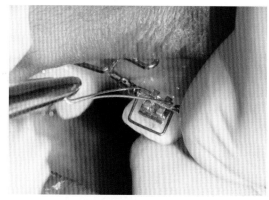

图27-2-7

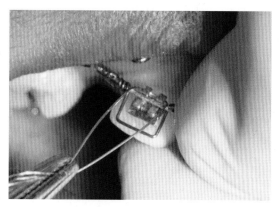

图27-2-8

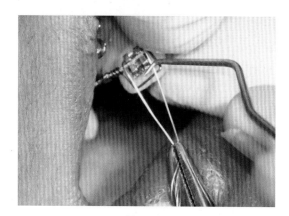

图27-2-9

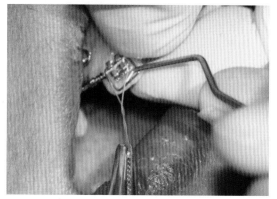

图27-2-10

294

6. 装配"老鼠夹"后的效果图（图27-2-11、图27-2-12）。

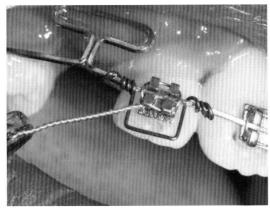

图27-2-11

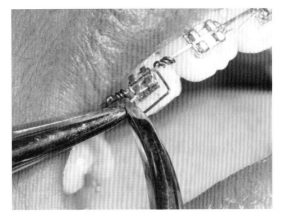

图27-2-12

第三节　侧切牙控根簧临床应用

【临床应用经验】

这是侧切牙控根簧，图片病例是笔者弯制的侧切牙控根簧，采用0014in的澳丝弯制，考虑到前牙区有一些轴向或是转矩的控根问题，侧切牙控根簧不能在圆丝上固位，所以主弓丝采用0.019in×0.025in的不锈钢方丝（图27-3-1～图27-3-4）。

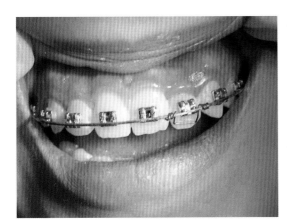

图27-3-1

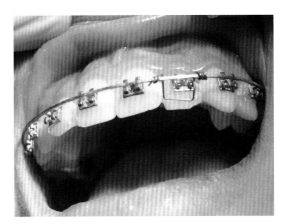

图27-3-2

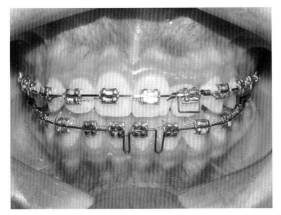

图27-3-3

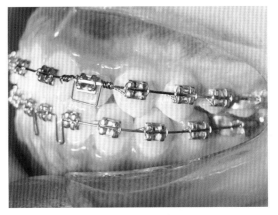

图27-3-4

【操作步骤】

1. 细丝钳钳喙夹住距弓丝末端2cm处（图27-4-1）。

2. 方喙在内，圆喙在外，弓丝沿方喙弯折90°（图27-4-2、图27-4-3）。

3. 将弯折处放置于尖牙远中，末端朝向切端，在尖牙与侧切牙之间画线做标记（图27-4-4、图27-4-5）。

4. 细丝钳钳喙夹住标记点处（图27-4-6）。

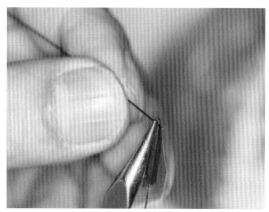

图27-4-1

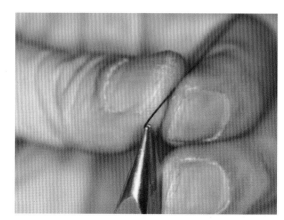

图27-4-2

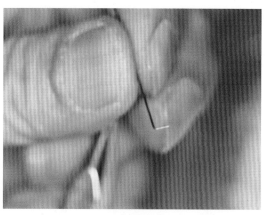

图27-4-3

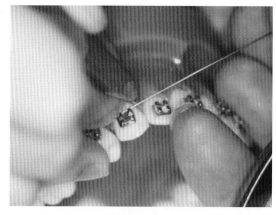

图27-4-4

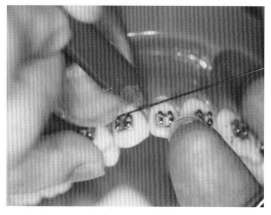

图27-4-5

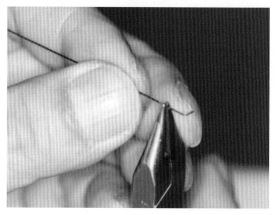

图27-4-6

5. 方喙在内，圆喙在外，弓丝沿方喙向切端弯折90°（图27-4-7）。

6. 钳喙向下移动一个托槽的距离（图27-4-8）。

7. 圆喙在内，方喙在外，弓丝沿着圆喙顺时针弯折（图27-4-9~图27-4-12）。

8. 重复紧密缠绕3圈（图27-4-13~图27-4-15）。

9. 至弓丝末端朝向切端。

10. 放置口内比对（图27-4-16）。

11. 小圈放置于侧切牙与中切牙托槽之间，在距侧切牙切端1~2mm处的弓丝上画线做标记（图27-4-17）。

12. 细丝钳钳喙夹住标记点处（图27-4-18）。

13. 方喙在内，圆喙在外，弓丝沿着方喙向近中90°弯折（图27-4-19）。

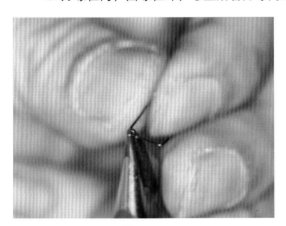

图27-4-7

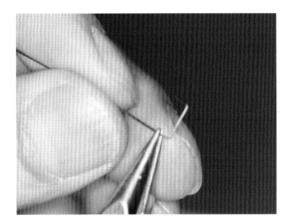

图27-4-8

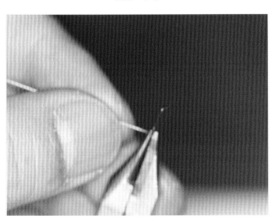

图27-4-9

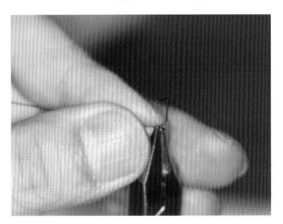

图27-4-10

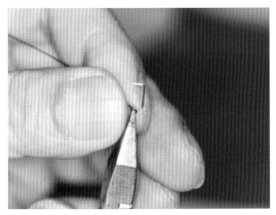

图27-4-11

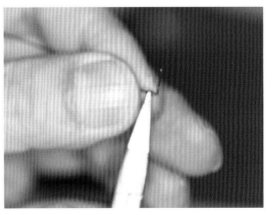

图27-4-12

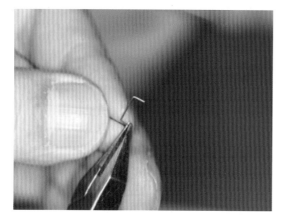

图27-4-13

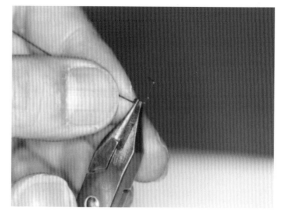

图27-4-14

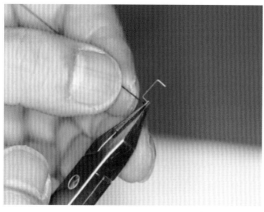

图27-4-15

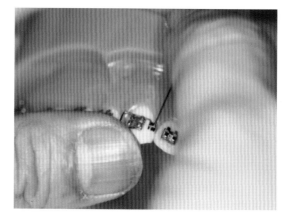

图27-4-16

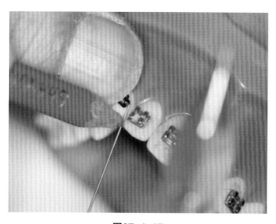

图27-4-17

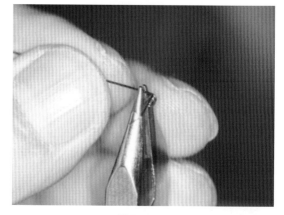

图27-4-18

14. 放置口内比对，在中切牙与侧切牙之间的弓丝水平处画线（图27-4-20、图27-4-21）。

15. 方喙在内，圆喙在外，弓丝沿着方喙向龈端90°弯折（图22-4-22~图27-4-25）。

16. 放置口内比对，在侧切牙与中切牙托槽之间的弓丝上画线做标记（图27-4-26、图27-4-27）。

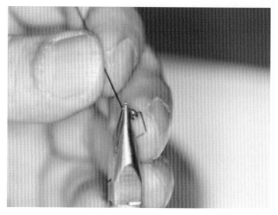

图27-4-19

298

17. 细丝钳夹住标记点处（图27-4-28）。

18. 细丝钳与弓丝垂直，圆喙在内，方喙在外，弓丝沿着圆喙逆时针缠绕，重复紧密缠绕3圈（图27-4-29~图27-4-33）。

19. 放置口内比对，弓丝末端朝向龈端，在中切牙托槽龈端处的弓丝上画线做标记（图27-4-34、图27-4-35）。

20. 钳喙夹住标记点处（图27-4-36）。

21. 方喙在内，圆喙在外，弓丝沿着方喙90°向近中弯折（图27-4-37、图27-4-38）。

22. 放置口内比对，在两侧中切牙之间的弓丝上画线做标记（图27-4-39、图27-4-40）。

23. 钳喙夹住标记点处（图27-4-41）。

24. 方喙在内，圆喙在外，弓丝沿着方喙90°向切端弯折（图27-4-42、图27-4-43）。

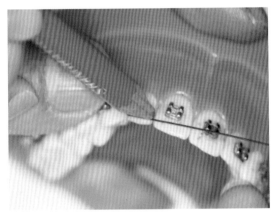

图27-4-20

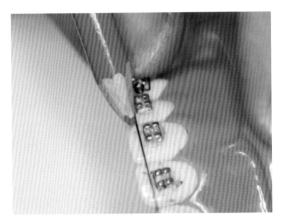

图27-4-21

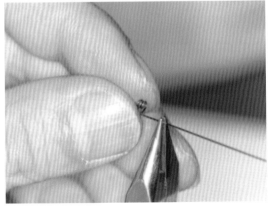

图27-4-22

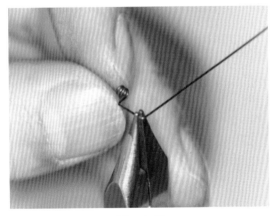

图27-4-23

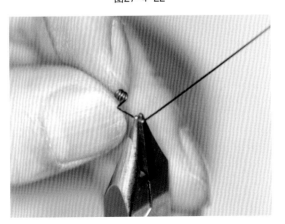

图27-4-24

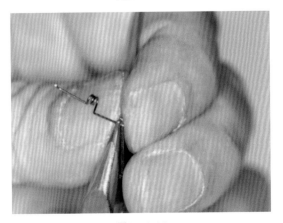

图27-4-25

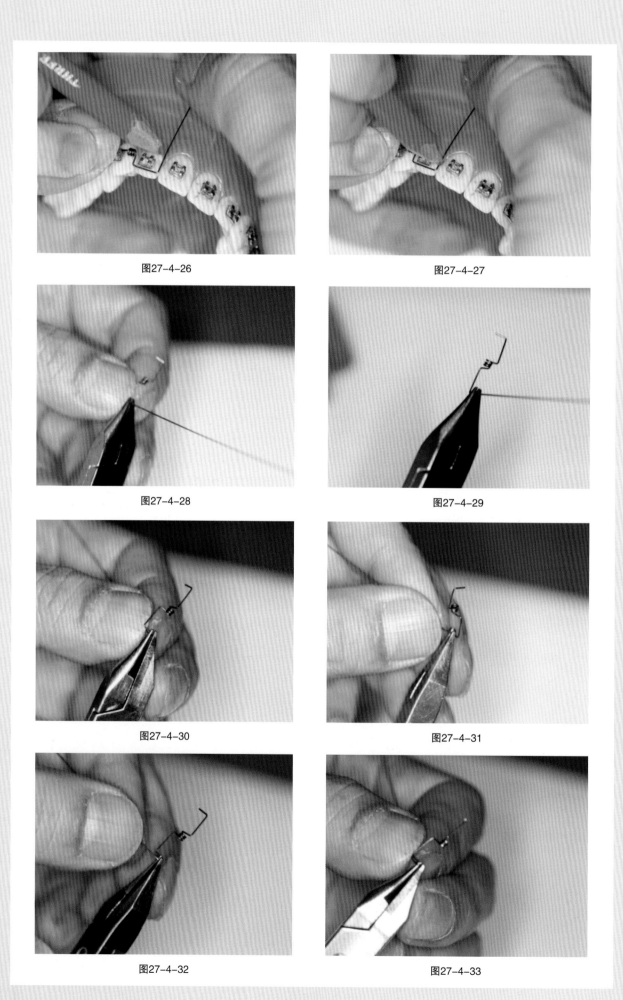

图27-4-26

图27-4-27

图27-4-28

图27-4-29

图27-4-30

图27-4-31

图27-4-32

图27-4-33

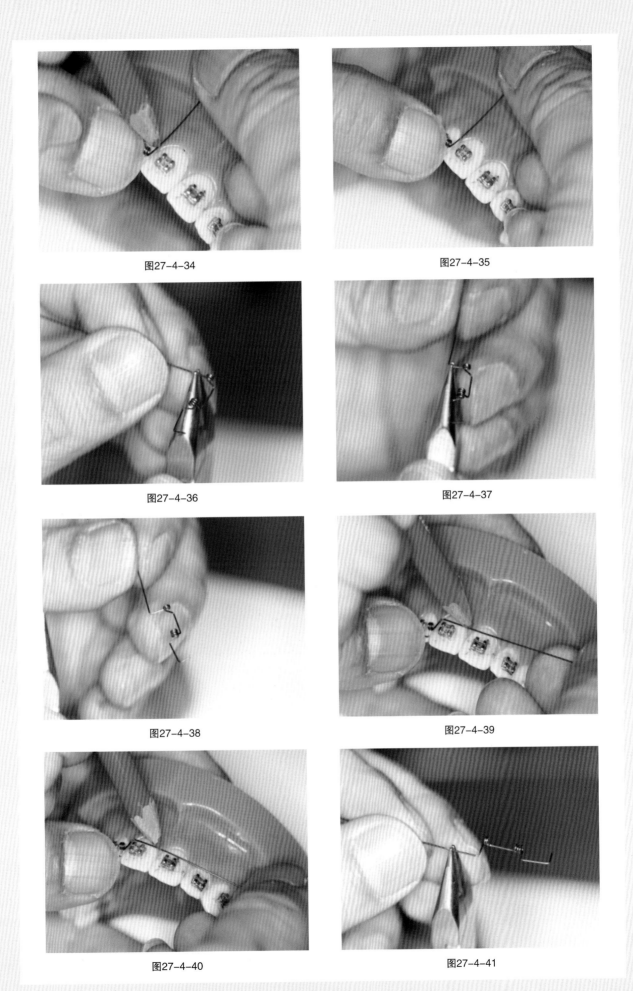

图27-4-34

图27-4-35

图27-4-36

图27-4-37

图27-4-38

图27-4-39

图27-4-40

图27-4-41

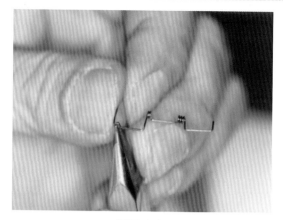

图27-4-42

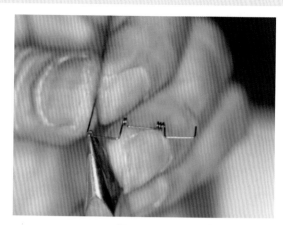

图27-4-43

25.放置口内比对，在中切牙托槽之间画线做标记（图27-4-44~图27-4-47）。

26.钳喙夹住标记点处（图27-4-48）。

27.圆喙在内，方喙在外，弓丝沿着圆喙顺时针弯折，重复紧密缠绕3圈（图27-4-49~图27-4-53）。

28.放置口内比对（图27-4-54）。

29.弓丝末端朝向切端，在距对侧中切牙切端1～2mm处的弓丝上画线（图27-4-55）。

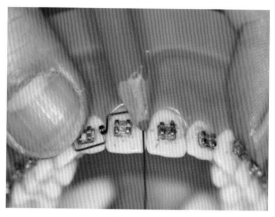

图27-4-44

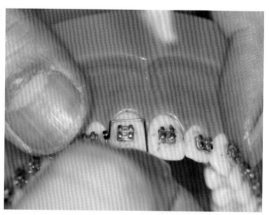

图27-4-45

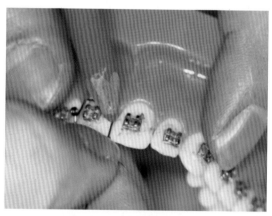

图27-4-46

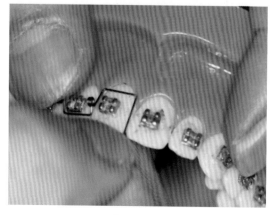

图27-4-47

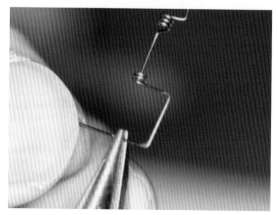

图27-4-48

30.钳喙夹住标记点处（图27-4-56）。

31.方喙在内，圆喙在外，弓丝沿着方喙90°向远中弯折（图27-4-57~图27-4-59）。

32.放置在口内比对（图27-4-60）。

33.在对侧中切牙与侧切牙之间的弓丝上画线做标记（图27-4-61、图27-4-62）。

34.钳喙夹住标记点处（图27-4-63）。

35.方喙在内，圆喙在外，弓丝沿着方喙90°向龈端弯折（图27-4-64）。

36.末端留有2mm处用切断钳切端弓丝（图27-4-65、图27-4-66）。

37.将弯折好的改良"老鼠夹"从主弓丝末端穿入（图27-4-67~图27-4-70）。

38.主弓丝放于托槽内，"老鼠夹"摆置好，先结扎其余牙齿的主弓丝结扎入槽（图27-4-71、图27-4-72）。

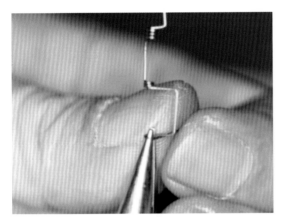

图27-4-49

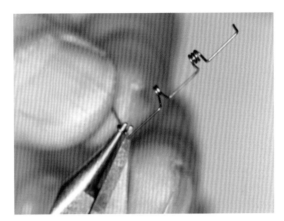

图27-4-50

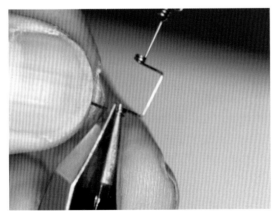

图27-4-51

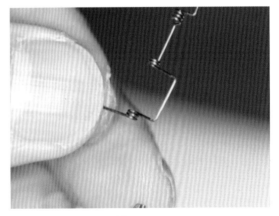

图27-4-52

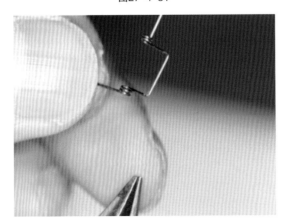

图27-4-53

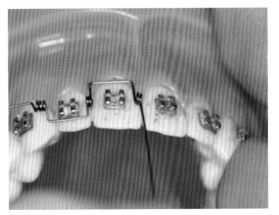

图27-4-54

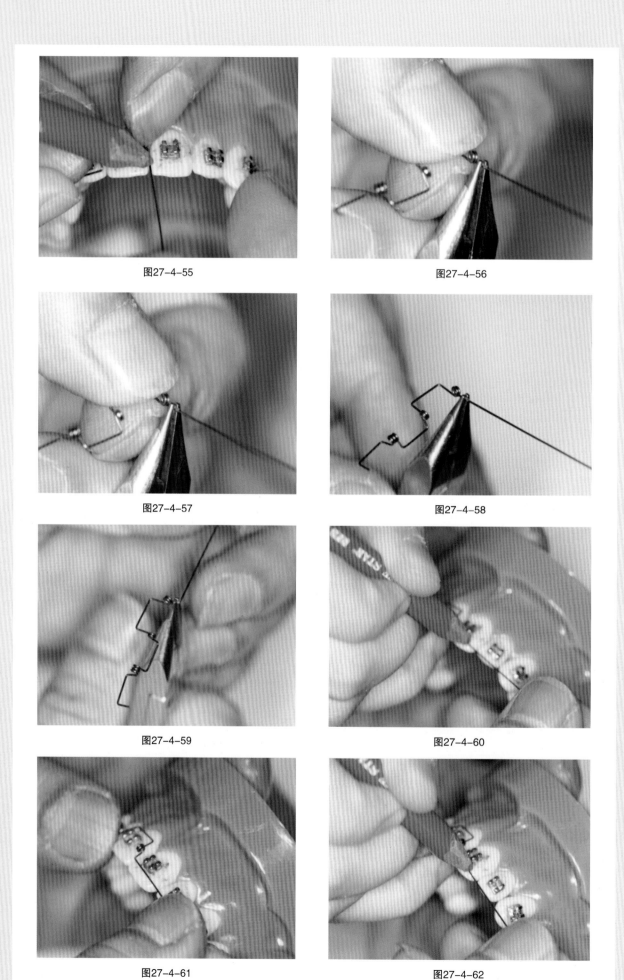

图27-4-55

图27-4-56

图27-4-57

图27-4-58

图27-4-59

图27-4-60

图27-4-61

图27-4-62

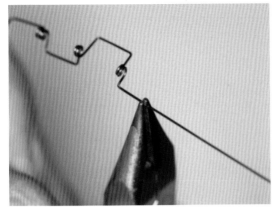

图27-4-63

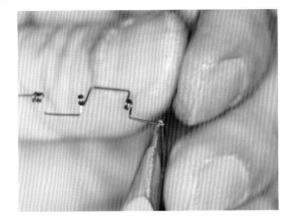

图27-4-64

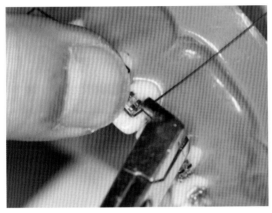

图27-4-65

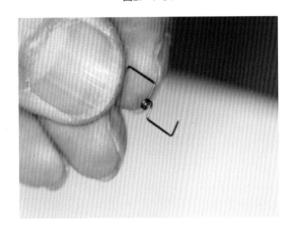

图27-4-66

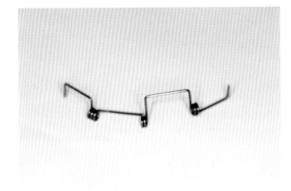

图27-4-67

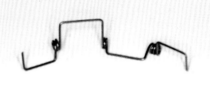

图27-4-68

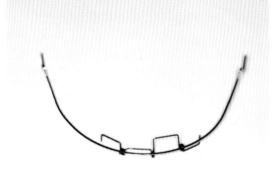

图27-4-69

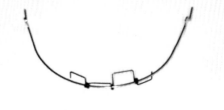

图27-4-70

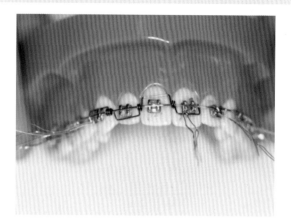

图27-4-71

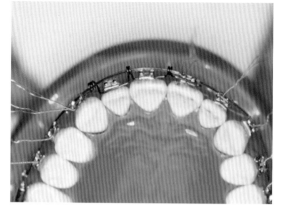

图27-4-72

39. 将尖牙与对侧切牙的辅弓丝，用0.25mm结扎丝固定在尖牙托槽与对侧中切牙托槽上固定，最后结扎中切牙与侧切牙，使主弓丝入槽，常规结扎（图27-4-73、图27-4-74）。

40. 剪断多余的结扎丝，末端结扎丝藏于主弓丝下（图27-4-75、图27-4-76）。

41. 用探针放置于"老鼠夹"与中切牙之间，检查弓丝是否接触牙面及力量的大小（图27-4-77）。

42. 用探针放置于"老鼠夹"与侧切牙之间，检查弓丝是否接触牙面及力量的大小（图27-4-78）。

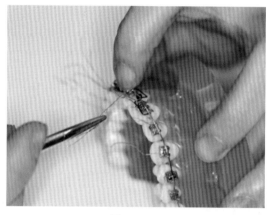

图27-4-73

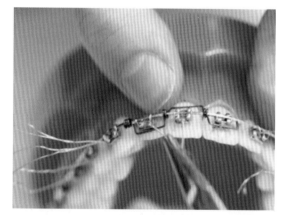

图27-4-74

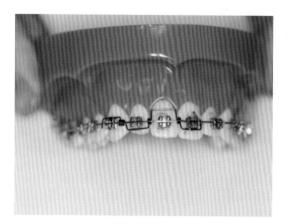

图27-4-75

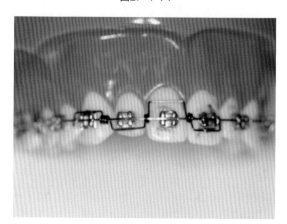

图27-4-76

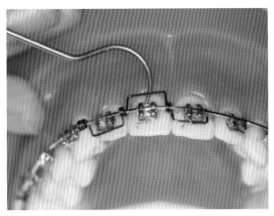

图27-4-77

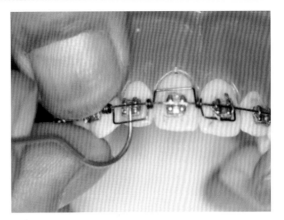

图27-4-78

第五节　临床应用案例

一、初上连环"老鼠夹"（图27-5-1～图27-5-5）

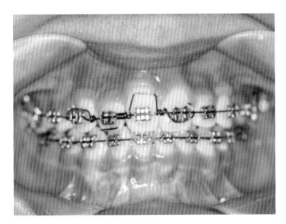

图27-5-1

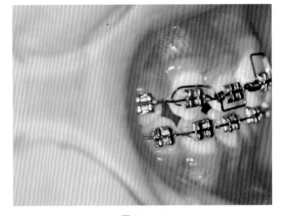

图27-5-2

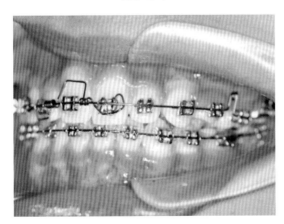

图27-5-3

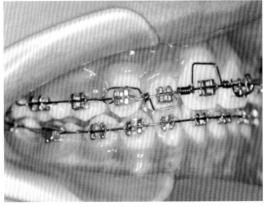

图27-5-4

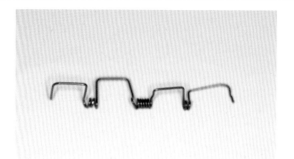

图27-5-5

二、1个月后复诊（图27-5-6～图27-5-9）

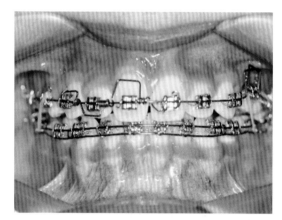

图27-5-6

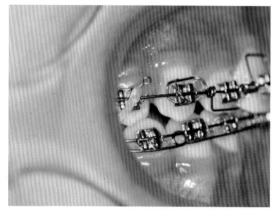

图27-5-7

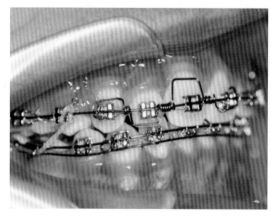

图27-5-8

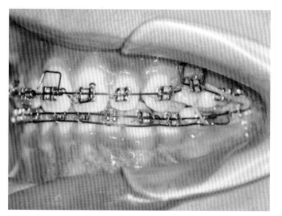

图27-5-9

三、2个月后复诊（图27-5-10～图27-5-13）

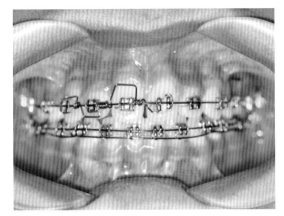

图27-5-10

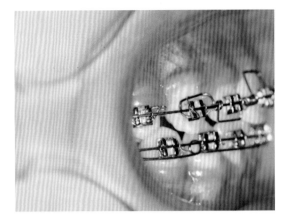

图27-5-11

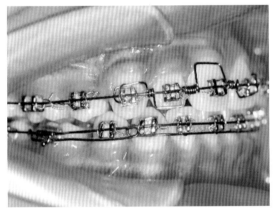

图27-5-12

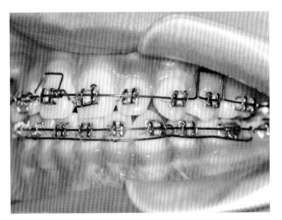

图27-5-13

Chapter 28 第二十八章

尖牙转矩簧（撑子）

【操作步骤】

1. 细丝钳夹住一根0.018in澳丝中段（图28-1-1、图28-1-2）。

2. 弓丝沿细丝钳圆喙弯制圈簧（图28-1-3~图28-1-8）。

3. 细丝钳夹住圈簧，其两侧弓丝应保持平行（图28-1-9、图28-1-10）。

4. 比照上颌中切牙牙冠高度画线做标记确定撑子的高度（图28-1-11、图28-1-12）。

5. 钳子夹住一根弓丝标记点（图28-1-13）。

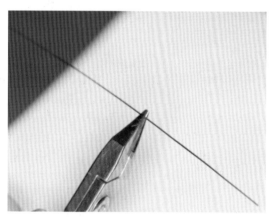

图28-1-1

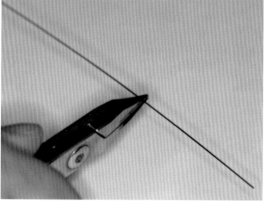

图28-1-2

图28-1-3

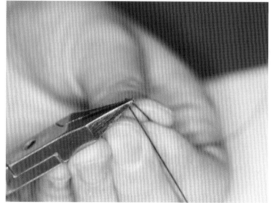

图28-1-4

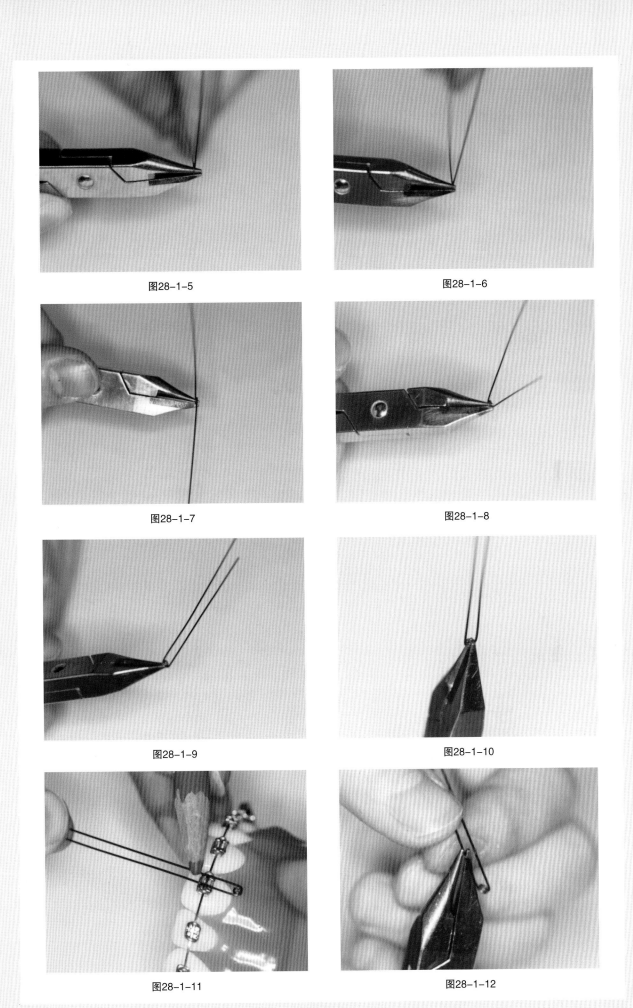

图28-1-5

图28-1-6

图28-1-7

图28-1-8

图28-1-9

图28-1-10

图28-1-11

图28-1-12

6. 沿方喙朝对侧弓丝弯折90°（图28-1-14、图28-1-15）。

7. 移动钳子夹住对侧弓丝标记点（图28-1-16）。

8. 方喙在内朝对侧交叉弯折90°，两底端弓丝在一条直线上（图28-1-17、图28-1-18）。

9. 分别钳夹垂直臂外侧2mm处弓丝，向下弯折90°，形成两条宽的垂直臂（图28-1-19~图28-1-22）。

10. 将其放在牙模中切牙托槽上，稍稍超过中切牙托槽高度画线做标记（图28-1-23）。

11. 方喙在内，钳子夹住弓丝标记点（图28-1-24）。

12. 弓丝朝对侧弯折90°（图28-1-25、图28-1-26）。

13. 移动钳子夹住另一侧弓丝标记点（图28-1-27）。

14. 弓丝朝对侧弯折90°，形成方框，两底边弓丝在一条直线上（图28-1-28~图28-1-32）。

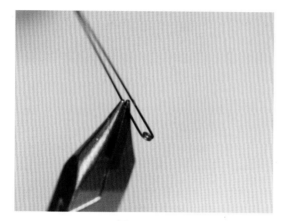

图28-1-13

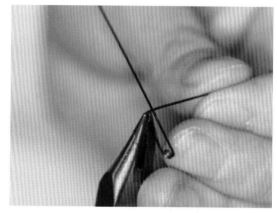

图28-1-14

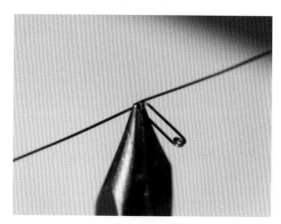

图28-1-15

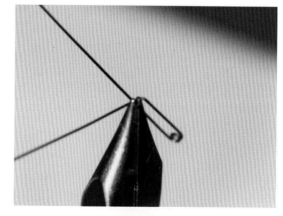

图28-1-16

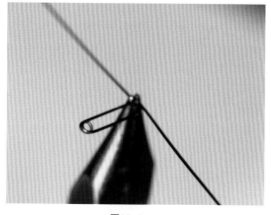

图28-1-17

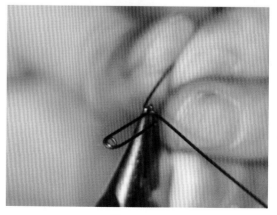

图28-1-18

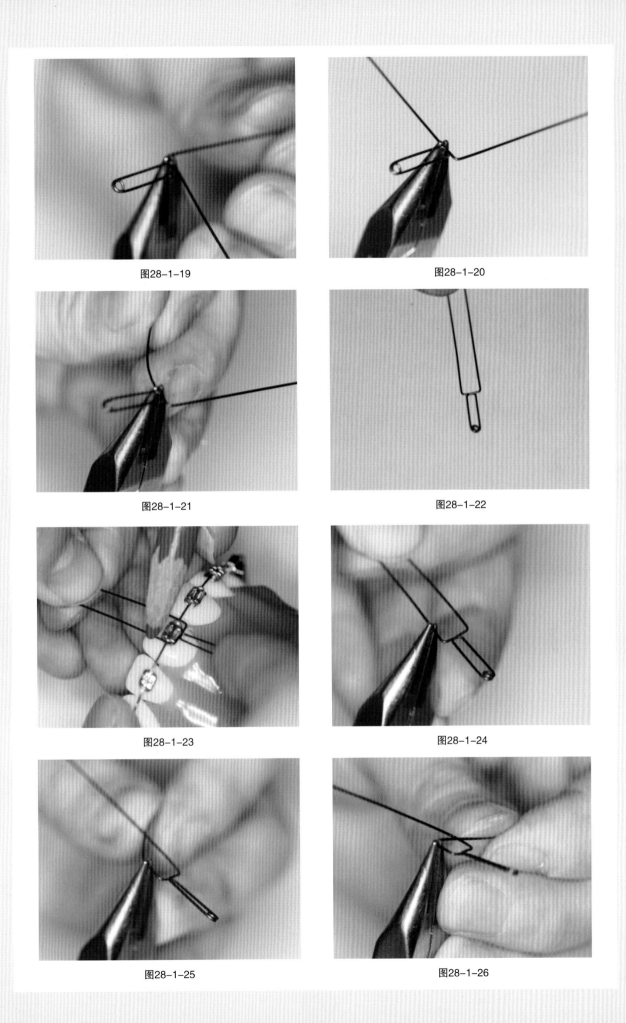

图28-1-19

图28-1-20

图28-1-21

图28-1-22

图28-1-23

图28-1-24

图28-1-25

图28-1-26

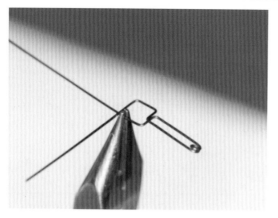

图28-1-27

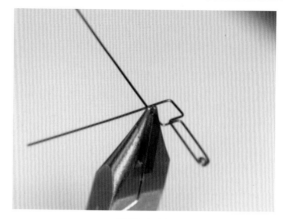

图28-1-28

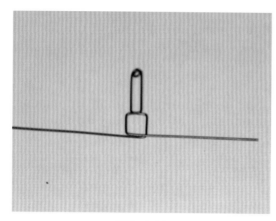

图28-1-29

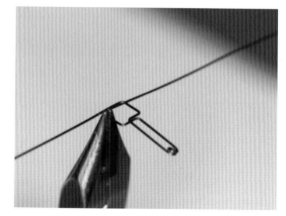

图28-1-30

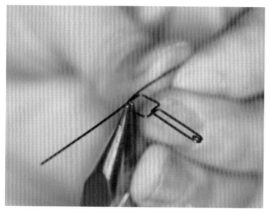

图28-1-31

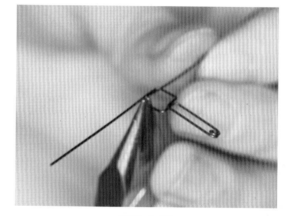

图28-1-32

15. 圈簧朝上，钳夹方框内侧底边（图28-1-33）。

16. 沿钳子圆喙弯制一侧底边小钩（图28-1-34~图28-1-36）。

17. 弯折完毕后的状况（图28-1-37）。

18. 平齐方框垂直臂，用末端切断钳剪断多余弓丝（图28-1-38）。

19. 剪断多余弓丝的状况（图28-1-39、图28-1-40）。

20. 依照上述方法弯制另一侧小钩（图28-1-41~图28-1-45）。

21. 弯制另一侧小钩后，切断多余弓丝（图28-1-46、图28-1-47）。

22. 弯制完毕的撑子形状（图28-1-48）。

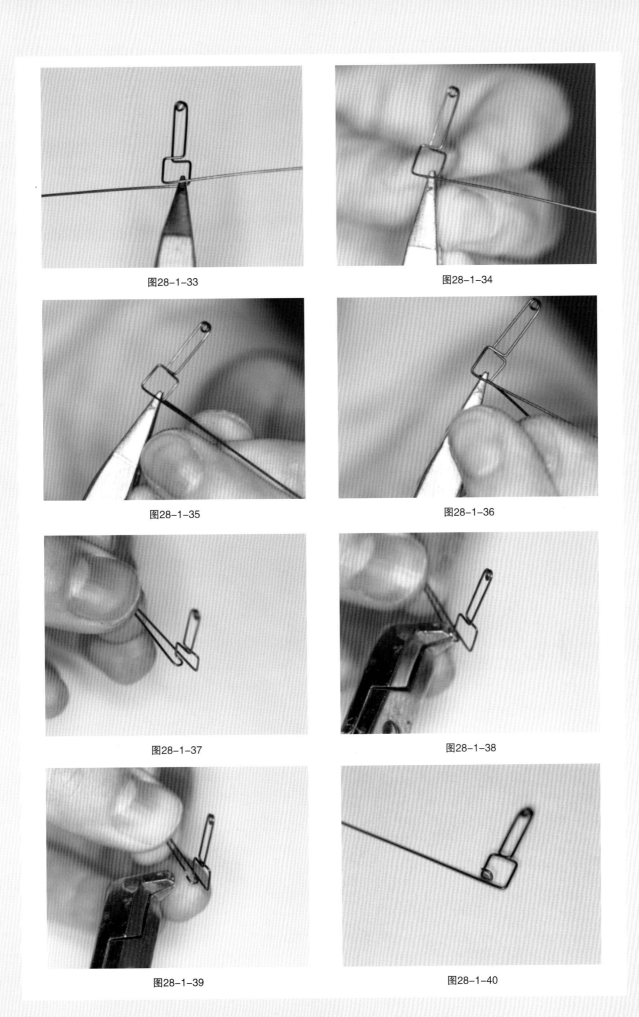

图28-1-33

图28-1-34

图28-1-35

图28-1-36

图28-1-37

图28-1-38

图28-1-39

图28-1-40

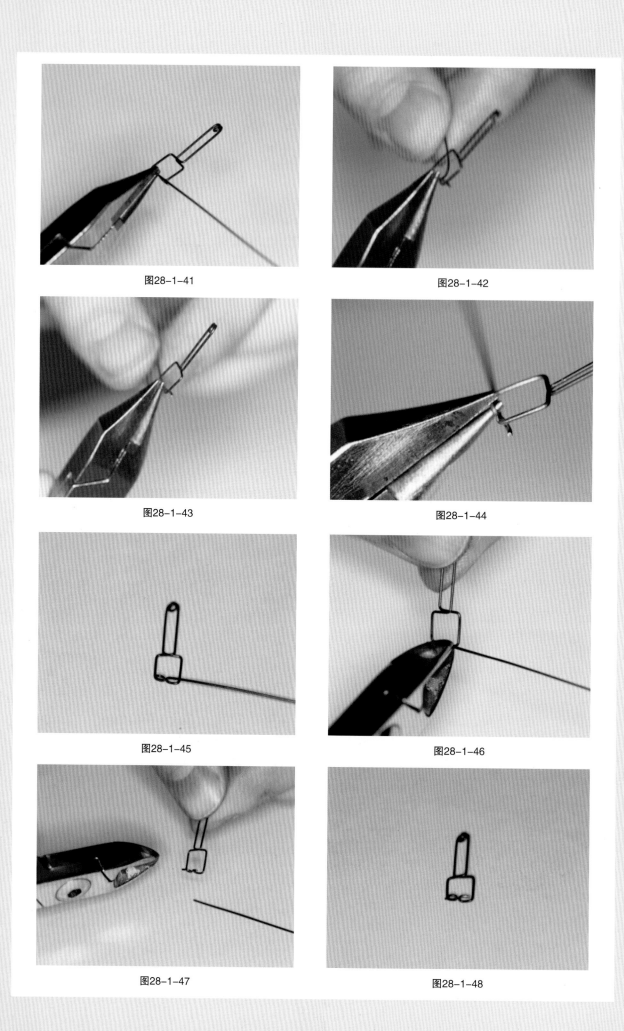

图28-1-41

图28-1-42

图28-1-43

图28-1-44

图28-1-45

图28-1-46

图28-1-47

图28-1-48

第二节　　撑子装配步骤

【操作步骤】

1. 用一根0.25mm结扎丝平行对折，形成环圈（图28-2-1）。

2. 结扎丝环圈穿过撑子方框上方交叉连接部（图28-2-2）。

3. 两末端结扎丝绕过弓丝穿入环圈收紧扣住连接部弓丝（图28-2-3~图28-2-7）。

4. 持针钳平行夹住方框（图28-2-8）。

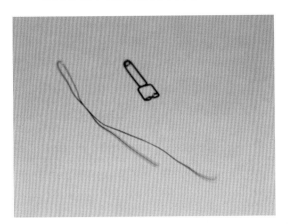

图28-2-1

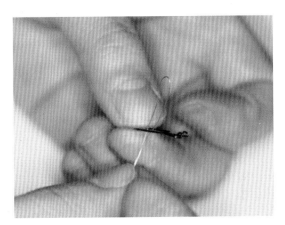

图28-2-2

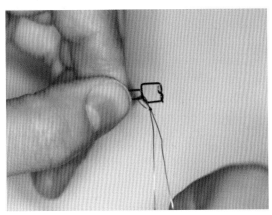

图28-2-3

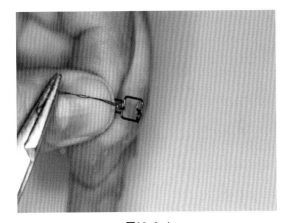

图28-2-4

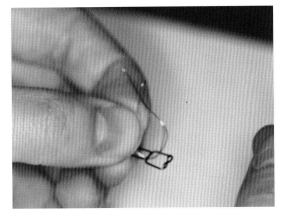

图28-2-5

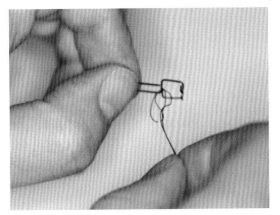

图28-2-6

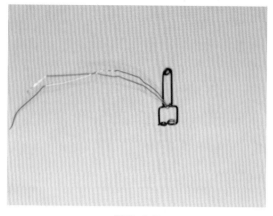

图28-2-7

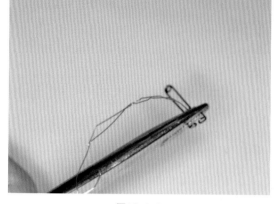

图28-2-8

5. 左手推压圈簧垂直曲部分，使之弯折90°（图28-2-9~图28-2-13）。

6. 持针钳夹住撑子，将其塞入尖牙托槽主弓丝下方并包绕托槽（图28-2-14~图28-2-16）。

7. 用一根0.25mm结扎丝将两个小钩结扎在一起（图28-2-17、图28-2-18）。

8. 剪断多余结扎丝，弯折末端使其紧贴牙面（图28-2-19）。

9. 将方框连接弓丝处的结扎丝分别从骀方穿过尖牙主弓丝下方（图28-2-20~图28-2-23）。

10. 持针钳夹结扎丝两末端拧紧打结，结扎丝应扎在尖牙托槽龈侧翼沟内（图28-2-24）。

11. 剪断多余结扎丝，将其末端塞入主弓丝下方（图28-2-25~图28-2-27）。

12. 结扎完毕的撑子情况（图28-2-28~图28-2-30）。

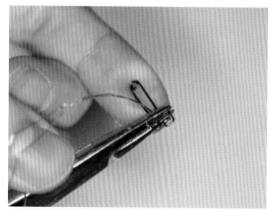

图28-2-9

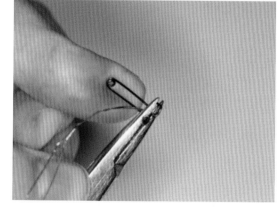

图28-2-10

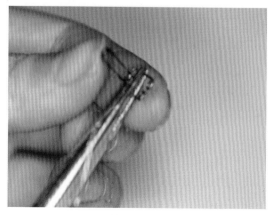

图28-2-11

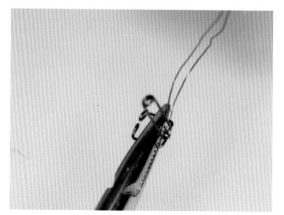

图28-2-12

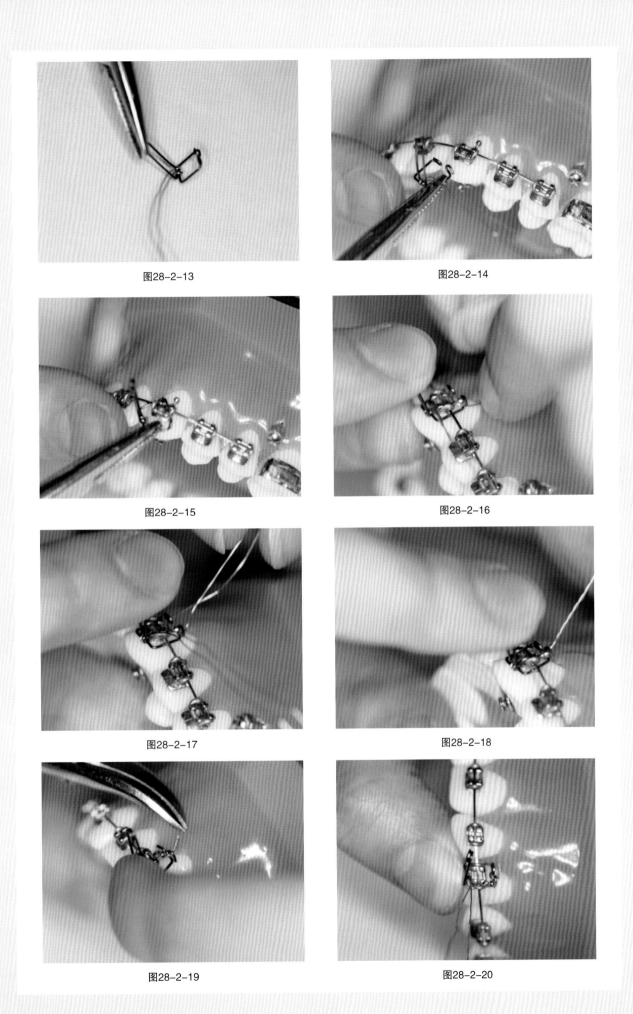

图28-2-13

图28-2-14

图28-2-15

图28-2-16

图28-2-17

图28-2-18

图28-2-19

图28-2-20

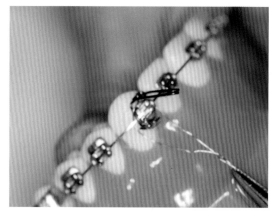

图28-2-21

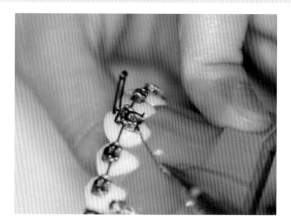

图28-2-22

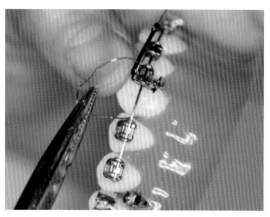

图28-2-23

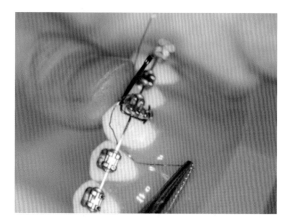

图28-2-24

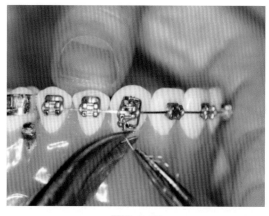

图28-2-25

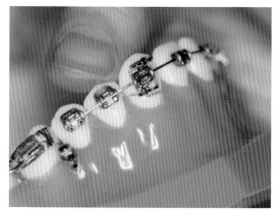

图28-2-26

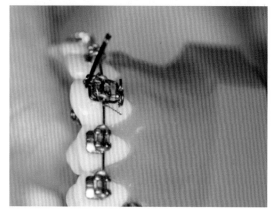

图28-2-27

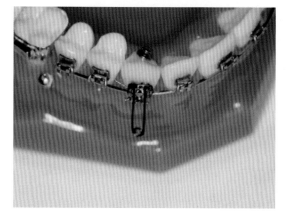

图28-2-28

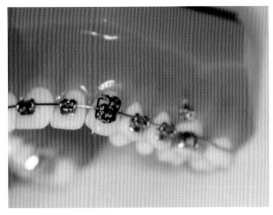
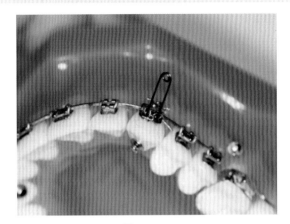

图28-2-29

图28-2-30

第三节 临床应用案例

A.双侧使用尖牙转矩簧

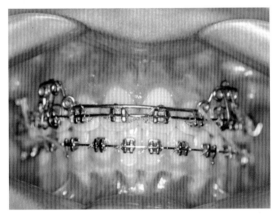

图28-3-1

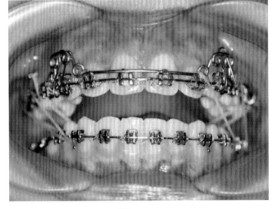

图28-3-2

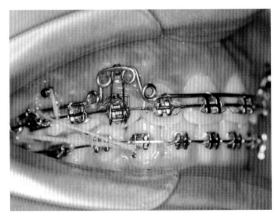

图28-3-3

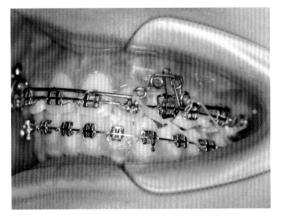

图28-3-4

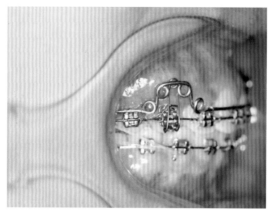

图28-3-5

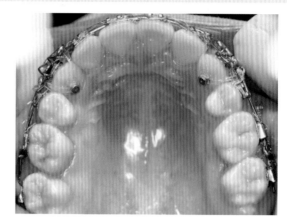

图28-3-6

B.单侧使用尖牙转矩簧

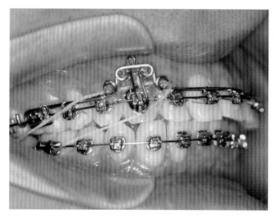

图28-3-7

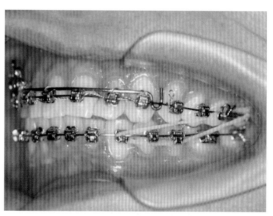

图28-3-8

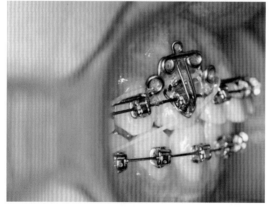

图28-3-9

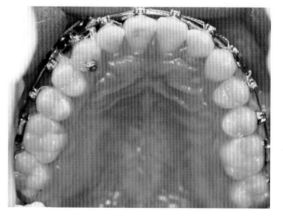

图28-3-10

【临床应用经验】

笔者曾经在kq88正畸博客文章中介绍了使用撑子矫治上颌尖牙冠舌倾/根唇向突出的方法，受到广大正畸医生的关注。近些年来，笔者对这一方法又进行了改进，采用五环曲（撑子一个圈簧加支抗辅弓4个环圈）组成一个矫治单位，获得比较好的矫治效果（图28-3-1～图28-3-10）。

支抗辅弓采用直径0.9mm不锈钢丝弯制，设置4个环圈，上面2个环圈像2个卫兵守住了大门，卡住撑子的脑袋（垂直曲的圈簧），使其左右不能晃动，保持撑子的稳定。

撑子原本是呈直立状态的，被粗丝四环支抗辅弓压缩结扎固定后，产生尖牙根舌向移动的转矩力量。

　　基底2个环圈位于尖牙牙冠的两侧，侧切牙托槽远中的上方，前磨牙托槽近中的上方。其作用如同小圈曲，可以挂橡皮链。我们通过图28-3-6和图28-3-10可以很清楚地观察到该患者尖牙舌侧粘接了舌侧扣，橡皮链通过基底2个环圈钩挂在尖牙的舌侧扣上产生尖牙冠唇向移动的力量。

　　撑子经过这样组装以后，可以立即获得来自两个方面的矫治力量：其一，转矩簧使尖牙牙根朝舌向移动；其二，舌侧扣上的橡皮链使尖牙牙冠朝唇向移动橡皮，从而发挥良好的矫治效果。

　　注：四环粗丝支抗辅弓末端弯制小钩可以挂在磨牙区正畸主弓丝上，其他部分则采用0.25mm结扎丝多牙托槽结扎固定。

　　与撑子配套使用的支抗粗丝辅弓，亦有不设置四环曲者（图28-3-11~图28-3-14）。

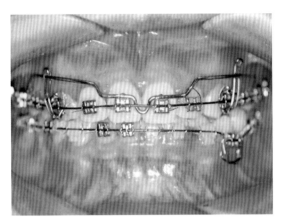

图28-3-11

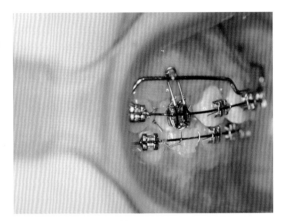

图28-3-12

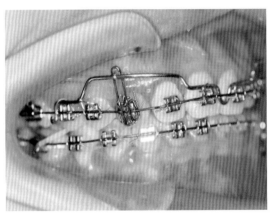

图28-3-13

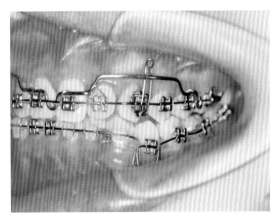

图28-3-14

Chapter 29 第二十九章

固定矫治器拆除方丝技巧

第一节　拆除固定矫治器方丝小技巧

【操作步骤】

1. 用持针钳将磨牙带环颊面管远中弯折末端方丝整平成一条直线，注意这一点非常重要。

2. 持针钳钳喙夹紧贴近颊面管近中端方丝并抵住磨牙带环（图29-1-1、图29-1-2）。

3. 以此为支点，钳柄夹住方丝朝前移动，颊面管内的方丝随即逐渐脱出颊面管（图29-1-3~图29-1-5）。

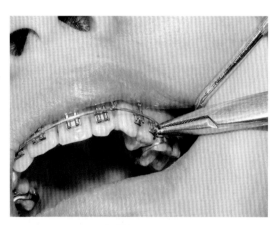

图29-1-1

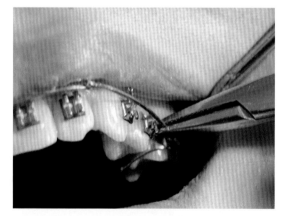

图29-1-2

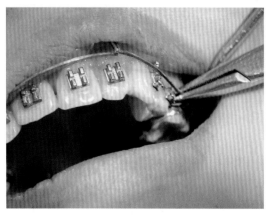

图29-1-3

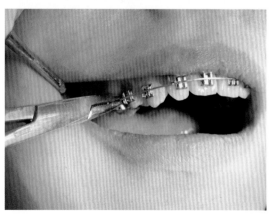

图29-1-4

【临床应用经验】

　　临床上经常见到一些进修医生和初学正畸者，为拆卸方丝花费很多时间，仔细一看方法不对。他们用拆卸圆丝的方法去拆卸方丝，须知，圆丝可在颊面管中转动，余隙较大，摩擦力较小；而方丝则不同，几乎镶嵌于方颊面管中，摩擦力大；加上有的方丝末端回折，不容易弄平，拆卸更加困难。正确的方法是将持针钳钳喙夹紧贴近颊面管近中端方丝并抵住磨牙带环，以此为支点，钳柄朝前移动，方丝随即脱出颊面管及牙列托槽槽沟；每当持针器利用

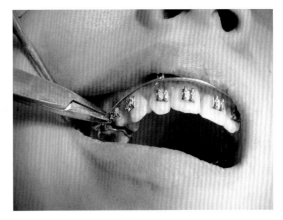

图29-1-5

支点将方丝移出颊面管一小段后，又重复按照先前开始的步骤，钳喙夹住颊面管近中端处方丝，钳柄贴近面颊部尽量靠后，钳喙尖端抵住磨牙带环，以此为支点，钳柄再次朝前移动。反复多次直至将方丝脱出颊面管后，便可轻松将方丝唇弓取出。

第二节　牙模演示拆除方丝操作步骤

一、颊侧面演示操作过程

【操作步骤】

　　1. 用持针钳夹住磨牙带环颊面管远中弯折的方丝末端（图29-2-1~图29-2-3）。

　　2. 钳子夹住末端方丝向𬌗方掰动，将颊面管远中弯折的方丝弄平直（图29-2-4）。

　　3. 移去持针钳，可以看到磨牙带环颊面管远中方丝已经弄平直（图29-2-5）。

　　4. 打开持针钳，其钳子远中喙夹住方丝最末端，近中喙抵住颊面管近中缘（图29-2-6）。

　　5. 逐渐加力捏拢持针钳的钳子，迫使颊面管外远中方丝向颊面管内近中端移动，直到颊面管远中方丝末端与颊面管近中口平齐（图29-2-7~图29-2-9）。

　　6. 将持针钳钳喙夹紧贴近磨牙带环颊面管近中端方丝并抵住磨牙带环（图29-2-10）。

　　7. 以此为支点，持针钳钳柄夹持方丝朝近中方向移动，方丝亦随即朝近中方向移动（图29-2-11）。

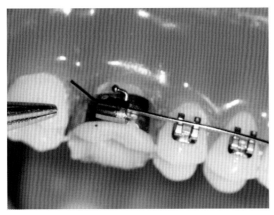

图29-2-1

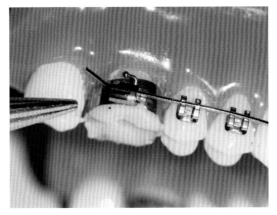

图29-2-2

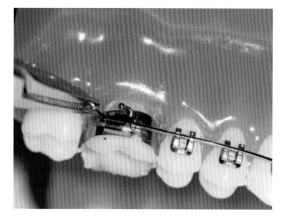

图29-2-3

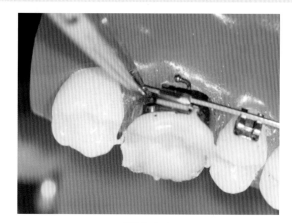

图29-2-4

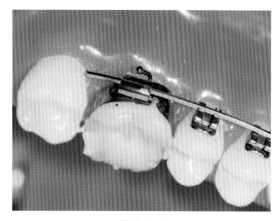

图29-2-5

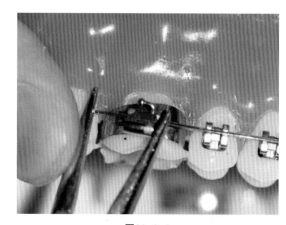

图29-2-6

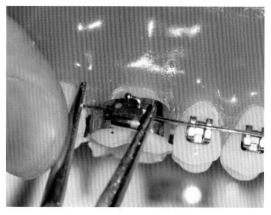

图29-2-7

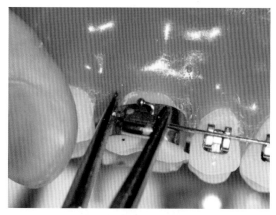

图29-2-8

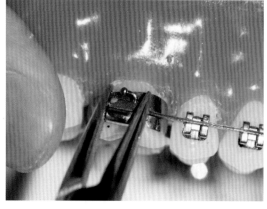

图29-2-9

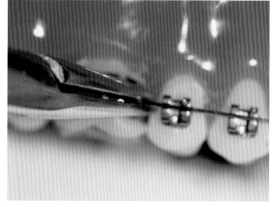

图29-2-10

8. 每当持针钳利用支点将方丝移出颊面管一小段后，又重复按照先前开始的步骤，钳喙夹住颊面管近中端处方丝，钳柄贴近面颊部尽量靠后，钳喙尖端抵住磨牙带环，以此为支点，钳柄再次朝前移动。反复多次直至将方丝脱出颊面管后，便可轻松地将方丝唇弓取出（图29-2-12~图29-2-14）。

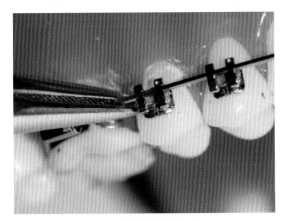

图29-2-11

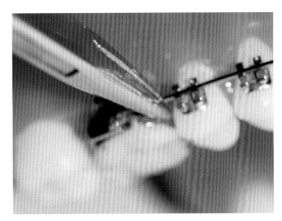

图29-2-12

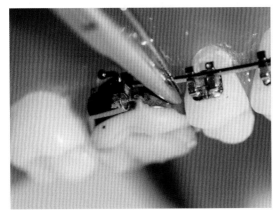

图29-2-13

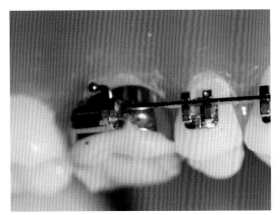

图29-2-14

二、𬌗面演示操作过程

1. 从牙弓𬌗面观察持针钳钳喙夹紧方丝，钳柄端尽量靠后，钳子成约60°角斜着贴近磨牙带环颊面管近中端，钳喙前端抵住磨牙带环近中边缘处（图29-2-15）。

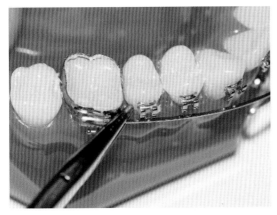

图29-2-15

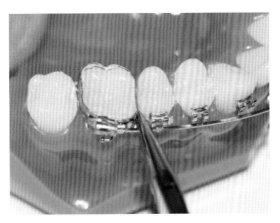

图29-2-16

2. 以此为支点，持针钳钳柄夹持方丝朝近中方向移动，方丝亦随即朝近中方向移动，并逐渐脱出颊面管（图29-2-16）。

3. 每当持针钳利用支点将方丝移出颊面管一小段后，又重复按照先前开始的步骤，钳喙夹住颊面管近中端处方丝，钳柄尽量靠后贴近颊面管，钳喙尖端抵住磨牙带环，以此为支点，钳柄再次朝前移动。反复多次操作直至将方丝完全脱出颊面管后，便可轻松地将方丝唇弓取出（图29-2-17~图29-2-22）。

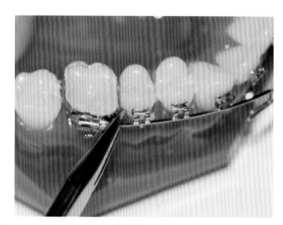

图29-2-17

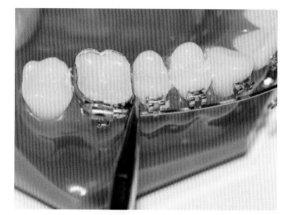

图29-2-18

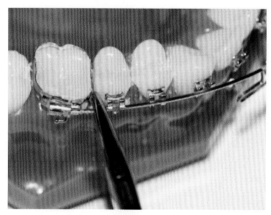

图29-2-19

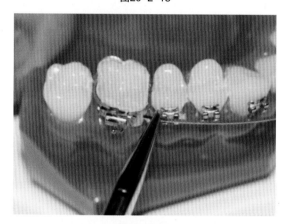

图29-2-20

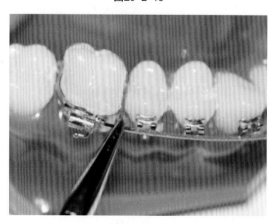

图29-2-21

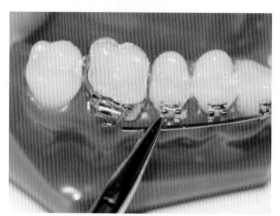

图29-2-22

Chapter 30 第三十章

正畸技工制作

Hawley式活动保持器是临床上应用最广泛的保持器，一般采用戴固定矫治器取模；有时为了方便取模操作，可将矫正弓丝拆除后取模，取完模后再将弓丝扎上。

等待保持器做好后下次复诊时，再拆除所有的托槽、带环和弓丝，清除粘接材料，戴上Hawley式活动保持器。

为便于保管，建议备一合适塑料盒，不用时放在小盒内。

下面介绍Hawley式活动保持器的制作步骤：

1. 去除模型上托槽与带环（**图30-1-1 ~ 图30-1-3**）

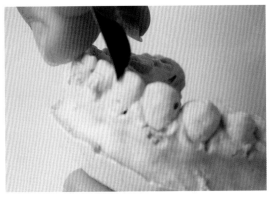

图30-1-1

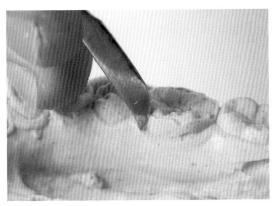

图30-1-2

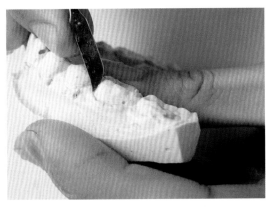

图30-1-3

【制作要点】

矫治结束时是戴着矫治器取模的，工作模型上的石膏托槽和带环在制作保持器前，应用雕刻刀去除，恢复自然牙的外形，注意带环的舌侧不要遗漏。

2. 弯制单臂卡环弓丝步骤

【弯制弓丝要点】

单臂卡环是保持器的固位部分，卡环应从最后一个磨牙颊侧近中向远中弯制，连接体放置舌侧（图30-1-4~图30-1-7）。

如果在第一、第二磨牙间横置弓丝，会在𬌗力下形成间隙。

卡环游离末端应弯成小圈状或波浪状，以避免在塑胶中转动，影响固位力（图30-1-8、图30-1-9）。

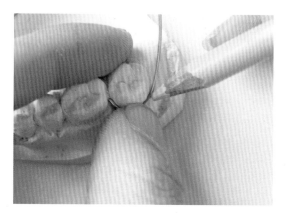

图30-1-4

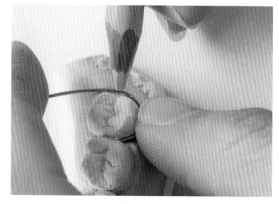

图30-1-5

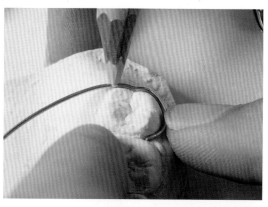

图30-1-6

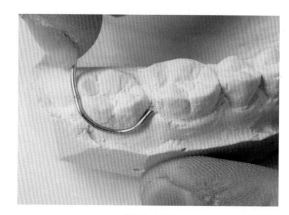

图30-1-7

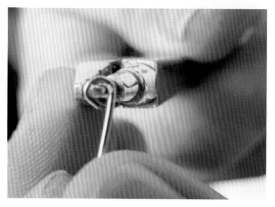

图30-1-8

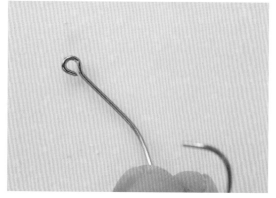

图30-1-9

3. 弯制双曲唇弓钢丝步骤

【弯制弓丝要点】

　　双曲唇弓是保持器的功能部分，由两个垂直U形弯曲及两个连接体组成。唇弓的水平部分一般位于上、下颌切牙冠的中份与牙的唇面接触，水平部分的左右两端，从双侧尖牙牙冠近中1/3或牙冠1/2处转向龈方，形成左右两个与尖牙长轴平行的垂直弯曲。U形曲突顶龈向离开尖牙牙冠颈部3~5mm即可，U形双曲应离开软组织1~1.5mm。唇弓的两末端，由尖牙与第一前磨牙间进入牙弓舌侧，形成两个连接体，固定于基托内（图30-1-10~图30-1-21）。

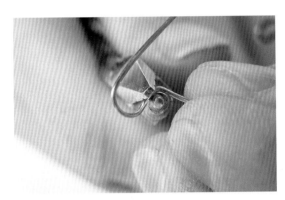

图30-1-10

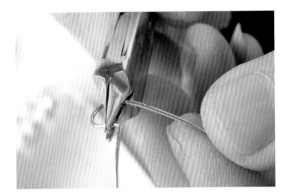

图30-1-11

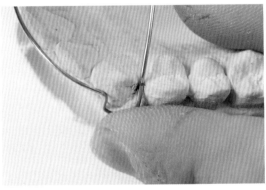

图30-1-12

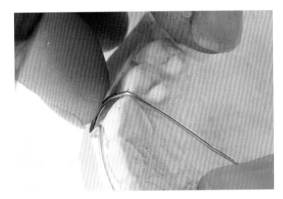

图30-1-13

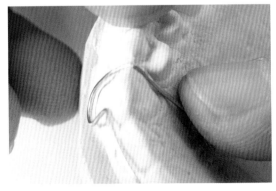

图30-1-14

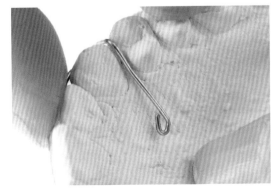

图30-1-15

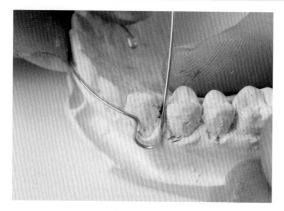

图30-1-16

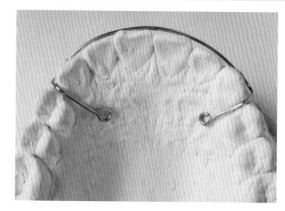

图30-1-17

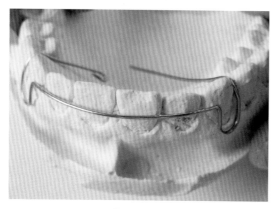

图30-1-18

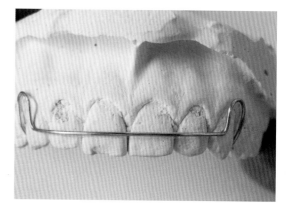

图30-1-19

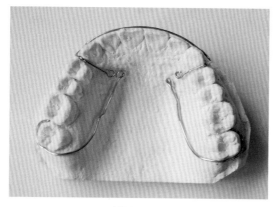

图30-1-20

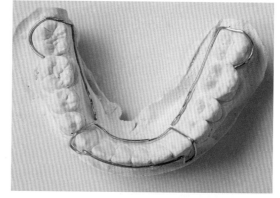

图30-1-21

4. 涂布分离剂
【制作要点】

涂胶前，应常规在铺胶的部位涂上分离剂；别看小动作，一旦遗忘，就会造成大麻烦。石膏将会粘在塑胶上，很难去掉（图30-1-22~图30-1-24）。

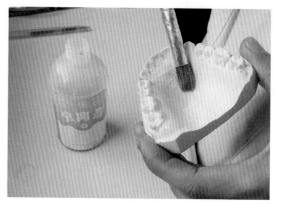

图30-1-22

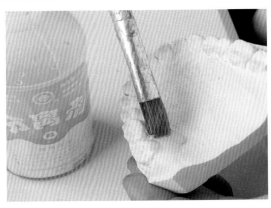

图30-1-23

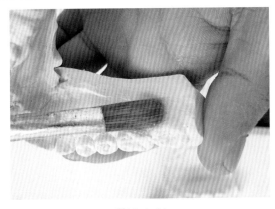

图30-1-24

5. 滴蜡固定卡环、双曲唇弓
【制作要点】

涂完分离剂后，将弯制好的卡环、双曲唇弓用滴蜡固定在牙模上（图30-1-25～图30-1-27）。

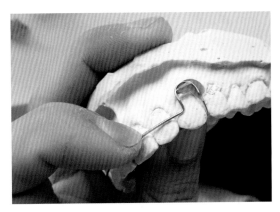

图30-1-25

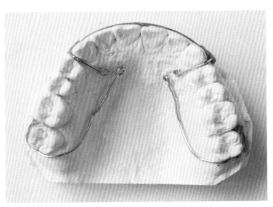

图30-1-26

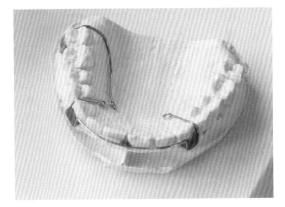

图30-1-27

6. 涂布塑胶
【制作要点】

铺垫塑胶要均匀，可用棉签、调拌刀蘸牙托水来回擀动面团期塑胶、修形（图30-1-28、图30-1-29）。

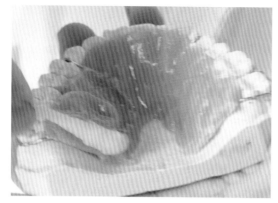

图30-1-28

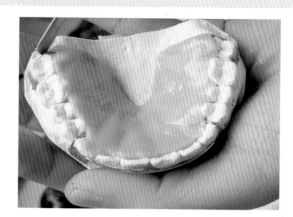

图30-1-29

7. 制作完毕的活动保持器（图30-1-30 ~ 图30-1-33）

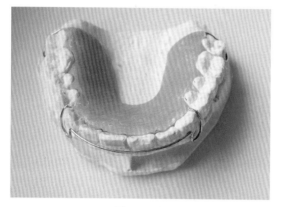

图30-1-30

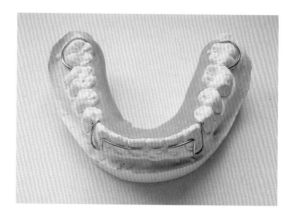

图30-1-31

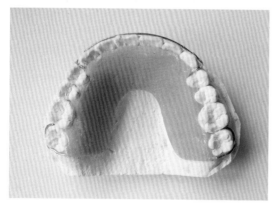

图30-1-32

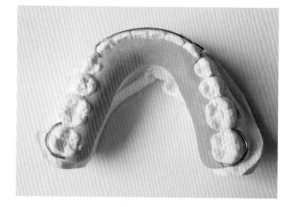

图30-1-33

第二节 自制正畸结扎丝牵引钩成型器

【制作步骤】

1. 选择一个使用完的正畸粘接剂的空塑料盒子（图30-2-1）。

2. 打开盒盖，分别在上下盖子对应边缘打磨一个直径约1.5mm小孔，能放置一个直径1.0mm的不锈钢丝即可（图30-2-2~图30-2-5）。

3. 用直径1.0mm不锈钢丝弯制一个小钩，并置放入盒内（图30-2-6、图30-2-7）。

4. 调拌牙用自凝塑料呈流体状，分别倒入上下盒盖内，然后将小钩置入盒盖预置小孔处（图图30-2-8~图30-2-11）。

5. 待自凝塑料成面团期，合上盖子，边缘溢出材料清理干净（图30-2-12）。

6. 制作完毕的正畸结扎丝牵引钩成型器正、侧位观（图30-2-13、图30-2-14）。

（前面章节有临床使用情况介绍）

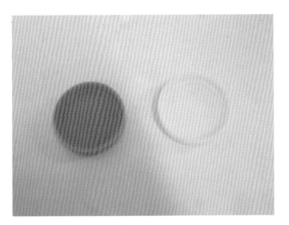

图30-2-1

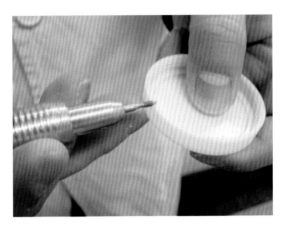

图30-2-2

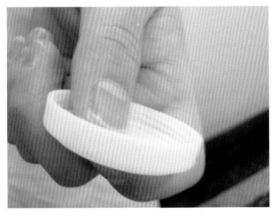

图30-2-3

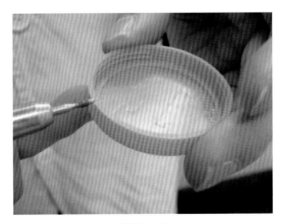

图30-2-4

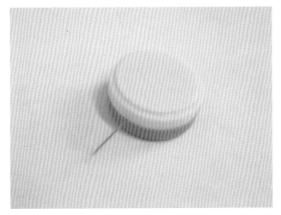

图30-2-5

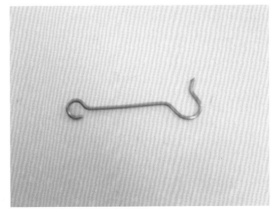

图30-2-6

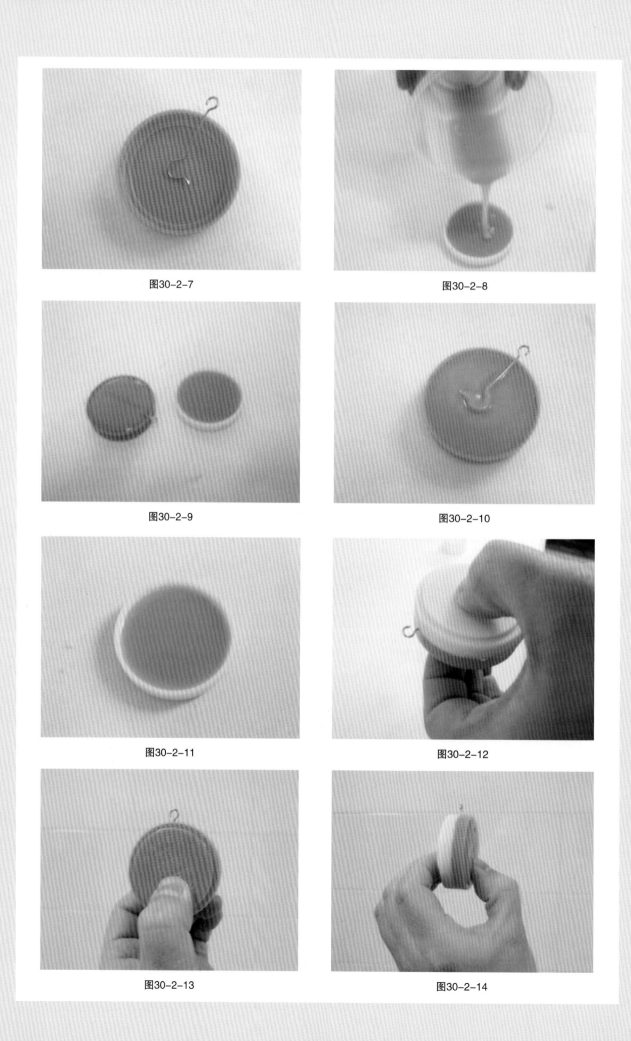

图30-2-7

图30-2-8

图30-2-9

图30-2-10

图30-2-11

图30-2-12

图30-2-13

图30-2-14

腭杆嫁接平（斜）导制作步骤

【腭杆嫁接平（斜）导制作步骤及临床应用要点】

　　腭杆（图30-3-1）卸下后，弯制平（斜）导连接钢丝，先用结扎丝扎紧钢丝支架后，再用银焊焊接牢固。在原有腭杆上焊接钢丝支架（图30-3-2、图30-3-3），滴蜡固定腭杆支架（图30-3-4），再铺塑制作平导（图30-3-5、图30-3-6）或斜导（图30-3-7）。腭杆嫁接平

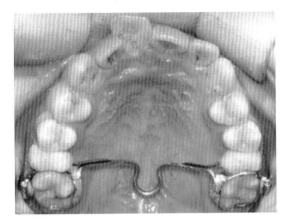

图30-3-1

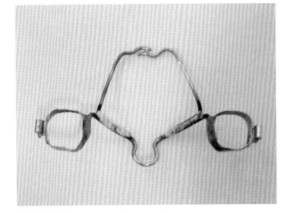

图30-3-2

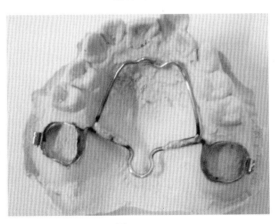

图30-3-3

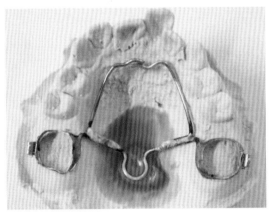

图30-3-4

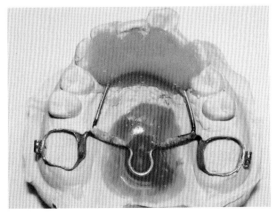

图30-3-5

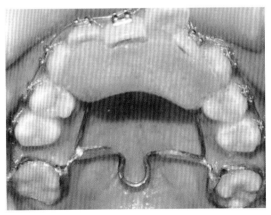

图30-3-6

（斜）导制作步骤是一种移花接木式的制作方法，可以节省许多原材料和技工制作时间。组合后的矫治装置具有正畸临床应用效果可靠、操作便捷、节约椅旁时间等特点。拆除也比较简单。医生可以根据临床矫治支抗大小的设计需要，仅拆除平导或斜导，保留腭杆装置。或在口内用粗金刚砂车针磨断焊接磨牙带环处钢丝，即可不用拆卸矫治器，而将整个腭杆附焊接平导装置拆除。

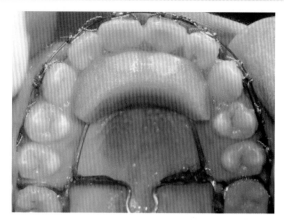

图30-3-7

利用腭杆巧接平导或斜导是正畸临床上一种常规的制作工艺。它巧妙地利用了患者现有的腭杆装置资源，嫁接另一种装置，既保留了原有装置的特征又扩展了其矫治功能，取得了良好的临床效果，值得正畸临床推广应用（图30-3-1～图30-3-7中展示装置系由武汉市第八医院吕泽锋医生制作）。

【临床应用经验】

1. 调整颌内导板一般在初次装配时就应该调好。取下来磨改后再粘接上去，这样的情况较少发生；如果临床上出现简单的问题，可以直接在口内调磨；较大范围的调整应该取下来在口外调磨后再粘接上去。

2. 一般情况下，我们采用推磨牙远移后的病例间隙固定保持时间在3个月左右。也有的病例装配上联合腭托保持装置后就立即开始二期矫治。正畸医生要根据患者的具体情况灵活应用。

第四节　可摘式扩弓保持器制作步骤

图30-4-1～图30-4-4是正畸技工制作可摘式扩弓保持器操作步骤，双菱形曲采用直径1.0mm不锈钢丝弯制，可以在后牙区设计邻间钩增加固位，邻间钩采用直径0.8mm不锈钢丝弯制。

图30-4-5是临床应用实例。

【可摘式扩弓保持器的作用特点】

主要适用于扩展牙弓后的保持，通过调整菱形曲，有轻度的扩展牙弓作用，患者可以戴着吃饭。

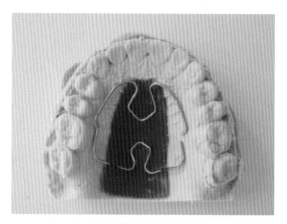

图30-4-1

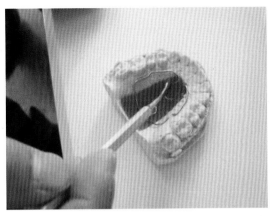

图30-4-2

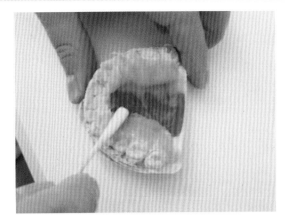

图30-4-3

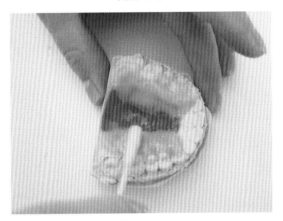

图30-4-4

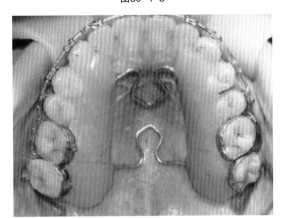

图30-4-5

<table><tr><td>第五节</td><td></td></tr></table> **附横梁扩弓保持器制作步骤**

【操作步骤】

1. 前面步骤同可摘式扩弓保持器，为了加强固位，可在前磨牙区、磨牙区弯制邻间钩（图30-5-1）。

2. 在第一磨牙两侧基托处打磨长约1cm平行牙弓的槽沟，槽沟距龈缘约1cm（图30-5-2～图30-5-5）。用直径1.2mm粗不锈钢丝弯制扩弓保持器的横梁，其中间弯制一个曲突朝下的大U形曲（图30-5-6）。

3. 用自凝塑料将槽沟内的钢丝包埋在基托内，待其凝固后打磨抛光即可。

4. 制作完毕的附横梁扩弓保持器（图30-5-7、图30-5-8）。

5. 临床病例应用状况（图30-5-9）。

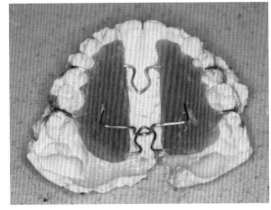

图30-5-1

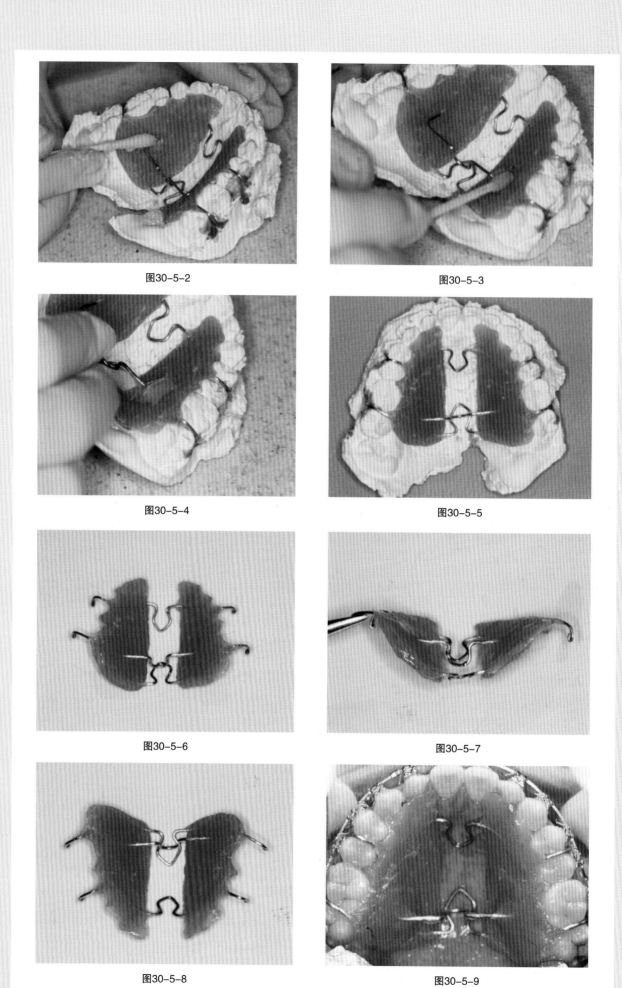

图30-5-2

图30-5-3

图30-5-4

图30-5-5

图30-5-6

图30-5-7

图30-5-8

图30-5-9

第六节 联合腭托制作步骤

一、操作步骤：翻制集合模型

【操作步骤】

1. 选择合适的带环戴在支抗基牙（第二前磨牙）上取模，并将其就位于印模牙位上（图30-6-1、图30-6-2）。

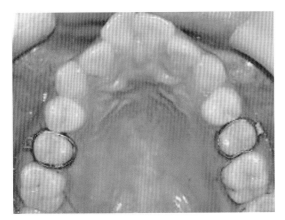

图30-6-1

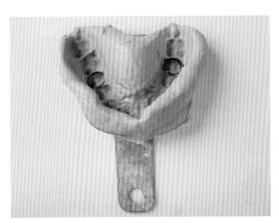

图30-6-2

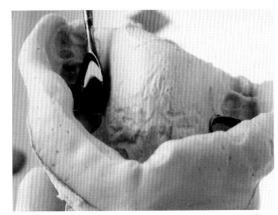

图30-6-3

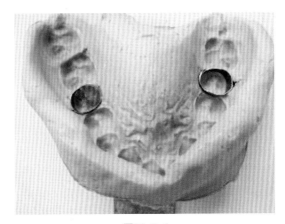

图30-6-4

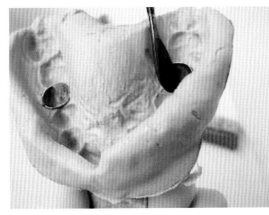

图30-6-5

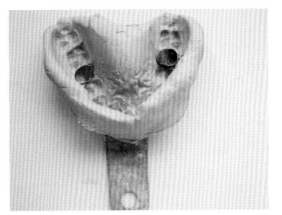

图30-6-6

2. 将前磨牙带环内圈腭侧1/2~1/3处滴蜡固定（图30-6-3~图30-6-6）。

3. 带环滴蜡固定后灌注制作石膏牙模（图30-6-7）。

4. 石膏硬固后的牙模，可见前磨牙个别带环已就位在石膏牙模的牙齿上（图30-6-8），即完成集合模型的制作。

提示：带环圈内滴蜡的作用有两个：

（1）固定带环于印模上，灌模时带环不致松动；

（2）有利于下一个步骤的操作，即带环片与钢丝支架连接处的焊接。

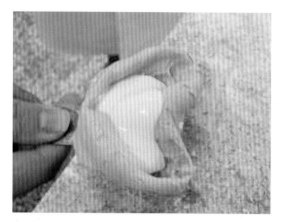

图30-6-7

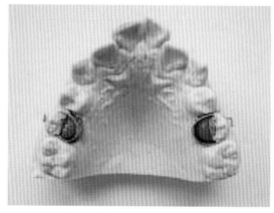

图30-6-8

二、操作步骤：弯钢丝支架铺塑胶

【操作步骤】

1. 用雕刻刀剔除第二前磨牙带环内蜡块（图30-6-9、图30-6-10）。

2. 用直径1.0mm不锈钢丝依据模型，用技工钳弯制腭杆及腭托支架（图30-6-11、图30-6-12）。

3. 在前腭部用记号笔画上Nance托铺胶范围，手持牙模直接在点焊机上点焊焊接腭托支架与带环连接处（图30-6-13、图30-6-14）。

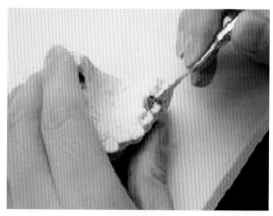

图30-6-9

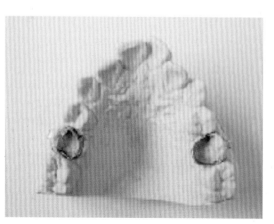

图30-6-10

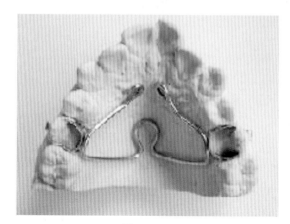

图30-6-11

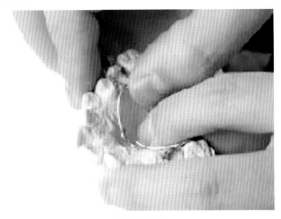

图30-6-12

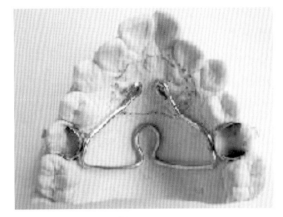

图30-6-13

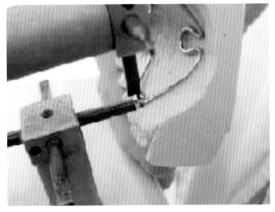

图30-6-14

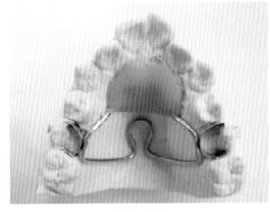

图30-6-15

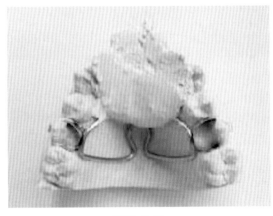

图30-6-16

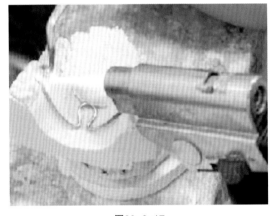

图30-6-17

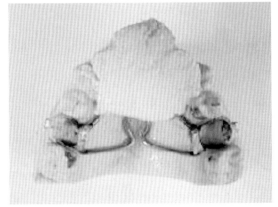

图30-6-18

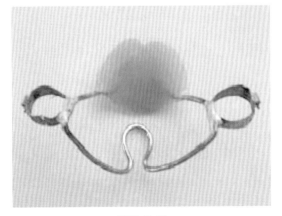

图30-6-19

4. 在前腭部圆圈标记处铺好塑胶，待塑胶硬固后调拌石膏将胶托包埋（图30-6-15、图30-6-16）。

5. 用焊枪将腭托支架与带环焊接在一起（图30-6-17、图30-6-18）。

6. 焊接完毕、打磨抛光的联合腭托装置（图30-6-19）。

【临床应用经验】

1. 我们的制作步骤是先采用点焊机点焊定位固定钢丝支架与带环的连接处，然后再用银焊焊接加固焊牢。这样双重保险焊接制作的支抗装置牢固，能获得较大的支抗强度，这样制作出来的联合腭托装置能有效抵抗推磨牙远移的反作用力。

2. 在集合模型带环腭侧滴蜡是为了固位和利于焊接。在银焊之前都会先进行点焊，点焊有两个目的：（1）点焊后有助于钢丝和带环的定位，不会在银焊时因钢丝滑动而导致焊接的部位移位、变形。（2）点焊后的连接部位加上银焊后会更加牢固，不易脱焊。我的一个学生喜欢在涂完焊媒后，先将焊金片熔化再放到焊接处，他认为这样做能减少焊枪火焰在焊接点停留的时间，以避免焊接点过度氧化而造成假焊或虚焊。

3. 焊接时将焊枪火焰（淡蓝色火焰）的尖部对准要焊接的部位，不要烧到其他部位；否则焊枪的高温火焰会把钢丝烧软了，采用石膏将不用焊接的钢丝及塑料包埋起来则可有效避免。

第七节　改良四眼扩弓簧弯制步骤

【弯制步骤】

1. 弯制改良四眼扩弓簧工具及材料（图30-7-1）。

2. 参照上颌牙模牙弓大小选择直径1.0mm不锈钢丝的长度（图30-7-2~图30-7-4）。

3. 选择合适长度不锈钢丝，用技工斜口钳截断（图30-7-5）。

4. 弯折钢丝中段呈圆弧状，放置牙模上（图30-7-6）。

5. 在第一磨牙远中画线做标记（图30-7-7）。

6. 梯形钳夹住钢丝标记处，圆喙朝外（图30-7-8）。

7. 右手持钳，左手捏住钢丝绕钳子圆喙转动（图30-7-9、图30-7-10）。

8. 钢丝交叉形成一个圈环（图30-7-11）。

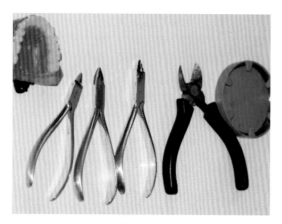

图30-7-1

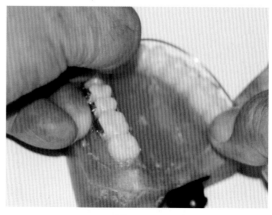

图30-7-2

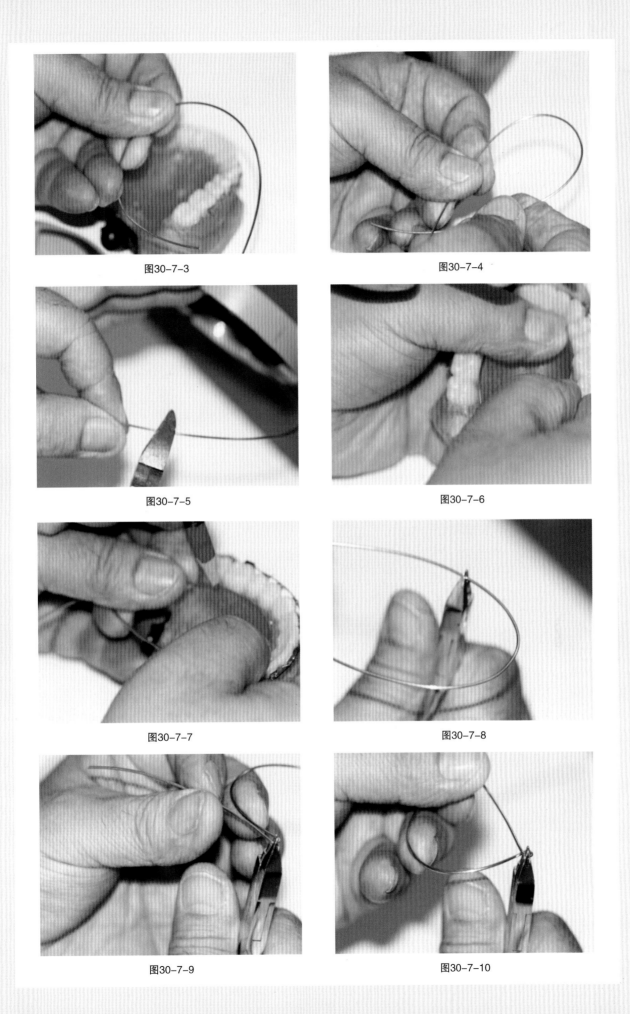

图30-7-3

图30-7-4

图30-7-5

图30-7-6

图30-7-7

图30-7-8

图30-7-9

图30-7-10

9. 越过交叉点，紧贴圈环钢丝继续绕钳子圆喙转动（图30-7-12）。

10. 继续绕钳子圆喙弯折钢丝，形成叠加的第2个圈环（图30-7-13~图30-7-15）。

11. 依上述方法弯制另一侧圈环（图30-7-16~图30-7-19）。

12. 调整扩弓簧前段牙弓弧度（图30-7-20）。

13. 用钳子调整扩弓簧后段钢丝的对称性（图30-7-21）。

14. 初步成形的改良四眼扩弓簧形态（图30-7-22）。

15. 将初步成形的改良四眼扩弓簧放置牙模上，可见圈簧与组织面成角不贴合（图30-7-23）。

16. 用尖头钳夹住圈环向内侧弯折，调整角度使之与组织面贴合（图30-7-24~图30-7-27）。

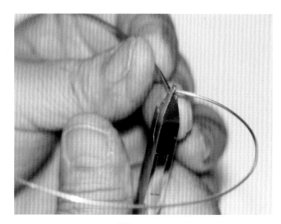

图30-7-11

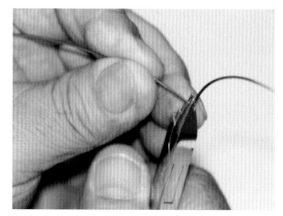

图30-7-12

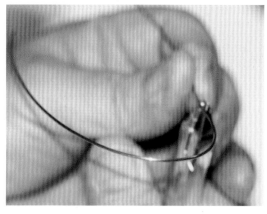

图30-7-13

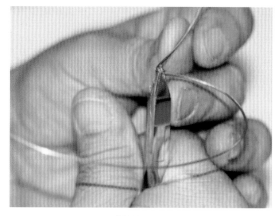

图30-7-14

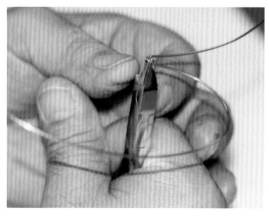

图30-7-15

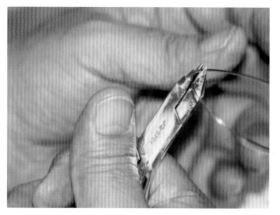

图30-7-16

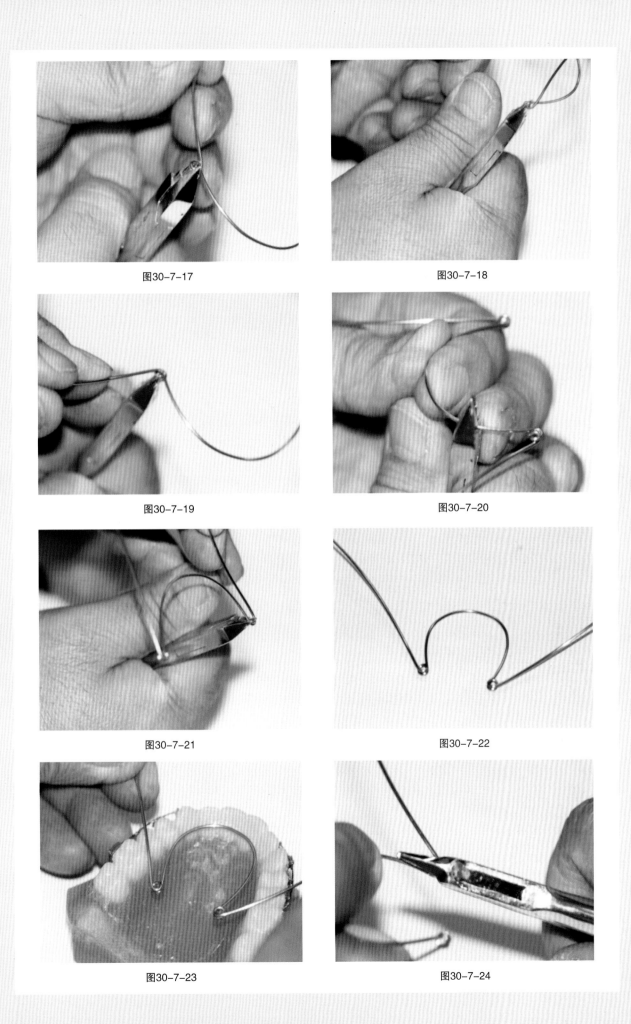

图30-7-17

图30-7-18

图30-7-19

图30-7-20

图30-7-21

图30-7-22

图30-7-23

图30-7-24

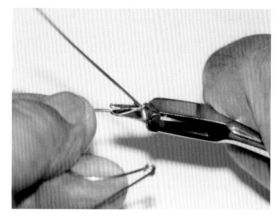

图30-7-25

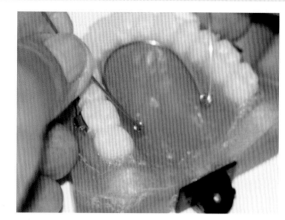

图30-7-26

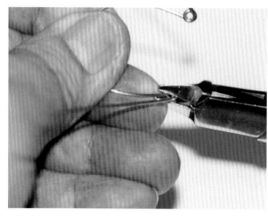

图30-7-27

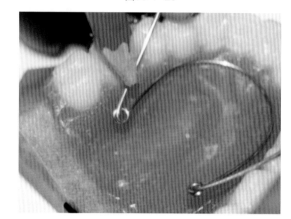

图30-7-28

17. 用记号笔在第一磨牙远中边缘画线做标记（图30-7-28）。

18. 扩弓簧圈环位置平齐第二磨牙远中或接近远中处（图30-7-29）。

19. 用尖头钳弯折钢丝，使之紧贴第一磨牙并与其舌面平行（图30-7-30~图30-7-34）。

20. 在第一磨牙近中缘钢丝上画线做标记（图30-7-35、图30-7-36）。

21. 沿着第一、第二前磨牙舌面形态朝近中弯折内收弯（图30-7-37~图30-7-40）。

22. 在第一前磨牙近中边缘画线做标记（图30-7-41）。

23. 沿着尖牙舌侧面弯折钢丝，形成尖牙内收弯（图30-7-42）。

24. 在尖牙近中边缘钢丝上画线（图30-7-43）。

25. 用斜口钳截断标记处钢丝（图30-7-44）。

26. 调整钢丝末端使之与尖牙舌面紧贴（图30-7-45、图30-7-46）。

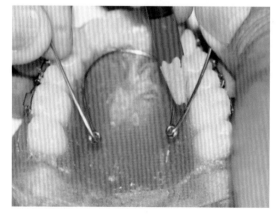

图30-7-29

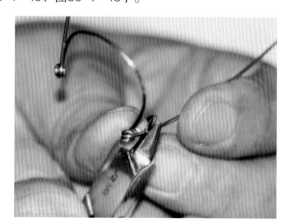

图30-7-30

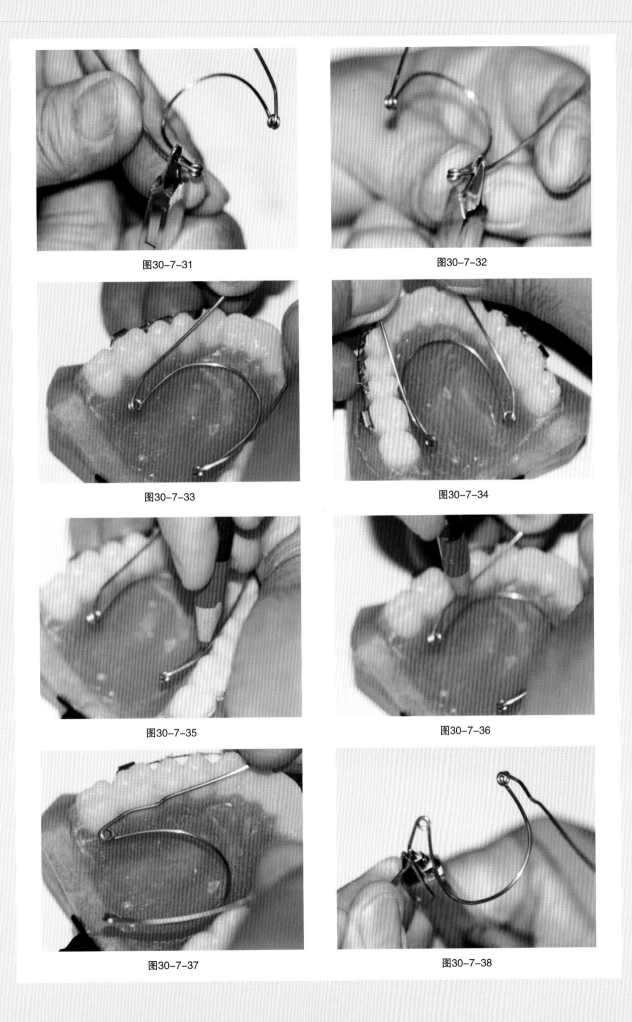

图30-7-31

图30-7-32

图30-7-33

图30-7-34

图30-7-35

图30-7-36

图30-7-37

图30-7-38

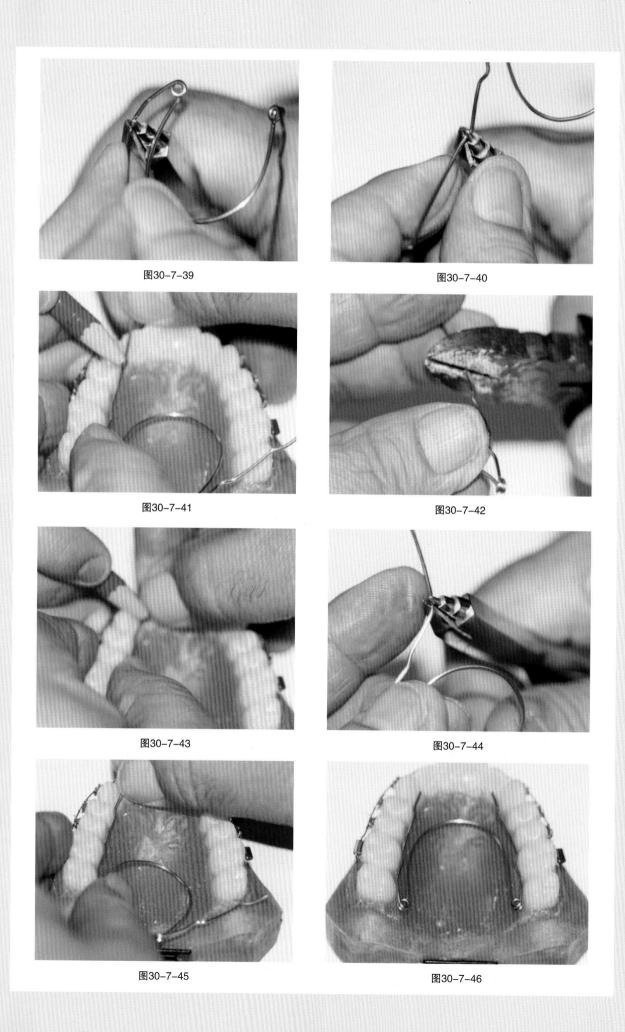

图30-7-39

图30-7-40

图30-7-41

图30-7-42

图30-7-43

图30-7-44

图30-7-45

图30-7-46

27. 检查弯制完毕的改良四眼扩弓簧的扩展臂与牙列舌面是否贴合（图30-7-47、图30-7-48）。

28. 将磨牙带环处钢丝做标记与磨牙带环用点焊机焊接定位固定（图30-7-49~图30-7-54）。

29. 用梯形钳夹住圈簧眼，将扩展臂往外打开（图30-7-55、图30-7-56）。

30. 将磨牙带环与钢丝连接点焊处涂布焊媒（图30-7-57、图30-7-58）。

31. 用银焊分别焊接两侧磨牙带环与钢丝连接处（图30-7-59~图30-7-62）。

32. 放置冷水中淬火降温（图30-7-63）。

33. 然后使用梯形钳将打开的扩展臂还原（图30-7-64）。

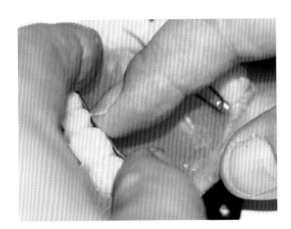

图30-7-47

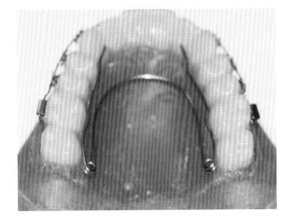

图30-7-48

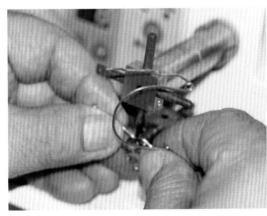

图30-7-49

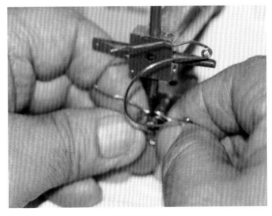

图30-7-50

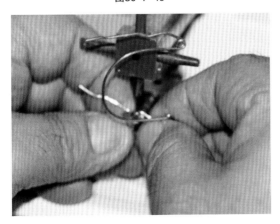

图30-7-51

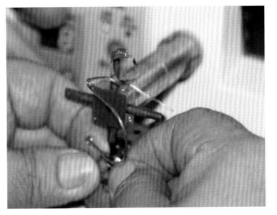

图30-7-52

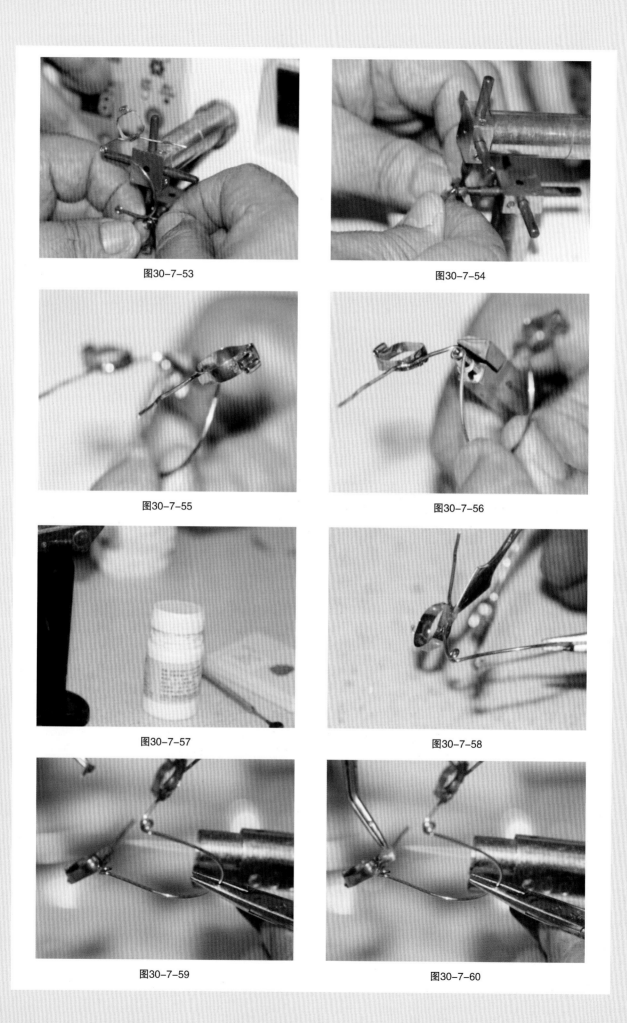

图30-7-53

图30-7-54

图30-7-55

图30-7-56

图30-7-57

图30-7-58

图30-7-59

图30-7-60

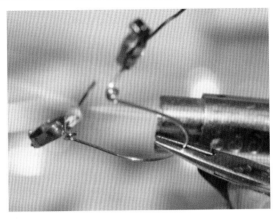
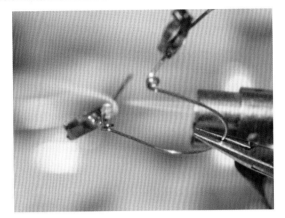

图30-7-61　　　　　　　　　　　　图30-7-62

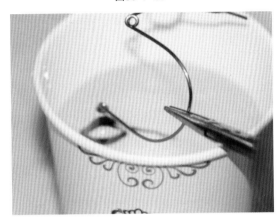
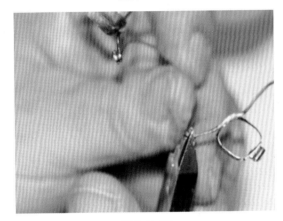

图30-7-63　　　　　　　　　　　　图30-7-64

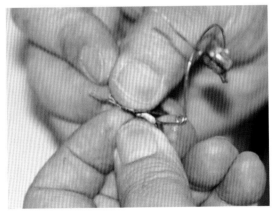
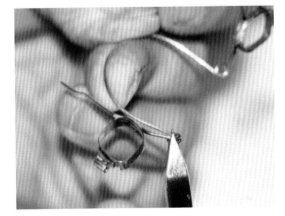

图30-7-65　　　　　　　　　　　　图30-7-66

34. 调整扩展臂与圈簧的位置，使两侧形态对称协调（图30-7-65~图30-7-67）。

35. 焊接后调整完毕的改良四眼扩弓簧形态（图30-7-68）。

36. 上颌牙弓应用改良四眼簧扩弓图片（图30-7-69）。

37. 下颌牙弓应用改良四眼簧扩弓图片（图30-7-70）。

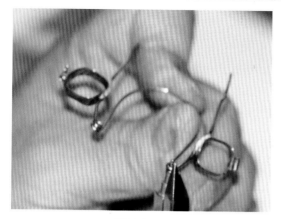

图30-7-67

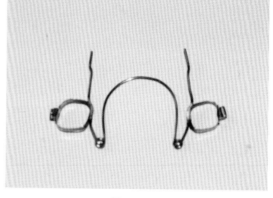

图30-7-68

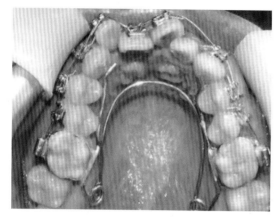

图30-7-69

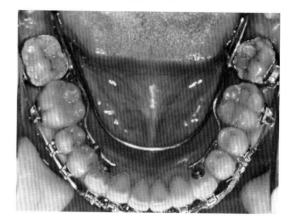

图30-7-70

参考文献

[1] 武广增，沈真祥.实用口腔正畸矫治方法与技巧[M]. 北京：清华大学出版社，2004.

[2] 武广增. 实用口腔正畸临床应用技术图谱[M]. 北京：清华大学出版社，2006.

[3] 武广增. 临床正畸拓展牙弓方法与技巧[M]. 北京：清华大学出版社，2008.

[4] 武广增，陈国新，李明. 推磨牙向远中矫治器的研制及临床应用[J]. 临床口腔医学杂志，2001，17(2):115.

[5] 武广增，吕泽锋. 伴有牙弓不对称的闭锁型深覆𬌗矫治1例[J]. 中国实用口腔科杂志，2008，1（1）：56-57.

[6] 武广增. 口腔正畸临床实用小技巧[J]. 中国实用口腔科杂志，2008，1（6）：372-374.

[7] 武广增. 实用正畸弓丝弯制技术图谱[M]. 沈阳：辽宁科学技术出版社，2013.

[8] 付民魁. 口腔正畸专科教程[M]. 北京：人民卫生出版社，2007.

[9] 王震东，陈文静. 微种植体支抗正畸临床应用[M]. 南京：东南大学出版社，2009.

[10] 刘建林，戴娟. 正畸微种植体支抗临床应用指南[M]. 西安：世界图书出版西安公司，2007.

[11] 姚森. 口腔正畸矫治器图谱——结构原理应用（修改版）[M]. 西安：世界图书出版西安公司，1995.

[12] 林锦荣. 最新齿列矫正治疗法之临床应用[M]. 台北：湧杰企业股份有限公司，2007.

[13] 罗颂椒. 当代实用口腔正畸技术与理论[M]. 北京：北京医科大学中国协和医科大学联合出版社，1996.

[14] 付民魁. 口腔正畸学[M]. 5版. 北京：人民卫生出版社，2007.

[15] 曾祥龙. 现代口腔正畸学诊疗手册[M]. 北京：北京医科大学出版社，2000.

[16] 段银钟. 正畸临床拔牙矫治与非拔牙矫治[M]. 西安：世界图书出版西安公司，2003.

[17] 段银钟. 口腔正畸临床固定矫治技巧[M]. 西安：世界图书出版西安公司，2001.

[18] 曾祥龙. 口腔正畸直丝弓矫治技术[M]. 北京：中国科学技术出版社，1994.

[19] 林久祥. 现代口腔正畸学. [M]. 3版. 北京：中国医药科技出版社，1998.

[20] Scott MW. Molar distalization:more ammunition for you operator [J].Clinical Impressions，1996，5(1):16-21，26.

[21] Gianlly，AA. Distal movement of the maxillary molars Am J [J].Orthod Engtofacial Orthoped，1998，114(1):66-72.

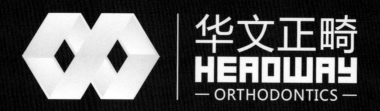

华文正畸
HEADWAY
— ORTHODONTICS —

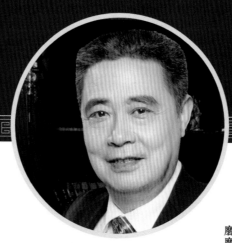

发明人：武广增

专利号

磨牙推进器:201420650167.8
磨牙推进器推前粘接式颊面管:2014204517830
磨牙推进器推后粘接式颊面管:2014204499495

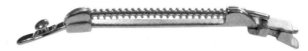

第三代磨牙推进器
及粘接式配套颊面管
使用说明书

杭州富阳华文医疗器械有限公司
HANGZHOU HEADWAY MEDICAL EQUIPMENT CO.,LTD.

地址:中国.浙江杭州市富阳金桥工业功能区育才西路1223号
Add:No.1223 West Yucai Road,Fuyang Jinqiao Industrial Park,Hangzhou City Zhejiang, China.
电话/Tel:0086-571-61710208 传真/Fax:0086-571-61710209
E-mail:sales@headwayortho.com http://www.headwayortho.com

【粘接式配套颊面管使用方法】

1. 常规清洁、酸蚀及干燥牙面，采用光固化粘接材料将粘接型颊面管粘接固定在磨牙颊面上。

2. 上颌颧突骨质区植入骨钉（简称颧突钉），作为磨牙推进器支抗装置。

3. 磨牙推进器推前矫治技术（矫治骨性Ⅲ类错胎），用0.25mm结扎丝双股打结将颧突钉与磨牙颊面管远中球形栓结扎固定，使之连成一个后牙段强支抗单位，第一前磨牙颊侧粘接牵引环，舌侧粘接舌侧扣。然后将磨牙推进器插入上颌第一磨牙颊面管，使之与上牙列平面平行，用0.25mm结扎丝打结拴住第一前磨牙牵引环，一端结扎丝朝近中穿过滑动支架前端的牵引孔，回拉压缩推簧1/2或1/3与另一端结扎丝钳夹在一起，拧紧打结，预留3mm处剪断，将末端塞入滑杆下方。末端滑针朝组织面回弯，避免刮颊部软组织。尖牙唇面粘接舌侧扣，用结扎丝将其与磨牙推进器前端牵引栓结扎在一起，避免其上下摆动。下颌牙列粘接固定矫治器，0.018in澳丝弯制随形弓纳入托槽结扎，上颌第一前磨牙舌侧扣挂1/4in橡皮圈于下颌尖牙做3类短距离牵引。

4. 磨牙推进器推后矫治技术（矫治Ⅱ类错胎），上下颌全上固定矫治器，用0.25mm结扎丝双股打结将颧突钉与尖牙、侧切牙托槽结扎固定，使之连成一个前牙段强支抗单位，用0.25mm结扎丝在第二前磨牙托槽远中打结，然后将磨牙推进器插入上颌第一磨牙颊面管，使之与上牙列平面平行，结扎丝一端朝近中穿过滑动支架前端的牵引孔，回拉压缩推簧1/2或1/3，与另一端结扎丝钳夹在一起，拧紧打结，预留3mm处剪断，将末端塞入滑杆下方，末端滑针朝组织面回弯，避免刮颊部软组织。用结扎丝穿过磨牙推进器前端牵引栓将其扎在下方尖牙托槽上，避免其上下摆动。如果第二磨牙萌出，则利用磨牙颊面管龈侧方管放置0.018in×0.025in不锈钢方丝向远中延伸，抵住第二磨牙颈部近远中径2/3，划线作记号取出方丝。用两把转矩钳相对夹住第一磨牙颊面管远中处方丝，一把钳子夹紧方丝，另一把钳子旋转90°并使之紧贴第二磨牙颈1/3处，作为对抗磨牙旋转的引导杆。然后插入龈端方管持针钳夹住近中端方丝回抽，向龈方弯折90°即可。

5. 使用磨牙带环焊接固定式颊面管，其构型同时具备与磨牙推进器推前与推后配套功能。

总结：使用磨牙推进器推前技术，颧突钉与颊面管的附属远中方管用结扎丝固定连在一起构成后牙段强支抗单位。使用磨牙推进器推后技术，颧突钉与尖牙托槽用结扎丝固定连在一起构成前牙段强支抗单位。若第二磨牙萌出则利用龈端方管放置0.018in×0.025in不锈钢方丝，向远中延伸，抵住第二磨牙颈部近远中径2/3，画线做记号取出方丝。用两把转矩钳相对夹住第一磨牙颊管远中处方丝，一把钳子夹紧方丝，另一把钳子旋转90°并使之紧贴第二磨牙颈1/3处，作为对抗磨牙旋转的引导杆。然后插入龈端方管持针钳夹住近中端方丝回抽，向龈方弯折90°即可。

【包装】塑料盒包装

套装产品：磨牙推进器一套（4个），前推颊面管一套（4个），后推颊面管一套（2个），第二磨牙颊面管一套（4个），第一磨牙托槽一套（4个），直丝弓托槽一套（20个）。

【产品名称】磨牙推进器

【适用范围】磨牙推进器供人体牙列正畸用。

【产品组成】磨牙推进器由9部分组成：1.支撑板；2.固定球栓；3.牵引孔；4.滑动支架；5.螺旋推簧；6.滑动轨道；7.滑针；8.插栓；9.连体支架（如下图所示）。

专利产品：第三代磨牙推进器

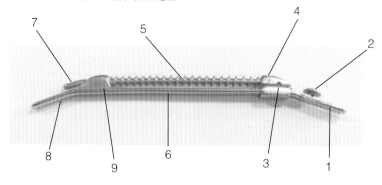

【主要性能指标】

1. 磨牙推进器表面应光亮，无污渍、无锋棱、无锐边等缺陷。
2. 磨牙推进器表面粗糙度Ra值应≤0.5μm。

一、粘接式磨牙推进器前推颊面管（如下图所示）

粘接型前推颊面管

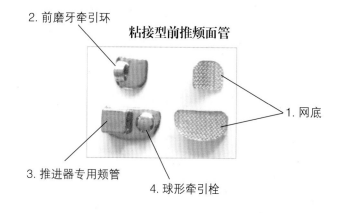

2. 前磨牙牵引环
1. 网底
3. 推进器专用颊管
4. 球形牵引栓

【产品组成】

由前磨牙牵引环和推进器磨牙颊面管组成。推进器磨牙颊面管的结构由推进器专用颊管和球形牵引栓两部分构成。

二、粘接式磨牙推进器后推颊面管（如下图所示）

粘接型后推颊面管

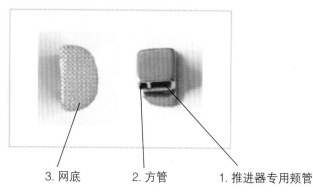

3. 网底　　2. 方管　　1. 推进器专用颊管

【产品组成】

由并排双管组成，即推进器专用颊管和方管两部分构成（方管部分靠近龈端）。